# 암, 알고 이기자!

황종찬 지음
(보건학박사, 전 서울대교수)

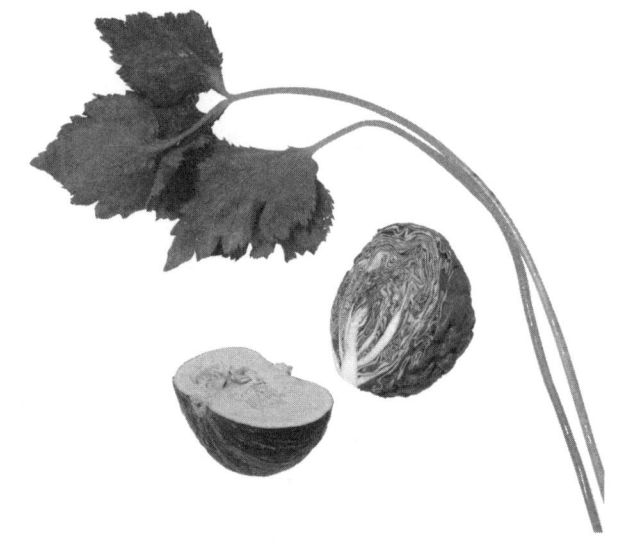

太乙出版社

서양을 포함한 온 세계의 민족에게는 그 지역의 자연 환경을 반영한 민간요법이 있고 그 유효성은 확고한 것으로서 세대를 추월하여 전승되고 있다. 많은 지역에서는 민간요법이 민족의학과 함께 건강을 유지하고 증진하기 위한 유력한 수단이 되고 있는 것이다.

각지의 의료 혹은 샤먼(shaman=呪術師)이나 주의(呪醫) 등 현대 의학에서는 부정적으로 보고 있는 것에는 단순히 육체적인 질병을 고칠 뿐 아니라 정신적인 질환의 치료와 정신적인 안정의 확보를 가져다주는 작용이 있다.

더 나아가 생활 방법의 연구 등에 의해서 현대 서양의학에서는 기대할 수 없는 종합적인 건강을 지향한 것이 많아 21세기의 의료로서 재검토해야 할 「새로운 의료」라고 말할 수가 있다.

약도 현대 의학에서는 순수하게 채취되었거나 혹은 합성된 「유효성분(화학물질)」만을 약제로 사용하지만, 예로부터의 민족 의학에서는 화학에서 「불순물」로 인정하는 것도 함께 포함시킨 천연의 것을 다리거나 희석시키기는 하지만 전체의 성분을 훼손되는 일이 없도록 사용하고 있다. 그러나 그 「불순물」은 결코 불필요한 것이 아니라 그것이 함유되어 있음으로서 불필요한 부작용이 일어나지 않거나 경감되거나 하는 아주 중요한 작용을 가지고 있는 것이다.

수많은 불치의 병이라고 하는 질병을 극복해 온 현대의학도 암에 대해서는 아직 결정타를 찾아내지 못하고 있다. 오히려 근년에는 강한 부작용을 가져오는 항암제나 방사선을 사용한 현대 치료법을 의문시하는 소리조차 들려오고 있다. 그러한 가운데 대체의료(代替醫療)라고 불리는 현대의학 이외의 치료법을 찾는 움직임이 세계적으로 활발해져 가고 있다.

우리 인간의 몸에는 본래 질병 등에 걸려도 그것을 고치려고 하는 힘이 구비되어 있다. 본래 우리들의 몸이 지니고 있는 그러한 힘을 보통 자연치유력(自然治有力)이라고 부르고 있지만, 대체의료는 이 자연치유력을 인정하고 그것을 높임으로서 건강유지나 혹은 질병을 개선하려고 하는 사고방식에 근거를 두고 있다.

그러한 대체의료 분야에서 암 극복의 가능성을 간직한 것으로서 시선이 집중되고 있는 것이 이 책에서 소개하는 「수용성 키토산」, 「생 프로폴리스」, 「프코이단」 등이다.

또 동양의학에서는 미병(未病)이라고 하는 사고방식이 있다. 이것은 「현재는 어떤 질병이라고 특정 지을 수는 없지만 몸에 질병의 싹을 가지고 있어서 장래에는 발병에 이르게 될 가능성을 가진 상태」라는 것을 말한 것이다.

서양의학에서는 뚜렷한 증상이 나타나면 질병, 그게 아니면 건강이라는 식으로 진단을 하지만, 진단에 나타나지 않더라도 몸이 나른하다던가 어쩐지 컨디션이 좋지 않다던가 하는 경우가 누구에게나 있을 것이다. 이와 같은 질병의 징후가 나타난 단계에서 뭔가의 대책을 강구하면 질병에 걸리지 않아도 될 것이고, 또 걸린다 해도 중증이 되지 않게도 될 것이다. 그와 같은 때에도 항암 키토산이나 생 프로폴리스 혹은 프코이단을 복용하면 면역력(免疫力)을 회복하여 질병의 발증(發症)을 예방할 수가 있다.

건강 조성에는 매일의 식사나 운동 및 휴양을 하는 것이 기본이지만, 거기에 이러한 건강 식품을 섭취하여 몸의 면역력을 높이도록 하면 건강하게 장수하는 인생을 보낼 수가 있다.

이 기능성 건강 식품(항암 키토산, 생 프로폴리스, 프코이단) 등은 본문에서 상세하게 소개하고 있듯이 인간이 본래 지니고 있는 면역력을 회복시키는 것이기 때문에 평소의 건강유지에서부터 암 퇴치에 이르기까지 폭넓게 유효하게 작용하는 천연의 기능성 건강 식품인 것이다. 부작용이 전혀 없어 안심하고 복용할 수가 있다. 그 효과의 정도는 책을 읽어보면 납득할 수 있을 것이라고 생각된다.

독자 여러분의 둘도 없는 귀중한 건강이란 보물을 지키기 위해 이 기능성 식품 중에서 하나를 택하여 유효하게 사용하기 바란다.

2003년 5월
홍릉에서 저자

# 차 례

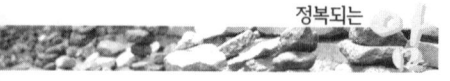

## 3. 항암 「키토산」요법　95

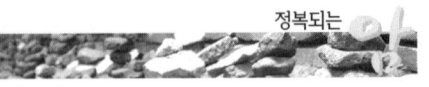
## 제II부 암(癌) 치료의 포인트 "프로폴리스편"　141

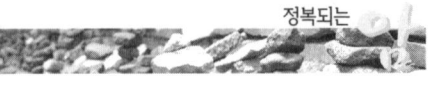

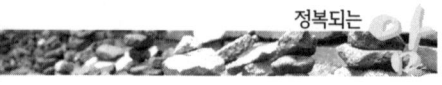

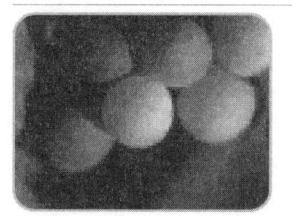

# 1부

## 암(癌) 치료의 포인트
### "항암 키토산편"

정복되는

18

# 1. 암의 기초 지식

## (1) 암 질환의 현황과 자연적인 치유력

예로부터 「불치의 병」으로 알려진 암(癌)도 그 연구가 진전되고 치료 기술이 진보됨에 따라서 오늘날에는 조기에 발견만 되면 「치유되는 질병」으로 되어가고 있다.

고대 중국에서는 의사의 역할이란, 환자의 체내에 간직하고 있는 회복력을 촉진해서 본래의 건강한 몸으로 되돌리는 일이었다. 질병이란 의사가 고치는 것이 아니고 자기 자신이 고쳐야하는 것이다.

그러나 현대의 의료 시스템에는 이와 같은 점이 결여되어 있어 약의 복용이나 수술과 같은 외부적인 수단에 의해서 질병과 「싸운다」는 치료 방침을 취하고 있다.

또 인체를 부품(장기＝臟器)의 집합체로 생각하고 그것을 분

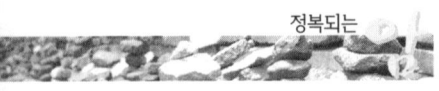

해해서 부품을 수리하는 데에 열중하기 때문에 인간 전체를 진료할 수는 없는 것이다.

그러므로 암 치료를 예로 들어서 말하면, 「암 세포도 죽었지만 환자도 죽었다」는 식의 난폭한 극약(항암제)치료나 수술을 하고 있는 것이다.

질병에 대해서 환부(患部)밖에 진료하지 않는 국부적인 진료로는 인간을 진짜로 치유할 수는 없다. 인체는 전체가 유기(有機)적으로 연휴(聯携)되어 있는 소우주(小宇宙)인 것이다.

장기와 장기를 연락하고 있는 혈관의 혈액 흐름이나 임파구(淋巴球)의 흐름, 신경의 전달 등이 원활하고, 영양분 등이 제대로 분해·흡수되고 있으면 면역력(免疫力)이 활성화해서 그렇게 간단히 질병에 걸리지는 않도록 되어 있는 것이다.

그러나 현대는 음식 자체가 오염되거나 영양가가 낮기 때문에 건강체의 유지에 필요한 영양소가 부족해지기 쉬워지게 되어 있다.

또 과잉 스트레스 등 몸의 여러 기능에 악영향을 미치는 요인이 대단히 많아지고 있으며 이들의 축적이 생활 습관병 등을 불러일으키는 것이다.

질병에 걸리고 나서의 치료는 한계가 있다. 그보다도 먼저 평소부터 질병에 걸리지 않도록 스스로 위해야 하는 것이다. 거기에 큰 도움을 주는 것에 수용성 키토산이나 생플로포리스 및 동충하초 등 생약재나 건강 보조식품 등이 있다.

분명히 근래에 의료기술이 눈부신 발전을 하여 CT스캐너,

MRI 등의 전자진단 기기는 몸의 구석구석까지 진단을 가능하게 하여 지금은 약간의 이상이라도 발견해 낼 수 있게 되었다. 유전자 치료의 연구도 진전되어서 선천성 이상이 있는 질병 등에 대해서는 가까운 장래에 유효한 치료 수단이 될 것으로 생각된다.

그러나 현재 사인(死因)의 상위를 차지하고 있는 암이나 뇌졸중, 심장병과 같은 모든 생활습관병 등에 대해서는 특히 「치유(治癒)」라는 점에 있어서는 현대의학이 틀림없는 성과를 올리고 있다고는 말하기 어려운 것이다.

암이나 만성적인 질병, 장기간 나쁜 습관의 축적이 가져다 주는 당뇨병, 간장병, 동맥경화 등에 대해서도 현대의학의 한계가 보이고 있다.

특히 암은 그로 인한 사망자가 전혀 줄어들지 않는 것으로 미루어 현대의학에 의한 암 치료는 유효하지 않다는 것이 분명하다고 말해도 과언이 아닐 것이다.

반복하지만 중국 의학에 대표되는 동양의학에서는 생체내에 있는 자연 치유력을 활성화하는 데에 주안점이 두어져 암이나 만성병에 대해서도 국부적인 치료가 아니고 인간 전체를 진료하여 근본부터 고치려고 하는 어프로치 방법을 취한다.

인간의 몸은 본래가 자기 자신을 질병으로부터 지켜 자연히 치유시키는 힘을 간직하고 있는 것이다. 이 힘을 이끌어내 주는 것이 본래의 치료인 것이다.

## (2) 암(癌)이란 어떠한 질병일까?

우리들의 몸을 구성하는 뇌나 근육이나 뼈를 비롯한 조직이나 장기(臟器)도 모두가 생명체의 최소단위인 세포가 모여서 형성되고 있는 것이다. 그 세포는 본래에 1개의 수정란(受精卵)이 분열한 것으로 몸의 성장과 함께 계속 증가하여 성인이 될 무렵에는 약 60조 개에 이른다고 한다.

실은 그러한 세포 하나하나에도 수명이 있다. 세포의 수명은 몸의 부위에 따라서 다르며, 예컨대 피부의 세포는 4~5일이면 죽어버리지만 뼈 등의 세포는 4개월 가까이 살아있다. 어쨌든 사명을 다한 세포는 죽어 없어져버린다.

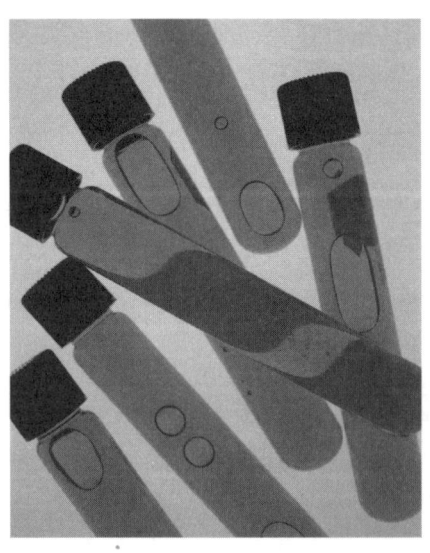

다만 그 분량만큼 젊은 세포가 분열해서 새로운 세포가 생겨나고 있기 때문에 전체적인 세포의 수는 항상 변함이 없다. 즉, 체내에서는 낡은 세포와 새로운 세포가 항상 교체되고 있으며 그 수가 하루에 5000억 개 이상에 이른다. 이것을 우리는 신진대사라 칭하고 있다.

또 세포가 분열하는 횟수도 유전자 정보에 의해 정확하게 정해져 있어서 성장이 완료되면 자연히 분열이 정지되는 구조로 되어 있다. 찰과상을 입었을 때에도 상처를 고치기 위해 그 주위의 세포가 분열을 시작하지만 상처가 치유되면 분열도 정지된다.

그런데 세포가 뭔가의 원인으로 오동작을 일으켜 무질서하게 분열 증식을 반복하고 이상한 세포 덩어리를 만들어내는 경우가 있다. 이것이 이른바 종양(腫瘍)이란 것이며, 그 중에는 양성인 것과 악성인 것이 있는데 그 중 악성인 것이 바로 암(癌)인 것이다.

참고로 말하면, 암에는 다음과 같은 특징이 있다.

① 생체의 조화를 무시하고 증식한 주위의 조직에 침입한다(침윤＝浸潤).

② 암세포가 혈관이나 임파관(淋巴管)을 통해서 몸의 다른 장소로 옮겨 그 곳에서 또 다시 종양을 만든다(전이＝轉移).

③ 원발소(原發巢)를 절제해도 이미 암세포가 전신에 퍼져 있는 경우 등에는 재차 암이 발생하는 일이 있다(재발).

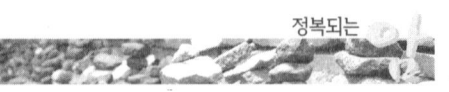 

　　그리고 증식한 암세포는 주변의 조직을 파괴하거나 장기의
기능부전 또는 다른 병적인 상태를 불러일으켜 마침내 생명을
위협하는 데까지 성장해 나간다.

　　이와 같이, 암이란 질병은 조직이나 장기의 기능이 손상된
결과로서 일어나는 질병이 아니고, 그들 조직이나 장기를 이
루고 있는 세포의 질병이라고 말할 수가 있다. 세포의 핵에 있
는 유전자가 뭔가의 원인으로 손상되어 유전자 정보가 혼란해
지기 때문에 생기게 되는 유전자 변이(變異)의 질병인 것이다.

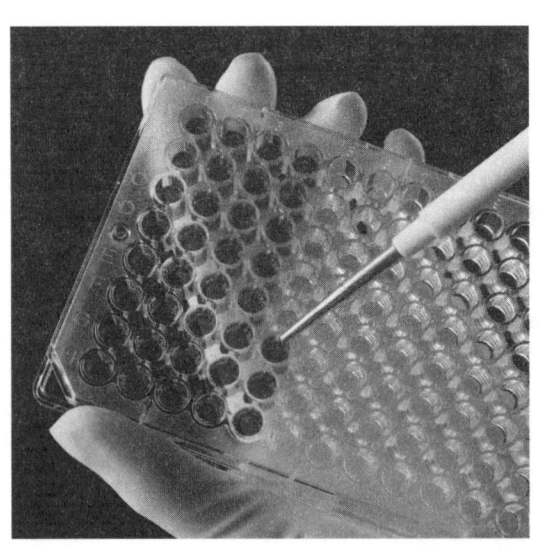

### (3) 암은 어떻게 해서 발생하는 것일까?

어째서 암이 생기는지에 대해서는 아직 완전히 해명되지 않았다. 그러나 암의 연구가 진전되어 전자 기술이나 바이오테크놀로지의 진보에 의해 암 발생의 메커니즘도 서서히 밝혀져 가고 있다.

예컨대, 암세포의 무질서한 증식이 세포의 분화·증식을 컨트롤하고 있는 유전자군의 이상에 의해서 일어나고 있나는 것은 1980년대에 들어서의 일이다. 사람의 유전자에 대해서 조사하고 있던 중 암에 걸리면 있어야할 유전자의 몇 개인가가 결손되어 있다는 것을 알았던 것이다.

오늘날에는 이러한 암의 발생에 「암 유전자」「암 억제유전자」가 깊이 관여하고 있다는 것이 확인되고 있다.

암 유전자는 본래 정상적인 세포 속에 존재하고 있는데 그것이 뭔가의 원인으로 활성화하면 세포가 룰을 무시하고 분열을 되풀이 하게 되어 암을 불러일으키게 된다.

한편 세포 속에서 암의 발생을 억제하는 활동을 하는 것으로 알려진 것이 안티 암 유전자라고도 불리고 있는 암 억제유전자이다. 이 유전자가 뭔가의 원인으로 활동을 하지 않게 되기 때문에 암 유전자가 폭주하게 되어 암이 된다고 알려져 있다.

다만 암 억제유전자는 암에 대항한다기보다도 세포가 정상

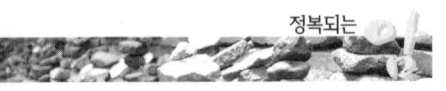
으로 기능을 계속하기 위해 필요한 유전자이며, 그 존재가 결과적으로 암의 발생을 억제하고 있는 것으로 짐작된다.

현재는 암 유전자가 60종류, 암 억제유전자는 8종류가 발견되고 있지만 금후 연구가 진전됨에 따라 다시 새로운 암 유전자나 암 억제유전자가 발견될 것으로 생각된다.

이와 같이 암세포의 증식은 뭔가의 원인에 의해 암 유전자가 활성화하고 암 억제유전자가 불활성화한다는 정반대되는 유전자 레벨의 변이에 의해 단계적으로 진행된다고 한다. 거기에는 암 유전자를 활성화하고 세포를 암화(癌化)시키는 「초발인자(初發因子: 발암 이니시에이터)」와 그것을 더욱 촉진시키는 「촉진인자(발암 프로모터)」라고 하는 2단계의 작용이 필요해진다.

따라서 암 유전자가 활성화했다고 해서 반드시 세포가 암화(癌化)하여 이상 증식을 한다는 것은 아니다. 가령 암의 싹이 일상적으로 발생해도 그 대부분은 진성암이 되지 않고 면역세포에 의해서 배제되어 버린다.

또 진성암(眞性癌) 세포가 발생했다 하더라도 이상이 생긴 유전자의 짜맞춤에 따라서 암세포의 분열하는 속도나 전이(轉移) 능력도 달라진다.

## (4) 암이 발생하는 요인에는 어떤 것이 있을까?

암은 세포의 질병이고 그 발생에는 암 유전자와 암 억제유전자가 깊은 관계를 갖고 있다. 다만, 암 유전자는 본래 정상적인 세포 속에도 존재하고 있는 것이며, 암 유전자가 있다고 해서 즉시 암이 되는 것은 아니다. 암 유전자나 암 억제유전자가 이상을 가져옴으로서 세포가 무질서한 분열을 반복하게 되어야 암이 되는 것이다.

이 때 유전자에 이상을 가져오는 원인이 되는 인자를 초발인자(初發因子)라고 하며, 우리들의 몸 주위에는 헤아릴 수 없을 정도로 많이 있다. 이 초발인자 속에는 일반적으로 「발암물질이라고」불리는 것이 함유되어 있지만 거의 80%가 화학물질이라고 하며, 현재 약 2400 종류의 화학 물질에 발암성 의혹이 있는 것으로 되어 있다.

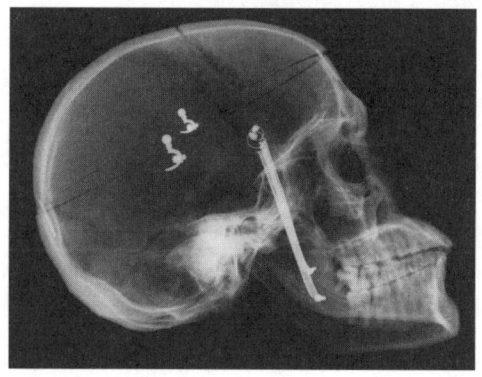

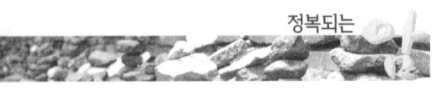

예를 들면, 우리 주위에 있는 것으로 담배가 있다. 담배의 연기에는 니코틴이나 타르, 펜츠필렌을 비롯한 수많은 암을 유발할 우려가 있는 물질이 함유되어 있는 것으로 되어 있다.

또 수돗물에 함유되어 있는 트리할로메탄이나 착색료(着色料), 산화방지제, 인공감미료 등과 같은 식품 첨가물 속에도 발암성 의혹이 있는 것이 수없이 많다.

근년에 화제가 되고 있는 다이옥신을 비롯한 환경호르몬(內分泌攪亂物質)도 암을 유발하는 초발인자이다. 1997년에 IARC(국제 암 연구기관)에서 다이옥신 종류의 발암성을 지적하고 있으며, 미국 등에서는 다이옥신 종류에 발암성이 있다는 것이 상식화되어 있다.

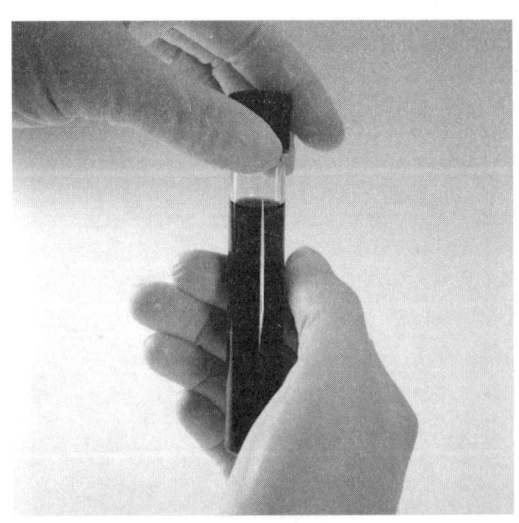

그밖에 발암성이 있는 환경호르몬에는, 농약이나 플라스틱 종류, 도료 등에 함유된 PCB, 드라이클리닝 용제나 전자부품의 세정제에 함유된 트리크롤로 에틸렌, 옛날에 농약으로 사용되고 있던 DDT 등을 들 수 있다.

화학물질 이외로는 스트레스로 인한 면역력(免疫力) 저하 등이 간접적으로 암 유전자를 활성화시키게 되며, 핵연료 시설 사고 때의 방사선이나 오존층의 파괴로 지구에 내려 쏟아지는 태양광에 함유된 자외선도 유전자를 손상시켜 유전자 변이를 일으키게 하는 큰 원인이 되는 것으로 알려져 있다.

더구나 이 지구상에 아직 확인되지 않은 발암성 물질이 수없이 많다고 한다.

발암성 물질이 체내에 들어갔다고 해서 즉시 암을 일으키는 것은 아니다. 그러나 일상생활 속에서 초발인자가 가능한 한 체내에 들어가지 않도록 하는 것이 암 예방에 도움이 되는 것이다.

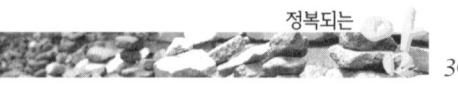
## (5) 암세포 성장을 촉진시키는 것은 무엇일까?

우리 주위에는 암 유전자를 활성화시키는 초발인자가 많이 있다. 그러나 만약에 초발인자가 정상적인 세포에 작용해서 유전자가 이상을 가져왔다 하더라도 즉시 암이 되는 것은 아니다. 거기에 세포의 암화(癌化)를 촉진하는 촉진인자의 영향을 계속 강하게 받으면 진성암 세포가 될 가능성이 갑자기 높아진다.

그럼 촉진인자에는 어떠한 것이 있느냐 하면 그 대부분은 초발인자와 중복되어 있다.

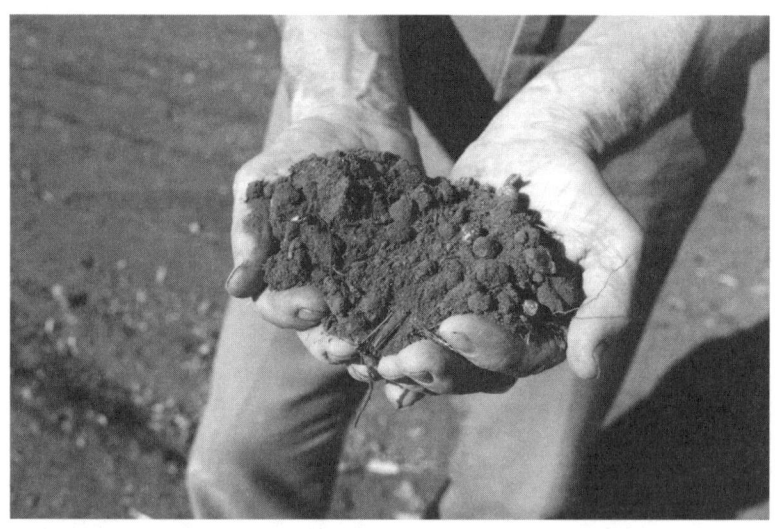

그 좋은 예가 담배일 것이다. 담배 연기에는 200종류나 되는 유해 물질이 함유되어 있다. 그 중에는 암을 유발할 뿐만 아니라 암 억제 유전자를 불활성화시켜서 세포의 암화를 촉진하는 물질이 수없이 많이 있다. 담배는 우리들 주위에 있는 최대의 초발인자이고 또한 촉진인자이기도 한 것이다.

흡연과 암 발생의 인과관계에 대해서는 이제까지의 역학(疫學)적인 조사에서도 명확해졌다. 참고로 말하면 담배를 피우는 사람은 피우지 않는 사람에 비하여 암으로 인하여 사망할 위험도가 폐암에서 4배, 인두암(咽頭癌)에서 3배, 식도암에서 2배, 후두암(喉頭癌)에 와서는 30배나 높다고 한다. 그밖에 모든 암에 대해서 보더라도 암 발생의 약 30%가 담배와 뭔가의 관계가 있는 것으로 되어 있는 것이다.

환경호르몬도 암의 초발인자임과 동시에 촉진인자가 되는 것이 수없이 많다고 한다. 쓰레기 소각시설 주변의 다이옥신 농도가 높기 때문에 그 지역에서 생산되는 야채의 안전성이 문제시된 일이 있지만, 인체에 들어가는 다이옥신은 야채에서만은 아니다.

다이옥신 종류의 대부분은 음식을 거쳐서 체내에 들어가는 것으로 되어 있지만, 오히려 야채보다도 육류나 계란 쪽이 많은 것이다. 그 중에서도 압도적으로 많은 것이 어패류이며 체내에 들어가는 다이옥신 종류의 약 60%를 차지하고 있다는 것이다. 어패류를 많이 먹는 우리로서는 이쪽이 훨씬 문제라고 말할 수 있겠다.

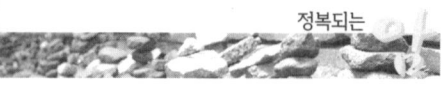

 또 식품 첨가물 중에도 촉진인자가 된다고 생각되는 것이
적지 않다. 발암성이 지적되고 있어도 그 위험도가 낮다는 판
단에서 사용이 허가되어 있는 것도 있다. 예를 들면, 인공 감
미료로서 사용되고 있는 사카린 등은 방광과의 관계가 의문시
되고 있다.

 환경호르몬이든 식품 첨가물이든 한 번의 섭취량은 미량일
지라도 일상적으로 반복해서 섭취될 가능성이 크며, 가령 발
암성이 낮다 하더라도 마침내 체내에 잔류해서 축적되기 때문
에 늘 관심을 갖도록 하는 것이 중요하다.

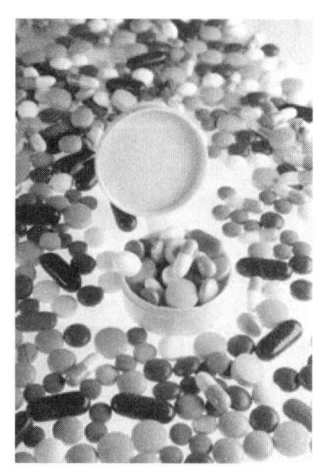

### (6) 암의 싹이 진성암이 되려면 얼마나 걸리나?

초발인자로 인해서 유전자가 이상을 가져와 세포를 암화시키려고 한다. 이것이 암의 싹이라고 불리는 상태이며, 건강한 사람의 체내라도 매일 2000~6000개가 만들어지고 있다는 것이다. 다만 암의 싹이 있다고 해서 그것이 즉시 암세포가 된다는 것은 아니다. 그 대부분은 진성암이 되지 않고 사멸해 버리게 된다.

그런데 촉진인자의 작용 등으로 인해서 싹이 살아남는 경우가 있다. 그러면 싹이 자꾸만 성장해서 세포를 암화 시켜 마침내 생명을 위협하는 존재가 된다.

암의 싹이 암세포화 될 때까지의 기간은 이상이 생긴 유전자의 짜맞춤이나 암의 종류 등에 따라서 다르지만 암으로 진단될 때까지에는 보통 10년에서 15년 정도 걸린다고 한다.

암은 그의 발전 상태에 따라서 크게 「조기」, 「진행」, 「말기」의 3단계로 나눌 수가 있다. 그리고 조기 암 중에서도 아주 초기인 것을 특히 「초기암」, 또한 아직 암이라고는 말할 수 없지만 방치해 두면 언젠가는 암이 될지도 모르는 것을 「전(前)암상태」 등으로 불리고 있다.

다만 체내에 암세포가 생겼다고 해서 즉시 암이라고 진단되는 것은 아니다. 암세포가 계속 증식하여 약 100만 개가 된 상태가 전암(前癌) 상태지만 그 무게는 불과 1mmg정도이다. 암

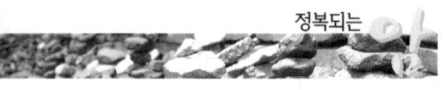

의 치료 대상이 되는 것은 좀 더 암세포가 증가해서 새끼손가락 끝 부분 정도의 크기가 되고서부터이다. 이것이 이른바 조기암이라 불리는 상태이며 그 때에는 이미 암세포의 수가 10억 개에 달하고 있다.

실은 암의 싹이 암세포화해서 이 상태가 될 때까지 적어도 10년 이상의 세월이 경과하고 있는 것이다.

암의 치료에는 「정기 검진에 의한 조기 발견이 우선 제일」이라고 하지만 실제로는 조기 발견이라 해도 암은 다른 질병과는 달라서 암세포의 증식이 상당히 진전된 후가 아니면 발견할 수가 없는 것이다. 더구나 조기에 발견되는 암은 비교적 악성도가 낮은 것이 많으며 악성이 강한 암일수록 급속하게 증진하기 때문에 조기에 발견하기가 어렵다는 실정도 있다. 이러한 데에 암 치료의 어려움이 있다.

그러나 암 치료기술이 진보하는 가운데 조기 발견이 근치(根治)에 이어지는 경우도 확실히 증가하고 있다. 그와 동시에 암이 생활 습관과 깊이 관련되어 있다는 것을 알고 있는 이상 어떻게 해야 암세포를 만들지 않느냐를 좀 더 진지하게 생각해야 할 것이다.

## (7) 암과 유전과의 관계

집안에 암으로 죽은 사람이 많다는 이야기는 흔히 듣는 말이다. 이러한 데에서 「암은 유전한다」고 생각하는 사람도 적지 않다.

분명히 말해서 암과 유전은 전혀 관계가 없다는 것은 아니다. 암에 걸리기 쉬운 체질이라는 것이 있어서 그것은 부모로부디 아들에게, 그리고 손자에세로 유선한다. 이 경우의 체질이란 것은 발암 물질이나 자외선의 조사(照射)에 대한 저항력을 말한다.

예컨대, 피부암은 유색인종에 비해 백인에게서 많이 볼 수있다. 이것은 백인쪽이 자외선에 약한 피부 구조를 유전자 정보로서 가지고 있기 때문이다. 이것과 같은 것을 개개인의 몸에 대해서도 말할 수 있는 것이다.

다만, 유전의 영향은 암 원인의 수 즉, 퍼센트라고 한다. 태반은 생활 습관, 그 중에서도 담배와 식생활이 최대 원인이란 것으로 알려져 있다. 이 두 가지만으로도 암 원인의 3분에 2를 차지하고 있다고까지 말하고 있는 것이다.

그러므로 암에 걸리기 쉬운 체질인 사람이 암이 되기 쉬운 생활 습관을 계속하고 있으면 그만큼 암에 걸리기 쉬워진다고 말할 수 있을 것이다. 그러나 그것은 바꿔 말하면 가령 암에 걸리기 쉬운 체질일지라도 암에 잘 걸리지 않는 생활 습관을

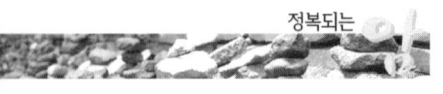
가진다고 하면 암에 걸리지 않고도 될 가능성이 크다는 말이기도 한 것이다.

육류 중심의 식생활을 하고 있는 구미인에게 대장암이 많고 염분 과다가 되기 쉬운 우리에게 위암이 많다. 혹은 알코올을 많이 마시는 사람들에게 식도암이 많다고 하는 데이터가 있지만 이것은 인종간, 민족간의 체질에 추가해서 지역적인 식문화가 암의 초발인자와 촉진인자가 되고 있는 것으로 짐작된다.

따라서 집안에 암으로 죽은 사람이 많다는 것도 어쩌면 암이 되기 쉬운 체질을 이어받고 있는지도 모르지만, 그보다도 오히려 가족이 장기간 같은 식생활을 하고 같은 환경에서 계속 살고 있었던 것이 원인이 되고 있는 쪽이 더 많은 것이다.

어쨌든 암이 되느냐 아니냐는 유전적 요소보다도 일상생활의 습관이나 환경조건이 크게 영향된다. 즉, 암을 예방하는 데에 가장 중요한 것은 담배나 식품 속에 함유되어 있는 발암물질이 체내에 절대 들어오지 않게 해야 하는 것이다.

그리고 가령 암의 싹이 나타났다 하더라도 그것이 암세포가 되고 성장하기 전에 퇴치해버리는 몸의 면역력(免疫力)을 충분히 키워둘 필요가 있다. 그러기 위해서는 평소부터 밸런스가 취해진 식생활이 불가결하다고 할 수가 있다.

## (8) 암에 걸리기 쉬운 연령

세대(世代)별 사망자가 차지하는 암의 비율을 보면 30대 중반에서 서서히 높아지며, 그 후 80세가 지날 때까지 제1위를 독점하고 있다.

또 암이 될 위험도는 연령의 배수(倍數)의 4곱에 비례한다고도 말하고 있다. 예를 들어, 40세인 사람과 80세인 사람은 연령이 2배이다. 따라서 80세인 사람의 암 이환율(罹患率)은 2의 4곱에서 16배가 된다는 말이 된다. 즉, 40세인 사람에 비해서 80세인 사람은 16배나 암에 걸리기 쉽다는 것이다.

이로 미루어 보더라도 연령이 많아짐과 동시에 암에 걸리기 쉬워진다는 것이 명확하다.

암은 유전자가 이상을 가져오고 세포가 룰을 무시해서 분열을 계속하는 질병이라고 말했었다. 유전자 속에는 많은 유전자 정보가 기록되어 있다.

이 유전자 정보에 의해서 필요한 아미노산이 만들어지고 또 대사도 이루어진다. 유전자 정보가 정확하면 세포분열도 규칙적으로 이루어질 것이다. 그런데 초발인자 등에 의해서 이 유전자 정보가 오작동을 일으키면 이변이 일어난다.

다만 사람의 몸에는 체내에 침입해 온 이물을 대외로 배제하려고 하는 면역기능이 구비되어 있다. 이와 마찬가지로 잘못된 유전자 정보에 대해서도 그것을 감지하여 바르게 수정하

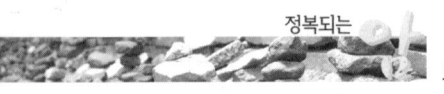

거나 잘못된 부분을 제거하거나 혹은 잘못된 유전자 정보를
가진 유전자 자체를 자살시켜버리는 시스템이 체내에서 활동
하고 있다. 이러한 활동에는 암 억제유전자가 깊이 관여하고
있어서 세포의 암화를 방지하고 있다.

또한, 세포가 암화하는 일이 있어도 면역기능이 작동하여
NK세포나 마크로퍼지(탐식세포＝貪食細胞)가 암화한 세포를
이물로 판단하고 죽여 버린다.

그러나 이러한 본래부터 몸에 구비되어 있는 면역기능이나
세포의 암화를 방지하는 기능은 연령이 많아짐에 따라 쇠퇴하
여 간다. 이 일이 고령이 되어감에 따라 암에 걸릴 위험도가
많아지는 큰 요인이 되는 것으로 생각된다. 더구나 30대 중반
에서부터 암의 이환율(罹患率)이 상승하고 있는 것을 생각하
면 그 무렵부터 이미 암에 대한 저항력이 쇠퇴하고 있다고 말
할 수 있다.

또 암의 종류와 발병하는 연령을 보면 어느 종의 암 발병이
특정된 연령에 집중하고 있다는 것을 알 수 있다. 예컨대 위암
은 40세 때, 폐암은 50세 때부터 증가하기 시작한다. 여성의
유방암이나 자궁암 및 난소암 등은 40～50세 때에 집중하고
있다. 이러한 데이터나 경향 등에서 남성는 40세 때, 여성은
30세 때부터가 「암 연령」으로 되어 있다는 것이다.

## (9) 암과 활성 산소와의 관계

우리 인간은 산소 없이는 살아갈 수 없다. 호흡에 의해서 폐로부터 받아들인 산소를 세포내에서 연소시켜 생명을 유지하기 위해 필요한 에너지를 생산하고 있으며, 또 체내의 여러 화학반응을 하는 데에도 산소를 빼놓을 수 없다.

그런데, 이러한 화학반응 과정에서 몸의 세포에 해를 주는 「활성산소(活性酸素)」가 발생한다. 활성 산소는 체내에서 나오는 유해한 폐기물이라고 생각하면 될 것이다. 그 양은 체내로 들어간 산소량의 약 2%에 달한다고 한다.

다만, 그러한 활성산소도 체내에서 중요한 역할을 담당하고 있다. 백혈구가 세균 등을 죽일 때에 그것을 도와주는 역할을 하고 있다. 그러나 활성산소의 양이 너무 증가하면 세포를 무차별 공격해서 산화(酸化)시켜버리게 된다.

활성산소는 전자가 부족한, 플러스에 하전(荷電)된 산화력이 강한 산소이다. 자신이 안정되기 위해서 체내의 전자를 강인하게 탈취해버린다. 전자를 탈취 당한 장소는 산화해서 녹슬게 된다. 특히 피습 당하는 것이 불포화지방산을 주성분으로 하는 세포막으로 산화한 세포막은 기능을 잃고 마침내 세포의 괴사(壞死)를 초래한다.

이렇게 체내에서 만들어낸 활성산소에 의해서 일어나는 세포의 산화가 심장병이나 동맥경화, 뇌졸중, 당뇨병 등의 생

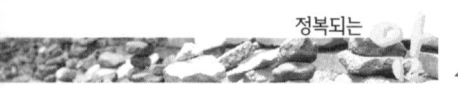

활 습관 병이나 관절염, 간염, 통풍, 류마티스 등과 같은 여러 가지 질병의 발병에 관계되어 있는 것으로 생각되고 있는 것이다.

실은 암도 예외는 아니다. 활성산소가 증가하면 암 억제유전자를 손상시켜서 암 유전자가 활성화하여 세포가 암화하는 것을 조장한다는 것이 알려져 있다.

그러나 본래 인간의 몸에는 SOD(수퍼옥사이드 · 디슘타제) 효소라 불리는 활성산소 제거효소(스카벤저)를 구비하고 있어서 과잉 활성산소를 제거하는 구조가 있다. 그러므로 보통 일상생활을 보내는 데에는 활성산소가 특별히 문제되는 일은 없다.

그런데 SOD효소 등은 연령이 많아짐과 동시에 감소하여 40세 정도가 되면 급격하게 적어져 몸이 활성산소의 해를 입기 쉬워진다. 30세 때 중반부터 암에 걸리는 사람의 비율이 증가하기 시작하는 것도 그 무렵부터 활성산소가 증가해서 세력이 커지는 것과 깊은 관계가 있는 것이 아니냐는 의견도 있다.

체내에서 만들어내는 활성산소는 들어오는 산소의 양과 비례해서 증가한다. 따라서 중년 이후에는 산소를 대량으로 체내에 들여 마시거나 하는 격한 스포츠는 삼가는 것이 무난하다고 말할 수 있겠다.

다만, 활성산소를 증가시키는 원인이 비단 스포츠에만 있는 것은 아니다. 자외선을 다량으로 쪼이거나 여러 가지 식품에 함유된 첨가물을 비롯한 화학물질이나 흡연, 알코올의 과잉섭취 혹은 스트레스 등도 활성산소를 과잉으로 증가시키는 원인이 된다.

근년에 오피스의 OA화로 컴퓨터에 둘러싸여 일하는 사람이 증가하고 있지만 컴퓨터나 가전제품 등에서 방출되는 전자파도 활성산소를 증가시키는 원인이 된다고 한다.

이렇게 생각하면 현대인은 정말 활성산소를 만들어내기 쉬운 환경 속에서 살고 있다고 말할 수 있겠다.

활성산소에서 몸을 지키기 위해서는 체내에 활성산수를 만들어내는 원인이 되는 것을 극력 피함과 동시에 세포의 산화를 방지해 주는 항(抗)산화물질을 적극적으로 섭취하는 것이 중요하다.

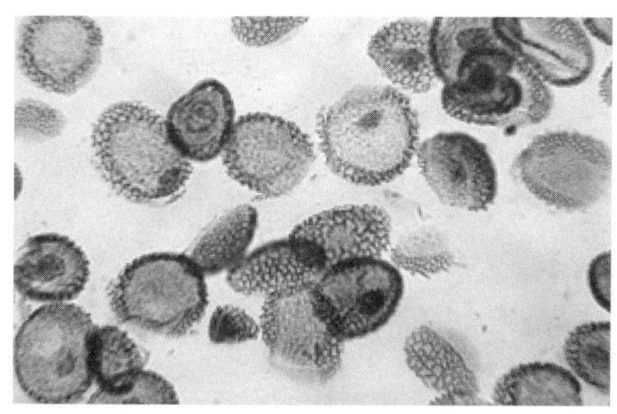

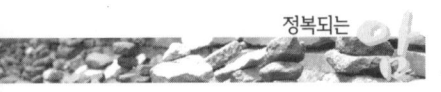

예를 들면, 녹황색 야채 등에 풍부하게 함유되어 있는 비타민 E나 C, 카로틴, 혹은 산토필, 플라보노이드 등도 항 산화물질이라고 하며, 활성산소를 제거하는 스카벤저의 동료이다.

또 과도한 스포츠는 활성산소를 증가시키는 원인이 될 수도 있지만 적당한 운동은 스트레스 해소에 이어져 신진대사를 촉진시키는 효과 등도 기대할 수 있기 때문에 오히려 몸에 좋은 영향을 가져온다.

요컨대 식생활을 포함해서 밸런스가 취해진 생활 습관이 활성산소의 증가를 방지하고 그것이 더 나아가서는 암 예방의 첫 걸음이 된다.

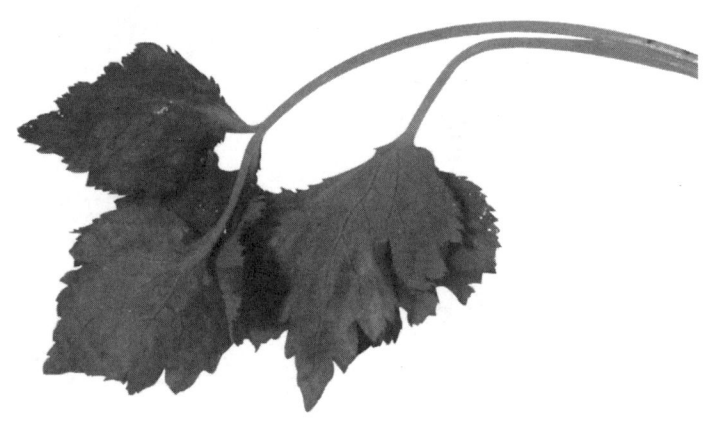

## (10) 의학의 진보에 의해서 암은 고칠 수 있을까?

암에 관한 연구가 진전되고 또 치료기술이나 조기에 암을 발견하는 기술 등의 눈부신 발전에 의해 지난날 불치의 병이라고 하던 암도 현재는 「치유되는 병」이라고 말하게 되었다. 실제로 우리에게 가장 많았던 위암 등은 오늘날 조기에 발견할 수가 있으면 5년 생존율이 90%가 넘는 데까지에 이르렀다.

유방암도 조기에 발견하여 주기 치료가 가능해지고 나아가서는 암 중에서도 가장 예후(豫後)가 양호한 것의 하나가 되어 있다.

다만 치료기술이 진보한 지금도 암이 성장함에 따라서 치료성적은 좋아지지 않고 있다. 또한 암세포가 다른 조직이나 장기에 전이하면 치료는 더욱 어려워지게 되며, 암환자의 수는 치료기술의 진보와는 반대로 해마다 증가 일로를 걷고 있는 실정이다. 암환자가 증가하고 있는 최대 요인은 암에 걸리기 쉬운 고령자의 수가 증가했기 때문이지만, 앞으로 본격적인 고령화 사회를 맞이하여 앞으로 암환자의 수는 증가할 것으로 예상된다.

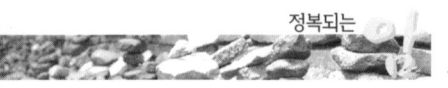

## (11) 암 치료의 3대 요법(療法)

현재 암의 치료법으로서는 「외과요법」, 「화학요법」, 「방사선요법」등의 3가지가 있다. 이것을 일반적으로 암의 3대 요법이라 부르고 있다.

외과요법이란 것은 이른바 수술하는 것을 말하며 암세포를 적출해버리는 치료법을 말한다. 암 치료의 제1선택지(第1選擇肢)로서 들 수 있는 것으로 지금도 약 70%의 암에 대해서 시술이 이루어지고 있다.

원격전이(遠隔轉移)하지 않은 암의 경우는 병소부(病巢部)를 절제해 버리기 때문에 가장 유효한 국부 요법이라고 말할 수 있지만 재발을 방지하기 위해 원발부위(原發部位) 주변을 광범하게 절제하면 환자의 몸에 부담이 커져 합병증이나 후유증이 발생할 위험이 높아진다는 폐해가 있다.

그래서, 근래에는 암의 조기 발견 기술 및 수술 기술이 발달해서 암의 진행 상태에 따라 절제 부분을 극히 적게 하는 「축소 수술」을 하는 경우가 증가해가고 있다. 다만, 어느 정도의 축소 수술을 하면 되는지 명확한 기준이 있는 것도 아니고 병원이나 의사의 판단과 기술로 하기 때문에 결과에 차이가 나오기 쉽거나 하는 등 아직도 개선할 여지가 남아 있다.

다음은 화학요법인데, 이것은 항암제 투여를 중심으로 한 치료법을 말한다. 주사나 점적(点滴), 내복(內服) 등의 방법으로 항암제를 몸속에 투여하여 암세포를 퇴치하려고 하는 전신요법으로, 수술하기 어려운 백혈병이나 악성임파종(淋巴腫), 혹은 진행성 암으로 인한 전신전이(全身轉移) 등에 대해서 유효한 치료법이라고 말할 수 있다.

이 화학요법에서 문제가 되는 것은 항암제의 부작용이다. 환자에게 고통을 강요함과 동시에 항암제가 정상적인 세포까지 죽여 버리기 때문에 사용 방법에 따라서는 환자에게 중대한 위험을 가져오는 경우도 있다.

방사선 요법은 암세포에 방사선을 조사(照射)해서 사멸시키는 요법으로, 암이 국부적이고 수술이 어려운 경우에 효과를 발휘한다. 또 수술에 의해서 환부를 제거해버리는 외과 요법보다도 암에 침해된 장기나 기관 등의 기능을 어느 정도 유지할 수가 있기 때문에 환자에게 부담을 적게 할 수 있는 것도 방사선요법의 이점이다.

최근에는 유방암 등에 방사선 치료를 함으로서 유방 절단수술과 다름없는 생존율이 얻어지는 등 환자의 QOL(생활의 질) 향상에 다대한 공헌을 하고 있다.

그러나 방사선요법에는 치료 기간이 길다는 점, 방사선이 효과가 있는 암과 거의 없는 암이 있다는 점 등 난점이 있다. 또한 식욕부진, 하리, 두통, 탈모 등과 같은 방사성 장해라 불리는 부작용도 나타난다. 그 중에는 치료한 후 반년 이후에 일어나는 것도 있어서 치료 후에도 정기적으로 통원하여 상태를 볼 필요가 있다.

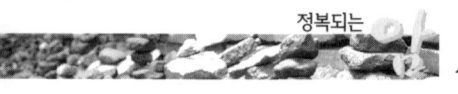

## (12) 암의 집학적(集學的) 치료

주요한 암 치료에 외과요법, 화학요법, 방사선요법 등이 있는데 이를 특별히 3대 요법이라 부르고 있다.

어느 요법이나 진단 기술이나 의료기기의 발달 혹은 새로운 약제의 등장에 의해 확실히 진보를 계속하고 있다. 그러나 유감스럽게도 여전히 암은 현재도 치료가 어려운 질병이라는 데에는 변함이 없다. 그것은 암으로 목숨을 잃는 사람의 수가 해마다 증가하고 있는 것으로도 명확하다.

의료 현장에서는 암의 종류나 진행 정도, 또는 환자의 전신 상태 등을 고려하면서 최선의 치료법으로 치료하게 된다. 외과요법이나 화학요법 및 방사선요법이 각각 단독으로 시술하게 되는 일도 있지만, 경우에 따라서는 그것들을 짜맞춤으로서 보다 효과적인 치료를 하는 경우도 적지 않다.

예를 들어, 외과요법에서 병소(病巢)부를 적출했을 때, 미소한 암세포를 완전히 적출하지 못했을 경우에는 수술 후에 화학요법을 하는 것이 보통이다. 또 최근에는 수술 전에 항암제를 투여하는 「네오어즈밴드 요법」이란 방법이 많이 사용되고 있다. 이것은 수술 전에 가능한 한 암을 축소시켜 둠으로서 수술 효과를 높이려고 하는 것이다. 그밖에도 수술이나 항암제, 방사선을 짜맞춤으로서 암 치료에 보다 더 큰 효과를 발휘하고 있는 경우도 있다.

이와 같이 몇 가지 요법을 짜맞춰서 치료를 하려면, 외과, 내과, 방사선과 등 서로 다른 전문 분야의 의사가 협력해서 치료에 임해야 한다. 이러한 치료법을 집학적요법(集學的療法)이라고 하며, 복수의 요법으로 치료하기 때문에 병용(倂用)요법이라고도 부르고 있다.

집학적요법을 도입함으로서 이미 많은 암의 치료 성적 향상을 볼 수 있지만, 이 요법을 적절하게 하려면 클리어 해야 하는 문제가 몇 가지 있다. 그 하나가 의사들의 제휴이다.

환자 개개인의 증상 등에 맞춰서 복수의 치료법을 짜맞춰나가게 되지만 서로 협력하는 의사들의 치료 방침이 일치되지 않으면 좀처럼 치료 방법이 결정되지 않을 가능성이 있다. 또 다른 분야의 공동작업이 되기 때문에 치료에 대한 책임 소재가 애매해지는 것도 생각할 수 있다.

즉, 책임의 소재가 제대로 되어 있지 않으면 결과에 대해서 아무도 책임지지 않게 되는 일이 있을 수도 있다. 집학적요법을 적절하게 하는 데에 있어서는 이러한 치료 체제의 정비도 중요한 팩터가 된다.

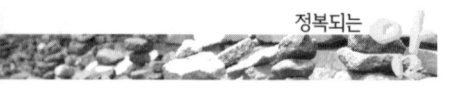
## (13) 3대 요법 이외의 암 치료법

3대 요법 이외에도 몇 가지 새로운 암 치료법으로서 주목받는 것이 있다. 그 중에서도 현재 다음 세대의 유망한 암 치료법으로 가장 기대되고 있는 것이 유전자요법과 면역요법일 것이다.

유전자요법은 유전자의 이상을 나타낸 암에게 유전자로 대항하려고 하는 것이다. 그 치료법에는 수 종류의 방법이 있다. 예컨대 암세포에 직접 암 억제유전자를 주입하는 방법, 암 세포에 생리활성물질의 유전자를 짜 넣은 것을 왁친으로 이용하는 방법 등이다.

그러나 이들 유전자를 이용한 치료법은 유전자 요법에는 절대적으로 필요한 유전자를 운반하는 벡터의 개발이 구미에 뒤떨어져 있기 때문에 얼마간 시간이 필요할 것 같다.

한편 본래 우리들의 몸에 구비되어 있는 면역력을 높임으로서 암에게도 대항하려고 하는 것이 면역요법이다. 암에 대한 면역요법은 이제까지 외과요법이나 화학요법의 보조적인 것이었지만 바이오테크놀로지의 진보에 의해 오늘날에는 그 다음으로 새로운 요법이 개발되어 주목을 받고 있다.

암 면역의 중심이 되는 T세포의 증산·활성인자인 인터로이킨 2와 암환자에게서 채취한 임파구를 배양해서 암에게의 공격력을 증가시킨 린호카인 활성화 킬러세포(LAK)를 만들어 그것을 재차 환자의 체내에 되돌리는 「양자(養子)면역요법」이라 불리는 치료법도 그의 하나이다. 이 요법은 이미 폐암이나 신장암, 뇌종양, 메라노마 등의 치료에서 상과를 올리고 있다.

또한 최근에는 더욱 강력한 면역력을 가진 임파구를 만들기 위해 암에 침윤한 임파구를 인터로이킨 2에서 배양하는 방법도 이루어지고 있다. 이에 의해 생긴 종양 침윤 T세포(TIL)는 LAK보다도 50~100배나 암에 대한 면역력이 높다는 것이 알려져 있다.

이러한 요법은 직접 암을 때리는 외과요법이나 화학요법 및 방사선요법 등과는 달리 본래 몸이 지니고 있는 암세포를 공격하는 힘을 높임으로서 암을 배제하려고 하는 것이다. 그래서 3대 요법처럼 부작용에 고민하는 일도 없이, 환자의 QOL을 손상시키지 않고 치료할 수 있다고 해서 21세기 암 치료의 주류가 될 수 있는 치료법으로서 기대되고 있다.

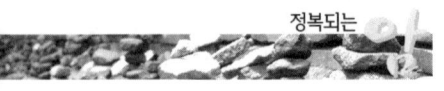

## (14) 항암제에는 어떤 것이 있을까?

화학요법에서 사용되고 있는 항암제는 작용의 구조 차이에 따라서 분류할 수가 있다.

① 알킬화제(alkyl 化劑) — 알킬화제에 의해서 암세포의 DNA 에 알킬기(alkyl 基)를 결합시키면 암세포의 증식이 방해 된다. 흔히 사용되는 것에 시크로포스파마이드나 유사한 이포스파미드, 나이트로젠마스타드(nitrogen mustards) 등 이 있다.

② 대사길항제(代謝拮抗劑) — 암세포가 증식하는 과정에서 핵(核)을 구성하는 핵산(核酸)이 합성된다. 이 때에 엽산 (葉酸), 푸린 동족체, 필리미진과 같은 물질이 사용되지 만, 이들과 닮은 화학구조를 가진 것을 투여하면 대사가 저지되고 암세포의 증식이 억제된다. 엽산 대사길항제인 메트트렉서드, 푸린 대사길항제인 멜카프트푸린, 필리미 진 대사길항체인 푸르오로울와시 등이 있다.

③ 항암성 항생물질 — 항생물질 속에는 항암작용을 가진 것 이 있으며, 마이트마이신, 브레오마이신, 아드리아마이신 등은 모두 항종양(抗腫瘍) 효과가 커서 암 치료에도 사용 되고 있다.

④ 알카로이드제(alkaloid 劑) — 식물 알칼로이드에는 세포분 열을 도중에 정지시키는 작용이 있어 암의 성장을 억제

하는 것이 있다. 빈크리스틴, 빈플러스틴, 빈데신, 에토폭
시드 등이 잘 알려져 있다.

기타 시스프라틴, 타목시펜 등의 호르몬 제제(製劑)나 인터
페론, 인터로이킨과 같은 면역 강화제가 있다.

일반적으로 항암제는 암세포의 증식 속도가 빠를수록 효과
가 크기 때문에 고형(固形)암보다도 혈액암에 효과가 크다. 또
몇 종류인가를 짜맞춤으로서 상호의 항암작용을 서로 보완해
서 효과를 높일 수가 있으며, 병용함으로써 항암 효괴가 증깅
되는 등 상승 효과가 생기는 경우도 있기 때문에, 개개의 작용
에 따라서 단독으로 투여되는 일도 있지만 다제병용요법(多劑
併用療法)이 일반적이다.

다만 항암제의 부작용으로서 백혈구의 감소, 빈혈, 위장장
해, 탈모, 피부염, 간 장해 등이 보고 되고 있으며 치료에 임해
서는 각 항암제 부작용의 특징을 파악해 둘 필요가 있다.

부작용이 나타나는 방식에는 개인에 따라서 차이가 있지만
부작용이 큰 경우에는 투여량의 조절도 필요해진다. 부작용을
분산시키기 위해서 부작용의 종류가 틀리는 항암제를 병용해
서 각각의 부작용을 일정한 한도 내로 억제하는 등의 방법을
취하는 수도 있다.

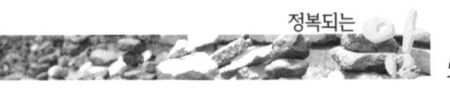
## (15) 항암제는 각각 어떤 암에 사용되나?

앞에서 항암제의 종류에 대해서 말했지만, 그것들이 주로 어떤 종류의 암에 사용되느냐 하면 대체로 다음과 같다.

① 알킬화제 ― 폐암, 전립선암, 편평상피암(偏平上皮癌), 만성 골수성 백혈병, 악성 흑색종(黑色腫) 등.

② 대사길항제 ― 급성백혈병, 소화기암, 유방암 등.

③ 항암성 항생물질 ― 급성 임파성 백혈병, 편평성 상피암, 위암, 췌장암 등.

④ 알칼로이드 ― 급성백혈병, 악성임파종, 폐암 등.

또 이미 말한 바와 같이 항암제는 암세포의 증식 속도가 빠른 암은 알맞게 듣는 경향이 있다. 그래서 혈액암에 유효한 것이 많으며, 고정암에 대해서는 1970년대에 들어가서 아드리아마이신이나 시스플라틴이 개발될 때까지 별로 유효한 것이 없었다.

오늘날에도 모든 암이 항암제로 근치할 수 있는 것은 아니다. 항암제로 근치할 수 있는 암은 전체의 10%정도라고 한다.

항암제가 각종 암에 대해서 어느 정도 유효한가를 알아보면 대체로 4개의 그룹으로 나눌 수가 있다.

먼저 첫 번째로 항암제로 완치가 가능한 암이다. 그 중에는 급성 임파성 백혈병, 악성임파종, 고환종양, 자궁 융모(絨毛)암 등이 있다.

두 번째로 들 수 있는 것은 외과요법과 방사선요법을 병용해서 생존율을 올리기가 가능한 그룹이다. 이 그룹에는 유방암, 폐소세포(肺小細胞)암, 대장암 등이 있다.

세 번째는 증상의 완화는 바라볼 수 있지만 암 자체의 개선은 어려우며 항암제의 효과가 연명에 국한되는 것이다. 예컨대, 위암이나 식도암, 두경부(頭頸部)암, 방광암, 자궁경(子宮頸)암 등이 여기에 해당된다.

네 번째는 항암제의 효과를 거의 기대할 수 없는 것이다. 췌장암, 신장암, 갑상선암, 담낭암 등이 있다.

물론 이러한 분류는 대략적인 것이며 앞으로도 새로운 항암제가 등장할 것이 틀림없다. 또 약에 대한 감수성도 개인차가 있기 때문에 한 마디로 통틀어 말할 수는 없다. 그러나 현 상태로는 아직 항암제로 모든 암을 완치시키지 못하는 실정인 것이다.

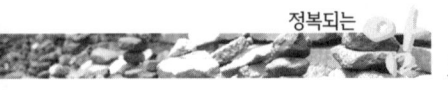

## (16) 항암제의 부작용

항암제 개발의 역사는 처음에 제2차 세계대전 중에 미국에서 하고 있던 독가스 병기의 연구에서부터 출발하고 있다.

1942년에 미국 정부의 의뢰를 받고 예일대학에서 개발된 나이트로젠마스타드라는 액체 화합물을 해부학자인 토머스·토하티 박사가 종양을 가진 실험용 쥐에게 주사해 보았다는 것이다. 그러자 종양이 축소되어 보통 같으면 3주간 정도의 수명이었던 그 쥐가 84일간이나 계속 살아 있었다는 것이다.

그 후 막대한 시간과 비용을 들여서 여러 가지 항암제를 개발하게 되었다. 그러나 본래가 대량 살육 병기였던 독가스의 개발에서 생겨난 것으로도 알 수 있듯이 항암제는 인간의 몸에 있어서 독극물이기도 한 것이다. 「독을 가지고 독을 제압한다」고 하는 말도 있지만 항암제의 암세포를 사멸시키는 작용이, 정상적인 세포에까지 미치게 되기 때문에 사용 방법에 따라서는 환자에게 중대한 위험을 초래하는 그야말로 양손에 칼을 쥔 꼴이다.

따라서 부작용도 항암작용이 강한 것일수록 강하게 나타난다. 대표적인 증상으로서는 구역질, 구토, 식욕부진, 하리, 발진(發疹), 탈모, 권태감 등이 있지만 그 중에서 특히 주의해야 하는 것이 골수 장해로 인한 백혈구의 감소이다.

백혈구가 감소되면 면역력이 저하되어 감염증 등에도 감염되기 쉬워진다. 때로는 폐염이나 신부전(腎不全), 심(心)부전과 같은 생명을 위협하는 질환을 가져오는 수가 있다. 그 결과 「암세포는 사멸했지만 환자도 죽었다」고 하는 일까지 일어날 수 있다.

또 알킬화제(Alkyl化劑)를 비롯한 항암제에도 발암성이 있는 것은 아니냐는 말이 있었지만, 최근의 추적 조사에서 수술 후의 보조적인 화학요법에서 항암제를 사용했을 경우 위암이나 대장암과 같은 2차암을 불러일으킬 가능성이 높아진다는 것이 새로이 판명되었다.

그래서 현재는 암의 종류나 증상 등을 고려하면서 부작용이 틀리는 수 종류의 항암제를 사용해서 부작용을 분산시키는 다제병용(多劑併用)요법이 널리 이용되고 있다.

아무튼 항암제에는 부작용이 따라다니는 것으로 경우에 따라서는 돌이킬 수 없는 결과를 초래하는 일조차 있을 수 있다. 그러므로 암의 치료에서 항암제를 사용하게 되면 그에 따른 치료 효과는 어느 정도 기대할 수 있고 또 어떠한 부작용이 예상되는지를 제대로 확인해 두어야 할 필요가 있다.

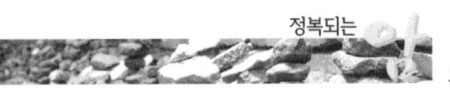

## (17) 암의 검진은 받는 편이 좋을까?

암은 조기에 발견하고 조기에 치료하는 것이 완치로 향하는 첫 걸음이다. 그런데 암이란 질병은 그 대부분이 초기 단계에서는 자각 증상이 나타나지 않는다. 자각 증상이 나타났을 때에는 이미 상당히 진행되어버린 경우가 태반이다.

따라서 자각 증상이 없는 단계에서 발견할 수 있느냐 없느냐가 완치할 수 있느냐 없느냐의 중요한 포인트가 된다. 암 검진을 적극적으로 받아야 한다는 근거도 암이란 질병의 이러한 특성에 있는 것이다.

그러는 한편으로 암 검진을 지나치게 과대평가 하는 것에 대해서 경종을 울리고 있는 전문가가 있는 것도 사실이다. 예컨대, 폐암의 검진 등에 관해서는 그 유효성에 의문부호를 찍고 있다.

왜냐하면 폐암의 경우는 지금도 조기에 발견하기가 어려우며 가령 암 검진에서 발견했다 하더라도 그때에는 이미 상당히 진행되어버린 경우가 적지 않기 때문이다.

또 검진을 받았다고 해서 안심하고 있을 수 없는 것이 암이다. 예컨대 그때는 「이상 없다」고 진단되어도, 그것은 어디까지나 그 단계에서 이상이 없다는 것일 뿐이며 앞으로 암이 되지 않는다는 보장은 하나도 없다. 암 중에는 극단적으로 진행이 빨라 1년에 한 번 정도의 검진에서는 조기 발견이 어렵다는 문제도 있다.

암 검진에서 이상이 발견되지 않았다고 해서 안심하고 그대로 암에 걸리기 쉬운 생활을 보내고 있으면 오히려 암에 걸리기 쉽다고도 말할 수 있다.

물론 암 뿐 아니라 검진을 받느냐 아니냐는 개인의 자유이다. 특히 암은 생사관(生死觀)에 직결되는 문제이기도 하고 사람에 따라서는 사고방식도 다른 것이 당연하다.

다만 조기 발견과 조기 치료가 암을 완치시키는 첫 째 주건이라는 것을 생각하면 가능한 암 검진은 정기적으로 이용해야 하며 또 암 검진에서 이상이 발견되지 않더라도 마음을 늦추지 말고 그 후에도 계속해서 암에 잘 걸리지 않는 생활 습관을 갖도록 하는 것이 중요하다고 말할 수 있겠다.

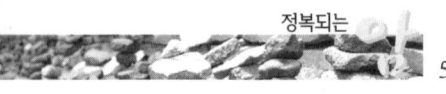

(18) 암을 예방하려면 어떻게 해야 하나?

이미 설명한 바와 같이 암은 유전과 관계가 전혀 없다는 것은 아니지만, 그 영향은 암이 되는 원인의 불과 수 퍼센트라고 알려져 있다.

암은 세포의 질병이고 암 유전자나 암 억제 유전자가 이상을 가져옴으로 인해서 세포가 무질서한 분열을 되풀이하게 되기 때문에 일어나는 질병이다. 그리고 암 유전자나 암 억제유전자에 이상을 가져오는 것이 초발인자(初發因子)이고 세포의 암화(癌化)를 촉진하는 것이 촉진인자라 불리는 것이다.

이 암을 불러일으키는 초발인자나 촉진인자는 우리들의 주위에 많이 존재하고 있다. 요는 이들 초발인자나 촉진인자의 영향을 받지 않으면 암이 될 가능성도 적을 것이다. 그러나 현실적으로 그들 모두를 추방하기란 불가능하다고 하지 않을 수 없다.

숨을 쉬고 있는 한 대기 속의 오염물질은 싫어도 우리들의 체내로 들어온다. 식사를 할 때마다 고기나 생선, 야채 등에 함유되어 있는 화학물질이나 식품에 함유된 첨가물 등도 함께 들어오고 있다. 또 스트레스를 전혀 느끼지 않고 매일의 생활을 보낼 수 있는 사람 등은 그리 흔한 것이 아니다. 현대 사회에서 살아가고 있는 한 우리들은 발암인자에서 피할 수는 없는 것이다.

다만 생활 습관을 바꿈으로서 발암인자의 영향을 받는 기회를 줄이는 것은 가능하다.

유전자가 이상을 가져와서 최초에 나타나는 암세포의 크기는 불과 1나노그램(1그램의 1억분의 1)이다. 그것이 분열을 반복하여 1mmg정도의 크기까지 성장하고 나서야 비로소 보통의 검사방법으로 발견할 수 있게 된다.

그리고 증식이 더욱 진행하면 마침내 뭔가의 증상이 나타나게 되지만, 하나의 암세포가 발생하고서 그렇게 되기까지는 적어도 10년 이상의 세월이 경과하고 있다는 것이다.

암세포는 우리의 체내에서 장시간에 걸쳐 만들어져서 성장해 가는 틀림없는 생활 습관병인 것이다. 그렇다면 생활 습관을 바꿈으로서 발암인자를 조금이라도 멀리할 수가 있으면 그만큼 암에 걸리는 확률도 낮아질 것이다. 생활 습관을 개선함으로서 가령 하나의 암세포가 발생하더라도 그것이 완전히 암화하기 전에 퇴치해버리는 것도 가능하다.

실제로 암이 될 위험성의 80%는 뭔가의 형태로 생활 습관의 영향을 받고있다는 것이며, 생활 습관을 바꿈으로서 그러한 위험에서 피할 수가 있다는 것이다.

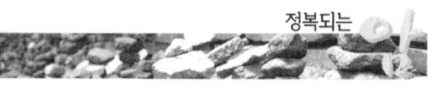

## (19) 암 예방의 일상생활에서 주의할 점

암을 예방하는 최대 포인트는 생활 습관을 바꾸는 일이다. 예를 들어, 흡연이 폐암 등과 깊은 관계가 있다는 것은 널리 알려져 있는 사실이다. 또 장기별 암환자의 비율을 보면, 위, 대장, 간장, 췌장, 식도 등 소화기계의 암어 높은 비율을 차지하고 있지만 이러한 암은 식생활과 깊은 관련이 있는 것으로 생각되고 있는 것이다.

그러나 금연을 하고 식생활에 조심을 하고 있어도 현대사회에서는 발암물질 등의 유해물질이 체내로 들어가는 것을 완전히 방지하기는 불가능하다. 가령 소량일지라도 장년에 걸쳐 그러한 물질이 계속 섭취되고 있으면 암을 유발하는 원인이 될 수도 있다.

완전하게 유해물질에서 몸을 지킬 수가 없는 것이라면 그들을 가능한 한 빨리 몸 밖으로 배출함으로서 발암의 가능성을 낮게 할 수가 있다. 요컨대 체내로 들어간 유해물질을 흡착(吸着)하고 배출하는 물질을 이용할 수가 있으면 암이 될 가능성은 낮아진다는 것이다.

실은 체내에서 그러한 역할을 해주는 것이 수용성 키토산이고 수용성 키토산을 일상적으로 섭취함으로써 암이 되는 확률을 확실하게 내릴 수가 있는 것이다.

## (20) 암 치료의 대체의료란 무엇일까?

암의 치료는 3대 요법으로는 절대로 만족할만한 결과가 얻어지지 않는 것이 현 실정이다. 또 유전자 요법이나 면역요법 등 다음 세대의 유망한 암 치료법으로서 기대되고 있는 것도 있지만 그러한 것들이 본격적으로 의료 현장에 받아들여지기까지에는 아직 많은 시간이 걸릴 것 같다.

그래서 최근에 구미 등을 중심으로 주목을 모으고 있는 깃이 대체의료(代替醫療)를 더욱 적극적으로 의료 현장에 활용하고자 하는 움직임이다.

대체의료란, 말하자면 현대 서양의학을 기본으로 한 요법 이외의 치료법이라고 생각하면 될 것이다.

현대 의학에 따른 치료법에서는 환부를 절제하거나 위협받고 있는 부분을 수복하는 등의 국부적인 대처가 기본이 된다. 그러나 그러한 치료법으로는 완치시키기가 어려운 질병이 증가해가고 있다.

암도 그러한 질병의 하나로, 가령 병소부(病巢部)를 절제해도 후에 재발하거나, 항암제로 암은 사멸시킬 수가 있었지만 환자의 몸 자체도 만신창이 되어버렸다고 하는 경우가 적지 않다.

특히 암의 치료에 대해서는 환자측이나 치료를 담당하는 쪽이나 부작용이 강한 항암제를 사용하는 요법과 그 효과에 대

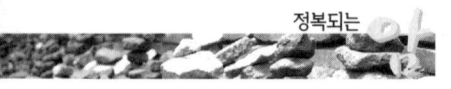

한 잠재적인 의문이 있어 서서히 대체의료로의 관심이 높아져 가고 있다는 것이 현 실정이다.

이러한 가운데, 미국 등에서는 내츄로패식 · 닥터라고 불리는 대체의료를 전문으로 하는 의사들이 활약하고 있으며, 이제까지의 서양의학에 대체의료의 선택지를 추가하는 의료기관도 증가해가고 있다.

예를 들면, 암세포가 열에 약하다는 것을 이용한 「온열요법」이나, 야채 및 과일을 중심으로 한 식사요법의 일종인 「겔슨요법」, 명상(冥想)이나 이미지트레이닝 등을 채용한 심리요법의 일종인 「사이몬튼요법」, 환자의 체액에 약을 가하여 왁친을 만드는 면역요법의 일종인 「연견(蓮見)왁친」, 기타 「서양허브요법」「비타민 영양보조요법」 등, 이들 모두가 어느 종의 대체요법이라고 할 수가 있다.

수용성 키토산이나 아가리스크, 프로폴리스 등은 암에 대해서 높은 효과를 발휘하고 있다는 것이 보고 되어 있다.

수용성 키토산은 의약품이 아니기 때문에 병원에서 암 치료약으로 처방되는 일은 없다. 그러나 현재 암에 대한 효과가 보고 되어 의료 연구기관 등에서도 객관적인 데이터가 나와 있는 이상 서양의학, 동양의학, 민간요법 등의 울타리를 뛰어넘어 종합적인 의료라는 입장에서 적극적으로 채용해 나가는 자세가 필요하다고 생각된다.

이와 같은 사고방식에서 이 수년 동안에 의료 관계자 사이에서 서서히 침투해가고 있는 것이 호리스틱 의료이다. 이것은 이제까지의 서양의학처럼 개개인의 장기나 병소부만을 진단하는 것이 아니고 몸 전체를 통째로 진단해야 한다는 사고방식에 따라서 마음까지 일체로 해서 잡고 인간이 본래에 가지고 있는 정상적인 상태로 되돌아가려고 하는 힘(자연 치유력)을 높이는 것을 치료의 근본으로 한 것이다.

그것은 동시에 서양의학, 동양의학, 기타 모든 대체의학도 받아들여 종합적인 치료를 하는 통합의료이기도 한 것이다. 요컨대, 환자의 입장에서 보아 좋은 것은 무엇이든 이용한다는 발상이다.

대체의료를 비과학적인 것이라 해서 받아들이지 않는 의료 관계자가 많은 것도 사실이다. 그러나 현재 좋은 결과가 나오고 있는 것에 대해서 외면하는 것은 환자의 질병을 치료하는 역할을 맡고 있는 자가 취할 자세로서는 별로 현명하다고 생각할 수 없다.

현대의학 분야에서 가장 선진국인 미국에서 대체의료의 연구와 실천이 가장 앞서가고 있다는 현실이 있다. 과학적으로 입증되지 않은 것은 모두 부정하는 태도야말로 그게 바로 비과학적이라고 비난받아 마땅할 것으로 생각된다.

특히 암과 같은 어려운 질병에 대해서는 모든 수단을 강구해서 대항해야 할 것이라고 생각된다.

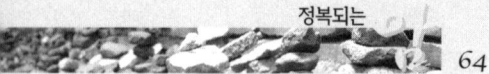

## 2. 항암 키토산의 기초지식

### (1) 키틴 · 키토산이란 어떤 물질인가?

바야흐로 건강 식품 중에서도 높은 인기를 자랑하는 키틴 · 키토산이 있다. 그 지명도는 건강 식품의 으뜸이라 해도 과언이 아닐 것이다.

그러나 키틴 · 키토산이란 명칭을 보거나 듣거나 한 일은 있어도 그것이 어떠한 것인지를 모르는 사람도 의외로 많을 것이다. 아니 어쩌면 이름조차 모르는 사람도 있을 것이다.

먼저 키틴 · 키토산의 「키틴(Chitin)」인데, 이것은 게나 새우 등 갑각류(甲殼類)의 등딱지에 함유되어 있는 주요 성분으로 이른바 함질소다당류(含窒素多糖類)라고 불리는 것이다. 약산(弱酸)이나 알칼리성에 강하고 석회가 함유된 비율로 대단히 견고한 것이 된다.

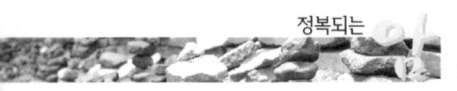

1811년에 프랑스의 자연 역사학자 브라코노에 의해서 발견되었고, 1983년에 역시 프랑스의 오딜이란 과학자에 의해서 키틴이라고 명명되었다고 한다.

이 키틴은 게나 새우의 등딱지 뿐 아니라 곤충의 외피나 버섯류의 세포벽에도 함유되어 있어서, 지구상에서 1년간에 생물이 생산하는 키틴의 양은 약 1000억 톤에 이른다고 한다.

그런데 키틴은 고분자 물질이기 때문에 잘 분해되지 않았으며 인간에게 있어서는 단순한 쓰레기와 같은 존재밖에 안되었던 것이다. 우리도 게나 새우의 살은 먹어도 껍질은 예로부터 처치에 곤란한 "귀찮은 존재"로 취급되어 왔었다.

키틴 · 키토산은 그러한 귀찮은 존재를 원료로 하고 있다.

키틴 · 키토산의 연구에 발빠르게 착수한 것은 구소련(러시아)이었다. 지금으로부터 50년쯤 전에 방사능 물질을 흡착 제거하는 물질로서 키틴 · 키토산에 착안했던 것이다. 동서 냉전 시대 속에서 키틴 · 키토산의 군사에 이용할 것을 생각하고 있었던 것이다. 그 후 1960년대가 되자 미국이나 중국에서 농업이나 공업 분야에 키틴 · 키토산의 응용이 활발하게 연구되기 시작했다.

## (2) 키틴, 키틴·키토산, 키토산의 차이는

우리 인간에게 있어서 게 껍질은 단순히 쓸모없는 쓰레기밖에 안되었다. 그것이 쓰레기는 고사하고 인류에게 있어서 유익한 자원이 될 수 있다는 것을 알게 되었다. 게 껍질에 함유된 키틴질에게 인체에 유효한 성분이 있다는 것을 알게 되었던 것이다.

다만, 게 껍질에 함유된 기딘질 그 사체는 고분자이기 때문에 가령 체내에 들어간다 해도 소화 흡수되지 않는 물질이다. 그래서 게 껍질 등을 분해하여 유효 성분만을 추출하려는 연구를 하게 되었던 것이다.

게 껍질에는 키틴 이외에도 단백질이나 탄산칼슘이 거의 같은 비율로 함유되어 있다. 거기서 키틴만을 꺼내기 위해서는 그 나머지 성분을 제거할 필요가 있다. 먼저 게 껍질을 묽은 (稀) 알칼리에 담가서 단백질을 제거한다. 그것을 다시 묽은 염산에 담가서 칼슘은 제거하면 키틴만이 남게 된다.

이렇게 해서 추출된 키틴은 화학적으로는「아세틸글루코사민」이 연속된 거대한 폴리머(고분자)이다. 이것은 당(糖)의 분자가 수백만 개나 연속된 큰 덩어리로 그대로는 체내에 흡수되지 않는다.

그래서 다시 한 번 키틴에 화학처리를 하여 아세틸글루코사민에서 아세틸을 벗겨내는 방법을 생각해냈다. 이것을 「탈아

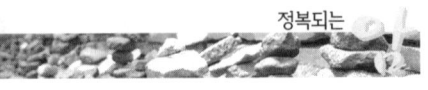 
세틸화」라고 말한다. 그리고 키틴을 탈아세틸화해서 정제(精製)한 것이 키토산이고, 이 프로세스를 보통「키토산화(化)」라고 부르고 있다.

이와 같이 게껍질 등에 함유된 키틴이 키토산화하기 시작하고부터 우리들의 건강에도 쓰이게 되었던 것이다.

그러나 당초에는 키틴을 화학처리해서 키토산화할 때에 기술적인 이유에서 아무래도 20%정도는 키틴이 남아버린다는 데에서 키틴·키토산이란 명칭이 붙여지게 되었다. 즉, 순수한 키토산이 아니었기 때문에 명칭에서 키틴을 떼어낼 수 없었던 것이다.

따라서 키틴·키토산이라고 하는 것은 키틴과 키토산이라는 두 개의 물질이 혼합된 상태의 것을 말하며, 그 상태 그대로 이용되고 있었던 것이 널리 일반에게도 알려지게 되어 어느 틈에 키틴·키토산이란 호칭으로 침투해나갔던 것이다.

그러나 그 후 새로운 제법의 진보에 의해 오늘날에는 이미 키틴을 완전히 키토산화하는 것이 가능해졌다. 키토산은 키틴·키토산의 효과를 이어받으면서 더욱 파워를 높여 우리들의 건강 만들기에 쓰이고 있다.

## (3) 키토산의 성질과 작용

키토산의 성질을 한 마디로 표현한다면 물건을 「잡다」 혹은 「집다」와 같은 표현이 적당할 것으로 생각된다. 즉 잡히는 물질을 발견하면 즉시 그것을 싸듯이 집어서 결합해버린다. 이러한 성질을 킬레트라고 하지만, 그것이 체내에 들어가도 다른 물질에서는 찾아볼 수 없는 여러 가지 특징적인 작용을 가져온다

예를 들면, 이제까지 수많은 연구에서 키토산에는 노폐물이나 중금속, 방사성물질, 독소 등을 효율적으로 흡착 제거하는 작용이 있다는 것이 알려져 있다.

쥐를 사용한 실험에서도 키토산을 먹이에 10% 첨가해서 사육하면 방사성물질(스트롱튬)을 경구투여(經口投與)해도 불과 1일 후에는 그의 90%이상이 분변(糞便)과 함께 배설된다는 것이 확인되고 있다.

그밖에 이제까지의 기초연구나 임상실험 결과에서 키토산에는 다음과 같은 작용이 있다는 것이 알려져 있다.

① 세포의 활성화, 면역력이나 자연 치유력의 증강작용

② 대사의 촉진, 혈당 상승(당뇨병)의 개선작용

③ 콜레스테롤의 흡수 억제작용

④ 발암물질의 제거작용

⑤ 암 억제작용, 암의 전이(轉移) 저지작용

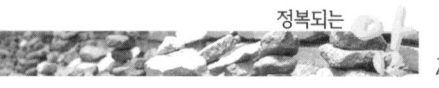
⑥ 간 기능 강화작용

⑦ 뇨산(尿酸)의 대사 조절작용, 통풍의 예방과 개선작용

⑧ 빈혈의 개선, 신기능(腎機能)의 개선작용

⑨ 장내(腸內) 유용 세균류의 활성화, 정장(整腸) 소화 촉진작용, 변비의 개선작용

⑩ 항균, 항 곰팡이 작용, 구취(口臭)의 예방작용

⑪ 혈액정화, 항혈전(抗血栓)작용, 혈압 강하작용

⑫ 칼슘의 흡수촉진 및 골조송증의 예방과 개선작용

⑬ 천식, 류마티, 교원병(膠原病), 심장병 등의 개선작용

키토산을 체내에 섭취함으로서 얼마나 많은 여러 가지 효과나 효용을 기대할 수 있는지를 알았을 것으로 생각한다. 키토산은 모든 질병에 대해서 유효하다고 말해도 과언이 아닐 것이다.

더구나 이러한 효능은 이제까지에 해명된 것이고, 금후의 연구 진전에 따라서는 더욱 새로운 작용이 발견될 가능성도 충분히 있는 것이다.

## (4) 키토산은 어떤 분야에서 활용되고 있나?

키토산은 건강 식품이라는 한정된 세계에서 뿐만 아니라 그 뛰어난 킬레트 작용은 의료나 화학, 농업, 어업, 공업 등 폭넓은 분야에서 주목을 끌고 있다.

예를 들면, 키토산을 사용하면 중금속, 특히 수은이나 카드늄, 니켈, 납(鉛) 등은 거의 100% 가까이 제거할 수가 있기 때문에 일찍부터 키토산은 배수(排水)처리에 활용되고 있다.

현재도 키토산을 이용하는 것 중에서 배수처리는 높은 비율을 차지하고 있지만, 키토산에는 다시 염소(鹽素)를 흡착 제거하는 작용이나 항균 작용이 있기 때문에 수돗물의 정화 등에도 이용할 수 있는 것은 아니냐는 생각을 하고 있다.

이러한 키토산이 물을 정화하는 작용은 이미 어업 분야에서 활용하고 있다. 양어장의 수조(水槽)에 키토산이 들은 필터를 사용함으로서 수조내의 물을 깨끗하게 유지할 수 있을 뿐 아니라 키토산의 항균작용, 생체의 면역력을 높이는 작용에 의해서 물고기가 질병에 걸리지 않게 된다.

또 키토산의 면역력 강화와 해독이나 배독(排毒)작용이 농업 분야에서도 획기적인 성과를 가져다줄 가능성이 있다는 것이 점차 밝혀져 가고 있다. 농작물에 키토산을 줌으로써 작물이 질병에 걸리지 않게 되고 생육도 좋아진다는 것이 여러 가지 실험이나 실천에서 알게 되었다.

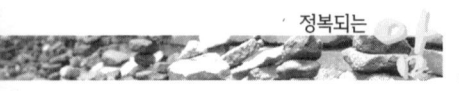

무농약이나 유기재배 등 소비자의 농작물 안전성에 대한 관심은 점차 높아져 갈 뿐이다. 그러나 생산자가 이러한 요구에 대응하려면 다대한 노력과 비용을 필요로 한다. 농약을 사용하지 않고 해충이나 병에서 작물을 어떻게 지키느냐, 증대하는 코스트를 얼마만큼 억제할 수가 있느냐는 등, 현 상태로는 저코스트이고 거기에 안전한 작물의 수확량을 확보하기가 어려운 일이라고 말하지 않을 수 없다.

이러한 농업이 안고 있는 문제를 일거에 해결할 수 있는 것으로서 기대되고 있는 것이 바로 키토산인 것이다.

그밖에 키토산의 폭넓은 연구 중에서 구체적인 실용의 예를 들어보면 농업분야에서는 토양의 개량제로서, 식품 분야에서는 식품 첨가물의 천연 보존제로서, 공업 분야에서는 항균 방취섬유(防臭纖維), 창상피막재(創傷被膜材), 항암제, 보습(保濕)제, 혈중 콜레스테롤 강하제, 지혈제 등의 원료로서의 연구가 한창 이루어지고 있다.

금후 키토산의 연구가 더욱 진전됨에 따라서 보다 더 한층 키토산의 활약할 터전은 증가할 것으로 생각된다.

## (5)  키토산의 암 치료에 대한 연구

키토산의 연구 성과는 이미 여러 분야에서 나타나고 있지만 그 중에서도 주목을 끌고 있는 것은 그 높은 암 억제 효과이다. 그것은 많은 체험에서도 알 수 있지만 실험 결과에서도 키토산의 암 억제율은 90%가 넘는다는 데이터가 나와 있다.

어쨌든 현대 의학을 가지고도 만족한 치료 결과가 얻어지지 않는 암에 대해서도 키토산이 놀라운 성과를 가져다주고 있는 것은 틀림없는 사실이다.

그럼 어째서 키토산이 이렇게까지 암에 효력이 있는지 그 메커니즘(mechanism)에 대해서 여러 실험 데이터 등을 근거로 생각해 보고자 한다.


### ① 면역력을 높이는 효과가 세포의 암화를 저지한다.

일본 에히메(愛媛)대학 의학부 교수 그룹의 연구에서 키토산에게 내추럴 킬러세포(NK세포)를 활성화시키는 작용이 있다는 것이 확인되고 있다.

NK세포란 것은 면역세포의 일종이지만 매우 공격력이 강하여 암의 예방과 암의 치료면에서 대단히 중요한 역할을 하고 있다. 사람의 체내에서는 건강한 상태라 할지라도 항상 암의 싹을 만들어내고 있다는 것이다. 그러나 그 대부분은 암세포

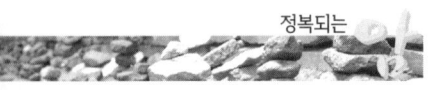 

가 되지 못하고 사멸해버리지만 그것은 NK세포가 암의 싹을 이물로 인식하고 퇴치해 주고 있기 때문이다.

예컨대, 암의 싹이 하나라도 살아남으면 마침내 암세포가 되어 증식을 반복하게 된다. 따라서 NK세포를 활성화시키는 것은 암의 싹을 죽여 세포가 암화하는 것을 방지하는 것에 이어진다.

### ② 암세포를 덮어 싸서 증식을 억제시킨다.

키토산에는 암세포의 증식을 억제하는 작용이 있다는 것도 여러 실험에서 알고 있다.

예를 들면, 어느 실험에서 폐암세포를 이식한 쥐에게 정맥을 통해서 키토산을 투여한 결과 2일째 되는 날에 키토산을 투여하지 않은 쥐는 약 90개의 암세포가 증식하고 있는데 비하여 키토산을 투여한 쥐에게는 약 10개 정도의 암세포밖에 확인되지 않았다.

또 다른 실험에서도 암을 발생시킨 복수의 쥐에게 키토산을 투여한 결과 투여하지 않은 쥐는 사망했는데 대하여 키토산을 투여한 쥐는 종양이 급격하게 축소되었다는 보고가 있다.

이와 같이 키토산에 의해서 암세포의 증식이 억제되는 것은, 키토산은 암세포를 죽이는 작용은 없지만 키토산이 암세포를 덮어 싸듯이 해서 그 작용을 억제시키고 있기 때문이라고 생각된다.

항암제 등은 암세포를 공격함과 동시에 정상적인 세포까지도 손상시킬 우려가 있다. 키토산에게 암세포를 죽이는 작용이 없다는 것은 정상적인 세포도 손상될 우려가 없다는 것이며, 이것은 부작용이 없다는 말이기도 하다.

### ③ 암의 전이(轉移)를 방지한다.

일본 홋카이도(北海道)대학 면역과학 연구 그룹이 한 실험에 암의 전이와 키토산에 관한 흥미진진한 실험이 있다. 인체의 생체막(生體膜)과 똑같은 상태로 한 필터를 2개 준비하고 하나에는 암세포만을, 다른 하나에는 암세포와 키토산을 넣고 수 시간 암세포를 배양한다는 실험이다.

몇 시간 후 양자를 비교한 결과 암세포만을 넣은 필터에서는 암세포가 필터의 접착분지(接着分子)에 부착되어서 뒤쪽으로 침입하고 있었지만 키토산을 가한 필터는 암세포가 거의 부착 및 침입하고 있지 않았다. 즉 키토산이 필터의 접착분자와 결부되어 암세포의 침입을 막았던 것이다.

이것은 키토산에게 암의 전이를 불록하는 작용이 있다는 것의 증명이다.

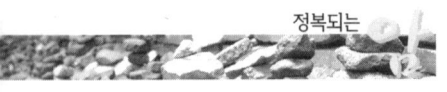

④ 암 증상을 완화시키고 암에 대항하는 몸을 만든다.

앞에서 말한 에히메대학 의학부 교수 그룹의 연구에서는 암세포가 배출하는 독소 중에서 강력한 것의 하나로 알려진 톡소호르몬 L이 키토산에 의해서 흡착 제거되는 것도 확인되고 있다.

이 독소가 제거됨으로 인해서 환자에게 고통을 주는 암성동통(癌性疼痛)이나 식욕부진, 하리, 쇠약 등과 같은 증상이 완화되었다.

이제까지의 서양의학을 중심으로 한 암의 치료는 환자의 QOL의 향상이 소홀했던 것 같다. 스트레스에 의해서 NK세포의 활성이 억제된다고 하는 보고도 있듯이 면역력은 환자의 정신적인 상태에 따라서 크게 좌우된다는 것이 알려져 있다. 정신적인 손상은 질병의 진행을 빠르게 하는 수도 있다.

그러한 점에서도 키토산의 암 독소를 억제하는 작용은 암의 치료에 크게 공헌할 것으로 생각된다.


⑤ 3대 요법과의 병용으로 효과를 촉진한다.

현재의 암 치료는 외과 수술과 항암제의 투여, 그리고 방사선 요법의 이른바 3대 요법이 중심이지만 어느 것이나 환자에게 있어서는 대단한 고통을 수반한다.

그러나 키토산을 병용함으로서 항암제나 방사선 조사(照射)

가 가져오는 구역질, 탈모(脫毛), 백혈구 감소 등과 같은 부작용이 경감되어 환자의 손상을 억제할 수가 있다는 것이 실험이나 체험에서 실증되고 있다.

이러한 것이 의료 현장에서 담당 의사들에게 인식되기만 하면 암 치료법의 새로운 전개도 크게 기대할 수 있다.


## ⑥ 예방에서부터 근치까지 일관해서 작용한다.

이제까지 보아온 것과 같이 키토산의 암에 대한 작용은 암의 예방에서부터 이미 암이 되었을 경우의 치유와 근치(根治)에도 효과를 발휘한다는 것이 알려졌다.

또 키토산에는 방사성 물질을 몸 밖으로 배출하는 촉진효과가 있다는 것도 알고 있다. 1986년의 체르노빌 원자력 발전소의 사고에서는 피해가 광범하게 미쳤기 때문에 모든 피해자에게 키토산을 사용할 수는 없었지만, 키토산이 투여된 주민 중에는 악성 종양의 발생을 회피할 수 있었던 사람들이 많았다.

이러한 것으로 미루어 키토산은 암의 치료는 물론 암 예방에 있어서도 대단히 유효한 성분이라는 것을 알 수 있다.

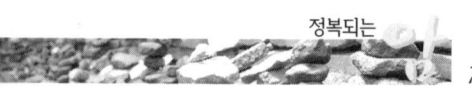

## (6) 키토산의 화상이나 창상(創傷)에 대한 효과

1990년 8월에 구소련(러시아)의 사할린·유지노사할린크스에서 뜨거운 열탕을 뒤집어 쓴 3세의 남자아이가 있었다. 그아이의 이름은 콘스탄틴이라고 하는데 그때 그는 온몸 피부의 80%가 화상을 입어 지극히 위험한 상태였다. 그럼에도 병원측의 헌신적인 치료에 의해 기적적으로 목숨을 건져 완전히 건강해졌던 것이다.

그런데 그때 그의 화상 치료에 사용된 것이 키틴·키토산을 원료로한 인공피부였다.

키틴·키토산은 인간의 세포와의 친화성(親和性)에 뛰어나 진통 작용이나 육아(肉芽) 촉진작용이 있어서 화상의 치료에는 가장 적합하다. 더구나 생체에 대한 거부 반응도 거의 없어, 피부의 재생 후에는 리조팀이란 효소의 작용으로 자연히 분해 소멸되기 때문에 부작용 등에 대한 염려가 없다.

이미 키틴·키토산제의 인공피부는 화상치료에는 불가결한 것이 되어 있으며, 오늘날에는 창상 피복재(被覆材)도 개발되어 모두 보험적용 의약품으로서 널리 이용되고 있다.

(7) 키토산의 암 억제 효과

키토산의 암 억제 효과는 여러 연구에서도 명백히 밝혀졌다. 거기에는 키토산의 킬레트의 작용이 깊이 관여하고 있다.

경구 복용한 키토산은 소장에서 흡수되어 마침내 혈액 속으러 녹아 들어간다. 그리고 혈액에 녹아 들어간 키토산은 혈액과 함께 전신을 순환하게 된다. 실제로 복용한 후 몸의 여러 조직을 조사하면 어니서나 키토산의 존재를 확인할 수가 있다.

즉, 입에서 섭취한 키토산은 온몸의 세포에 퍼져있는 것이다. 실험에서는 키토산을 복용한 후 1~2시간으로 혈액 속의 키토산 양이 최대에 달한다는 것이 알려졌다.

이 때에 만약 몸의 어딘가에 암세포가 있으면 키토산은 그의 특성인 킬레트의 작용으로 암세포를 잡아낸다. 혈액 속의 키토산량은 시간의 경과와 함께 서서히 감소해 나가지만 계속적으로 키토산을 복용함으로서 마침내 많은 아미노기(基)가 암세포를 덮어 싸듯이 잡아낸다. 그 결과 암세포는 영양의 보급로를 차단당하여 끝내는 아사(餓死)해버리는 것이다.

키토산 자체에는 암세포를 직접 공격하거나 죽이거나 하는 작용은 없다. 그러나 키토산이 암세포를 단단히 잡고 놓지 않기 때문에 결과적으로 암세포를 사멸시키거나 축소시키거나 하게 되는 것이다.

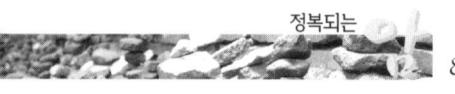
키토산의 암 전이(轉移)를 방지하는 작용도 이 킬레트의 작용이 크게 관계되어 있다. 암이 전이할 때에는 접착분자가 큰 작용을 한다. 그런데 키토산이 암세포를 잡는 속도는 암세포가 접착분자와 결합하는 것보다 빠른 우위에 있기 때문에 접착분자와 키토산이 결합해서 암의 전이를 못하게 되는 것이다.

따라서 키토산을 복용하는 것은 암의 영양보급을 끊고 또 전이 루트를 차단하는 것에 이어진다. 그것은 바로 암세포의 작용을 약화시켜 전이나 침윤(浸潤)을 저지하는 일이기도 한 것이다.

이것이 이른바 키토산의 암 억제효과이고 항종양 작용이라 불리는 것이다.

또 키토산은 암을 억제하지만 항암제나 방사선 등에 의한 치료와는 달리 직접적으로 암세포를 때리거나, 불태우거나, 혹은 화학반응을 일으켜서 죽이거나 하는 것은 아니다. 따라서 다른 정상적인 세포에게 나쁜 영향을 미치는 일은 전혀 없다.

## (8) 키토산의 간장 장해에 대한 효과

간장은 가장 큰 장기로, 우리가 생명을 유지해나가기 위해서 대단히 복잡하고 중요한 역할을 하고 있다. 신진대사에 필요한 물질의 원재료를 화학합성하거나, 저장하거나, 필요에 따라서 배송하거나 하는 외에 유해물질을 해독하거나 또는 불필요한 성분을 분해 배설하는 등 그 활동은 500가지 이상에 이른다.

그러한 간장의 질병이라고 하면 알코올의 지나친 섭취를 제일 먼저 떠올리는 사람도 많을 것으로 생각되지만 실은 간장병의 90%이상은 윌스에 의한 것이다. 더구나 대부분의 경우, 간염 혹은 지방간에서 간경변증 그리고 간장암이란 단계로 진행해 나간다. 다만 간장은 "침묵의 장기"라고도 불리듯이 증상이 잘 나타나지 않으며, 자각 증상이 나타날 무렵에는 상당히 악화되어 있는 일이 적지 않다.

그러한 간장 장해에도 키토산이 유효하게 작용하는 것을 알고 있다.

예컨대, 술을 마시기 전에 키토산을 섭취해 두면 뒷골이 패거나 숙취가 없다는 것은 잘 알려져 있다. 숙취가 되는 것은 간장이 알코올의 분해 처리를 다하지 못하여 체내에 아세트알데히드란 물질이 남아있기 때문이지만 키토산을 섭취해 두면 간 기능이 활성화하여 알코올의 처리 능력이 향상되기 때문에

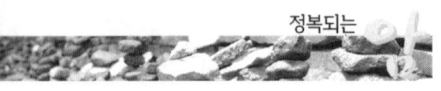

숙취를 일으키지 않게 된다.

또 키토산이 혈액 속의 콜레스테롤의 수치를 내리는 작용도 간장에는 좋은 영향을 가져다준다. 예컨대, 쥐에게 콜레스테롤 값이 높은 사료를 계속 주면 혈액 속의 콜레스테롤과 중성지방의 값이 높아져 마침내 지방간이 되어버린다. 그런데 동시에 키토산을 주면 간 기능은 정상적인 상태를 유지할 수가 있다는 것이 실험 결과 밝혀졌다.

또한 키토산은 B형, C형 간염의 월스 활동을 억제하고 간 기능을 높여 증상을 호전시키며, 세포의 활성화에 의해 약의 부작용이 경감된다는 임상보고도 나와 있다.

이러한 것으로 미루어 키토산을 일상적으로 섭취하고 있으면 간장병을 예방할 수가 있을 것으로 생각되고 있는 것이다. 간장병은 치유되지 않는 질병이라고 단정하는 사람도 있는 것 같지만, 경우에 따라서는 이미 간장병을 앓고 있는 사람일지라도 키토산을 사용하면 회복될 가능성은 충분히 있는 것이다.

## (9)  당뇨병에 대한 키토산의 효과

우리들의 몸은 식사를 통해서 들어간 전분질을 간장에서 포도당으로 바꾸고, 그것을 혈액에 의해 온몸의 세포로 운반하여 에너지원으로 이용되고 있다. 그때 혈액 속에서 포도당을 잡아서 세포 속으로 보내는 작용을 하는 것이 췌장(膵臓)에서 분비되는 인슐린이다.

이 인슐린이 부족하거나 활동이 니빠지면 세포가 원만하게 포도당을 받아들이지 못하기 때문에 몸이 에너지 부족에 빠져서 자꾸만 쇠약해져 간다. 이것이 당뇨병이란 질병의 정체이며, 이윽고 체중의 감소, 몸이 나른하다, 자꾸 목이 마른다는 등의 증상이 나타난다.

더구나 혈액 속에 남겨진 당이 혈관벽이나 안구(眼球)의 수정체를 변질시켜서 백내장이나 녹내장과 같은 질병을 비롯하여 동맥경화나 뇌혈전, 심근경색, 신장병, 요독증, 더 나아가서는 지각 상실과 같은 여러 가지 질병을 불러일으키기 쉬워진다. 이른바 합병증이라 불리는 것으로 당뇨병의 진짜 무서움이 여기에 있다.

이러한 때 경우에 따라서는 목숨의 위협까지 받을 수 있는 당뇨병에 대해서도 키토산은 효과적으로 작용을 한다.

예컨대, 키토산에는 혈당치를 내리게 하는 작용이 있다는 것은 많은 임상데이터에서도 밝혀지고 있다. 당뇨병은 악화되

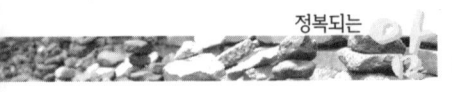

면 식사요법이나 인슐린을 주사하고 있어도 혈당치가 200을 넘는 일이이지만, 키토산을 병용함으로서 일정하게 평상 치에 가까운 값을 유지할 수가 있게 된다. 이것은 키토산에 인슐린의 활동을 높이는 작용이 있기 때문이라고 생각된다.

또 당뇨병은 비만과 깊은 관련이 있다고 하지만 그것은 많이 먹음으로 인해서 혈액속의 당 농도가 높아지고, 그것을 처리하기 위한 인슐린의 생산이 뒤따르지 못하기 때문이다. 그와 동시에 비만해지면 포도당을 받아들이는 세포의 인슐린에 대한 반응이 둔해져 인슐린이 당을 운반해와도 그것을 제대로 받아들이지를 못하게 된다.

이미 말한 바와 같이 키토산에는 콜레스테롤과 중성지방을 내리게 하는 효과가 있다. 이러한 작용을 가진 키토산에는 비만을 방지하는 작용이 있으며, 그에 의해서 세포의 인슐린에 대한 감수성도 유지된다. 더구나 키토산에는 세포 자체를 활성화시키는 작용이 있다.

당뇨병은 금후에도 더욱 증가할 것으로 예상되고 있지만 키토산은 이러한 사람들의 구세주가 될 수 있는 가능성을 간직하고 있다고 말할 수 있겠다.

## (10) 고혈압과 심장병에 대한 키토산의 효과

짠 것을 많이 먹는 습관을 가진 지역에는 고혈압인 사람이 많은 경향이 있다. 이것은 식염의 섭취량과 깊은 관계가 있다. 식염, 이른바 염화나트륨은 염소와 나트륨으로 이루어져 있지만 이제까지 나트륨이 고혈압을 가져오는 원흉이라고 생각되고 있었다. 그러나 최근의 연구에서 염소도 혈압 상승에 관여하고 있다는 것이 밝혀졌다.

예컨대 겨울에 따뜻한 방안에서 갑자기 집밖으로 나가면 몸은 체온이 내려가는 것을 막으려고 혈관을 수축시킨다. 이와 같은 때에 혈관수축 물질이 자동으로 작동하고 있지만 이 물질의 생산에 염소가 깊이 관련되고 있다.

따라서 염소가 지나치게 많으면 혈관수축 물질이 자꾸만 생산되어서 혈관이 수축되기 쉬워진다. 혈관이 수축한다는 것은 혈관의 통로가 좁아진다는 것이고 혈압은 상승하게 된다. 또 염소 자체에 몸이 지니고 있는 혈압조정 기능을 혼란시키는 작용이 있다는 것도 알려져 있다.

키토산에는 이러한 혈압상승의 원인이 되는 염소를 체내에 흡수하기 전에 몸 밖으로 배출하려는 작용이 있다고 한다.

키토산의 실험에서, 정상적인 사람 7명에게 식염 13그램의 염분이 많은 식사를 주고 혈액을 조사한 결과 혈중의 염소 농도가 평균 3%, 혈압은 약 8% 상승했지만 1주일 후에 같은 멤

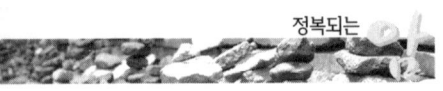

버에게 같은 식사를 주고 그 직후에 키토산을 5그램 복용시킨 결과 염소 농도나 혈압이 식사 전과 거의 변함이 없었다는 것이다.

한편, 협심증이나 심근경색 등의 심장병은 심장이 움직이기 위해 필요한 산소나 양분을 끊기기 때문에 일어나는 질병이다. 즉 심장의 근육에 혈액을 운반하는 관동맥(冠動脈)이 뭔가의 원인으로 막히면 심장의 근육은 산소 결핍상태, 에너지부족에 빠져 공황을 일으킨다.

심장병을 일으키는 방화쇠가 되는 요인으로는 비만, 당뇨병, 운동부족, 스트레스 등 여러 가지가 있지만 그 토대가 되어 있는 것이 고혈압과 동맥경화이다. 동맥경화란 동맥이 여리어져서 혈액의 통로가 좁아지는 상태를 말하며 혈액의 흐름을 방해하는 원인이 된다. 혈액 속의 콜레스테롤 등 지방이 동맥의 안쪽에 달라붙어서 일어나는 일이 많으며 고혈압과도 밀접한 관계가 있다.

따라서 혈액 속의 콜레스테롤이나 중성지방을 내리게 하는 효과가 있고 혈압강하 작용이 있는 키토산은 심장병의 예방이나 개선에 큰 힘을 발휘해 준다.

## (11) 천식과 알레르기성 질환에 대한 키토산의 효과

천식이나 아토피성 피부염, 화분증(花粉症)을 비롯한 알레르기성 질환은 근 10수년 사이에 급격한 기세로 증가하고 있다. 아마 대기오염 등으로 인한 환경오염이나 식생활의 변화 등의 영향을 생각되지만 이러한 알레르기성 질환의 개선에도 키토산이 유효하다는 것이 알려졌다.

현대 의료에서는 알레르기성 질환의 치료법이라 하면 스테로이드제를 사용하는 것이 보통이다. 요컨대 스테로이드제로 알레르기 증상을 찍어눌러버리는 셈이다. 또 알레르기를 불러일으키는 원인 물질(알레르겐)에 대한 감수성을 약화시킴으로서 증상을 완화시키는 방법도 있다.

물론 이러한 방법으로 고치는 경우도 있지만 어느 것이나 알레르기 체질을 근본적으로 바꾸는 것이 아니기 때문에 약을 중단하는 순간 재차 알레르기 증상이 나타나는 일이 일어나기 쉽다. 그 중에는 강한 약을 사용했기 때문에 증상이 오히려 악화되어버리는 경우도 있는 것이다.

알레르기 반응이란 것은 우리들의 몸이 지니고 있는 면역 시스템이 과잉으로 반응하여 킬러세포 등이 체내에 들어온 물질을 적으로 인정해버려 공격을 가하기 때문에 일어나는 반응이다. 말하자면 면역기능이 정상으로 가동하지 않기 때문에 일어나는 일종의 면역장해라고 말할 수가 있다.

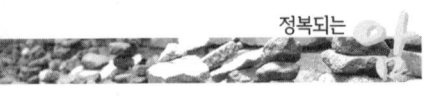

키토산에는 면역기능을 정상화하는 작용이 있기 때문에 알레르기성 체질을 근본적으로 고치는 효과가 있다.

또 키토산에는 수은이나 카듐, 납, 등과 같은 중금속을 흡착제거하는 작용이 있음으로 해서 음식 등에 함유된 유해물질에 대해서도 그들을 배제하는 작용이 있는 것으로 생각된다. 아토피성 피부염 등은 농약이나 화학물질, 식품 첨가물, 대기의 오염 등이 원인일 가능성이 있다.

키토산에게는 체내에 들어온 유해물질을 배출시키는 작용이 있다고 하면 키토산으로 아토피성 피부염을 고쳤다고 해서 이상할 것이 없다. 실제로 아토피성 피부염을 키토산으로 고친 사람이 많은 것을 생각하면 키토산의 이러한 작용이 아토피성 피부염의 개선에 큰 역할을 하고 있다는 것을 알 수 있다.

아토피성 피부염에서는 키토산의 수용액을 피부에 바르는 방법으로 살결의 부스럼이나 가려움이 완화되었다는 예도 들려오고 있다. 이러한 작용도 키토산이 지니고 있는 생체친화성, 보습성(保濕性), 항균성 등을 생각하면 충분히 있을 수 있는 일이다.

## (12) 수용성 키토산의 "수용성"이란?

화학반응이 빨리 나타나며 가공처리가 간단하고 독성이 없는 키토산은 안전성이 뛰어나고 마음대로 사용하기 좋은 물질이기 때문에 그의 활약은 건강 식품분야 뿐만 아니라 물 처리나 농업, 식품공업, 화학공업, 의료 등 모든 분야에 이르고 있다.

이와 같이 폭넓은 분야에서 사용되고 있는 키토산에는 몇 가지 종류가 있어서 각각 용도에 따라 성질도 다르다. 예컨대, 농업용, 공업용, 의료용으로 사용되고 있는 키토산은 키토산 중에서도 분자량이 큰 고분자 키토산이 많이 사용된다.

그밖에 분자량의 크기에 따라서 중분자 키토산, 저분자 키토산으로 분류할 수가 있지만 건강 식품으로 사용될 경우에는 그 조건으로 물에 용해되는 키토산이라야만 한다.

물에 용해된다는 것은 체내로의 흡수 효율이 좋다는 것이기도 하고 저분자라는 것이기도 하다. 즉 저분자로 물에 녹는다는 것이 건강 식품으로서의 키토산 효율을 완전히 발휘시키는 중요한 조건이 되고 있다.

이러한 조건을 만족시키고 있는 것이 "수용성 키토산"이며, 수용성 키토산이란 문자 그대로 "물에 녹는 키토산"이란 것을 표현하고 있다.

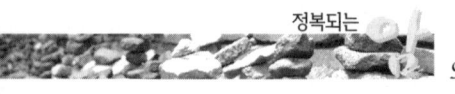

## (13) "저분자"와 "흡수성"의 관계

키토산은 아무리 아세틸화도(acetyl化度)가 높아도 아직 분자량이 크기 때문에 물에는 녹지 않는다. 물이 녹지 않는다는 것은 몸에도 흡수되지 않는다는 것을 뜻한다.

장(腸) 등에서 흡수되는 물질의 분자량은 2만 정도가 한도로 되어 있다. 이 이상의 분자량을 가진 물질은 흡수관을 그냥 지나쳐서 그대로 몸 밖으로 배설되어 버린다. 따라서 키토산이 아무리 유효한 성분을 풍부하게 함유하고 있어도 그 키토산이 고분자나 중분자인 것이면 데이터대로의 작용을 기대할 수가 없다.

키토산이 체내에서 효율적으로 흡수되기 위해서는 분자량을 1만 이하로 할 필요가 있다. 종래에는 키토산을 저분자화하기 위해서 진한 염산이나 과산화수소가 사용되고 있던 일도 있지만 이 방법으로는 코스트가 높을 뿐 아니라 제품 안전성에도 문제가 있다.

그래서 현재는 효소나 효모 등을 이용한 바이오테크놀로지에 의해서 안전하고 순도가 높은 저분자 키토산을 제조할 수 있게 되었다.

이렇게 해서 만들어진 수용성 키토산은 물에 용해가 잘되어 이제까지의 키토산을 훨씬 상회하는 체내 흡수율을 실현하고 있다.

## (14) 키토산 건강 식품 선택의 포인트

키토산의 흡수율은 토끼나 소와 같은 동물에게는 종래의 고분자 키토산이라도 약 28%라는 값을 나타낸다는 것이 실험 결과로 알려져 있으며, 이미 소와 같은 가축 질병의 예방이나 치료에 사용되어서 이미 효과를 발휘하고 있다. 그런데 인체에서의 흡수율은 매우 낮아서 불과 수 퍼센트밖에 안 된다.

그래서 인간에게 있어서는 물이 잘 녹지 않는 고분자 키토산이 그대로 체내에 들어가도 그의 대부분은 흡수되지 않고 그냥 배출되어 버린다. 따라서 웬만큼 많은 양의 키토산을 섭취하지 않는 한 기대한 효과를 얻을 수가 없다.

그로 인하여 키토산 이용자로부터 「매일 복용하고 있는데도 도무지 효과가 나타나지 않는다」는 불만의 소리가 터져 나올

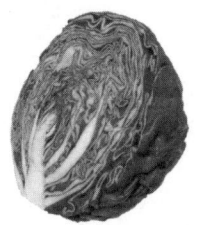

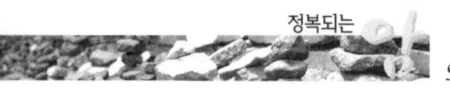

지도 모른다.

　그러므로 키토산의 건강 식품을 선택할 경우에는 우선 무엇보다도 저분자로 물에 잘 녹는 키토산이라야 한다는 것이 중요하다. 즉 그것은 "수용성 키토산"이라는 말이 된다.

　다만, 수용성 키토산이면 무엇이든지 좋다는 것은 아니다. 한마디로 수용성이라 하더라도 그 제조 방법 등에 따라서 여러 가지 타입이 있다. 예를 들면, 앞에서도 설명했듯이 종래의 강산(强酸)이나 과산화수소를 사용해서 키토산을 저분자화 하는 방법으로는 양산이 어려울 뿐 아니라 건강 식품으로서의 안전성에도 불안이 남는다.

　그래서 이러한 문제 등에 대해서 해결하려는 연구를 거듭한 결과 안전성이 높은 수용성 키토산의 제조법 개발에 성공했던 것이다.

　그것이 어느 종의 효모나 효소 또는 그들의 엑스를 사용한 독자적인 제조 방법이다. 바이오테크놀로지를 이용함으로서 부생성물(副生成物)의 발생도 억제할 수가 있게 되고 저분자화한 수용성 키토산의 대량 생산도 가능해졌다.

　이 제조 방법으로 만들어진 수용성 키토산의 분자량은 2000 ~6000이라는 저분자이기 때문에 물에 용해가 매우 잘되고 체내 흡수율은 90%이상으로 매우 높다. 거기에 순도도 거의 100%를 유지하면서 대량생산이 가능해졌다.

## (15) 키토산의 부작용

키토산에는 부작용이 없다는 것과 그의 안전성에 대해서는 많은 실험을 통해서 증명되고 있다. 안전성이라는 점에서는 포도당이나 설탕보다도 독성이 낮다는 보고가 있을 정도다.

사실상 우리 인간은 예로부터 키토산을 섭취하고 있었다. 지금에 와서는 먹는 습관이 거의 없어져버리다시피 했지만 메뚜기나 벌의 유충, 등에는 풍부하게 키틴질이 함유되어 있다. 또 식물도 자연계에서 키토산을 흡수하고 있어서 우리들은 저도 모르게 야채나 과일, 곡식 등을 통해서 키토산을 체내에 섭취하고 있다.

그런데 대량의 농약이나 화학비료를 사용해서 작물을 만들게 되고부터 야채 등에 함유된 키토산의 양은 완전히 감소되어 버렸다. 현대인은 항상 키토산의 결핍상태에 있다고 할 수 있으며 그것을 보충해 주는 것이 수용성 키토산이라고 해도 과언이 아닐 것이다.

따라서 천연자원인 게 껍질 등에서 만들어지는 키토산은 어린이에서부터 고령자까지 안심하고 복용할 수가 있으며 장기간을 계속 마셔도 부작용의 염려는 없다. 약 등과 병용해도 전혀 문제가 없다는 것이 밝혀졌다.

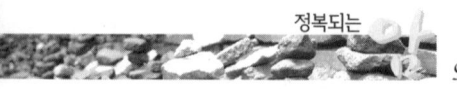
## (16) 호전(好轉)반응이란

수용성 키토산으로 질병을 개선한 사람들의 체험담을 들어보면 복용하기 시작하고부터 얼마 후 일시적으로 질병이 악화되거나, 발진이나 가려움이 나타났다는 말을 흔히 듣는다.

그것은 보통 "호전반응"이라고 불리는 것으로 이른바 동양의학에서 말하는 "명현반응(瞑眩反應)"에 해당되는 것이다. 간단히 말하면 질병 등이 좋아지는 과정에서 일시적으로 나타나는 증상을 말하며, 몸 밖으로 독소 등이 배출될 때 등에 나타난다고 하는 반응이다.

예를 들어, 키토산에는 체내에 축적된 유해물질 등을 흡착 제거하는 작용이 있다. 이때 유해물질을 밖으로 배출해서 정화할 때에 기능이 약해진 곳 등에 이변이 일어나는 수가 있는 것이다. 다만 약의 부작용과는 달리 몸이 회복됨에 따라서 그 증세는 마침내 사라져버린다. 호전반응은 말하자면 키토산이 효력을 나타내기 시작했다는 신호와 같은 것이다.

그러나 호전반응이 나타나는 사람은 전체의 불과 수 퍼센트에 지나지 않으며 가령 나타났다 하더라도 대부분의 경우 1주일 이내에 해소되어 버린다.

# 3. 항암 「키토산」요법

## (1) 위암(胃癌)

### 조기 발견하면 개복(開腹)하지 않는 수술로도 회복

여러 암 질환 중에서 폐암보다 많은 것이 위암으로 알려져 있다. 위암은 암 질환의 대표적 암이기 때문에 일찍부터 조기 발견을 위한 정기검진 제도가 희망자에게 실시되고 있다.

검사의 중심은 엑스선과 내시경 검사다. 내시경 검사에서는 뢴트겐 검사로는 진단이 어려운 2~3 mm의 미소한 암까지 발견할 수 있도록 되어 있다. 그 성과가 좋아서 조기암으로 발견되는 경우가 증가하여 발견되는 위암의 약 절반 정도가 조기암이다.

위암이 가장 잘 발생하기 쉬운 부분은 위 아래쪽 3분의 2부분이다. 여기서 발생하는 암의 대부분은 병소(病巢)의 범위가

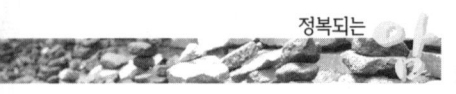

비교적 한정되어 있고 진행도 느린 경향이 있다. 또 분문(噴門 = 식도에 가까운 입구 부분)이나 유문(幽門 = 장에 가까운 출구 부분)에 생기는 암은 증상이 나타나기 쉽긴 하지만 주위의 임파절(淋巴節)로 전이하기 쉬운 경향이 있다.

치료는 수술이 원칙이고 부분 적출(摘出)이나 전체 적출을 한다. 항암제에 대해서는 예로부터 여러 가지가 시도되어 왔지만 다제(多劑) 병용에 의한 약간의 유효한 예가 있을 뿐이다. 또 방사선 치료는 무효라고 생각하고 있어서 거의 하지 않고 있다.

조기 위암의 수술은 수년 사이에 크게 변화하였다. 이전의 위암 수술이라고 하면 조기암에서도 개복 수술을 했지만 최근에는 내시경이나 복강경(腹腔鏡)을 사용한 개복하지 않는 수술을 하게 되기에 이르렀다. 개복하지 않는 수술은 몸에 대한 부담이 가볍고 대단히 좋은 예후(豫後)의 경과가 기대될 뿐 아니라 조기에 사회 복귀도 가능하게 한다.

조기 위암의 5년 생존율은 90%를 초과한다. 위암의 최대 포인트는 조기 발견과 조기 치료가 최고이다.

### 약간 신경 쓰이는 자각증상

위가 쓰리거나 무겁게 느껴지거나 한다. 기타 식욕감퇴나 체중의 감소 및 음식물 기호의 변화 등이 나타난다.

### 수용성 키토산의 효과

위암은 적절한 치료를 받음으로써 근치(根治)가 가능한 암이 되어가고 있다. 하루에 30~40알 정도의 수용성 키토산의 복용으로 재발과 전이는 거의 방지된다. 또 수술의 경우에는 수술 후의 회복이 촉진되고 항암제의 혹독한 고통도 경감된다.

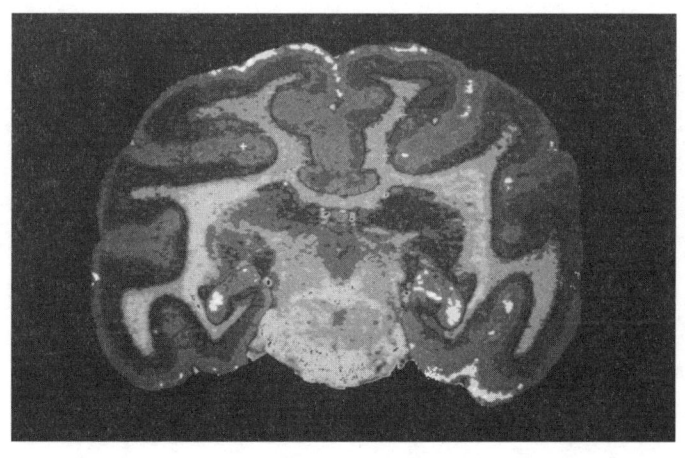

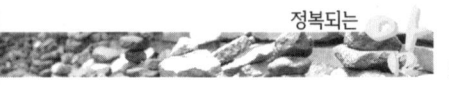

## (2) 폐암(肺癌)

### 남성 뿐만 아니라 여성에게도 급증 중인 암

폐암은 세계적으로도 증가하는 추세에 있으며 남성 쪽이 압도적으로 여성보다 많지만 여성의 폐암도 증가하고 있으며 위암 다음으로 제2위를 차지하고 있다.

폐암의 최대 원인은 흡연이며, 흡연지수(하루에 개피 수 흡연 연수)가 600이 넘으면 고위험군(高危險群)에 들어간다. 여성에게 폐암이 증가하고 있는 이유도 여성 애연가의 증가에 있다고 생각된다. 비흡연자에 비해서 흡연자의 사망률은 4.5배에 달하고 있다. 기타 공장이나 차에서 배출되는 발암물질에 의한 대기오염이나 환경요인 등도 원인으로 생각되지만 고령화 사회가 되어 고령자가 증가한 것도 간과할 수 없다.

발생 장소에 따른 폐암의 분류로는, 폐의 입구 근방의 굵은 기관지에 생기는 폐문(肺門)부 암과 폐 속에 생기는 폐야(肺野)부 암이 있다. 폐문부 암은 흡연과 깊은 관계가 있으며 조기 발견이 어려운 암이다. 폐야부 암은 비흡연자에게서도 발견되는 암으로 조기에 발견하기 쉬운 암이다. 암세포의 형상에 의한 분류로는 소세포형(小細胞型)과 비소세포형으로 분류되며, 폐암의 약 80%를 차지하는 비소세포형은 다시 편평상피(扁平上皮)암, 선(腺)암, 대세포암 등으로 분류된다.

소세포형 폐암의 경우, 발견되었을 때에는 이미 진행되고 있는 경우가 많으며 항암제와 방사선의 병용 치료가 표준이다. 악성도가 높을수록 항암제나 방사선요법에 대한 반응이 좋다고 하지만 그래도 3년 후의 생존율은 20% 이하로 별로 높지 않다.

이에 비해서 비소세포형 폐암은 항암제의 효과가 별로 오르지 않으며 기본이 수술이다. 다만 암이 퍼져있는 경우에서는 수술이 불가능하고 결국 증상의 완화를 목적으로 한 치료가 되며 5년 생존율은 I기가 70%, II기가 50% IV기는 5% 미만이 된다.

### 약간 신경 쓰이는 자각증상

초기에는 증상이 없지만 기침이 계속되거나, 가슴 및 등판에 통증이 있거나, 담(痰)에 피가 섞여있거나, 피를 토하거나 한다. 또 숨이 가빠지거나 천명(喘鳴), 발열 등이 수반되는 수도 있다. 암이 혈관이나 신경을 압박하면 얼굴이나 목이 부어서 쉰 목소리가 나오는 수도 있다.

### 수용성 키토산의 효과

수용성 키토산은 대단히 큰 효과를 나타내어 하루에 50~60알 복용으로 완치된 경우가 수없이 많다. 말기 암의 진단을 받아도 수용성 키토산의 복용으로 자연 치유력의 부활(賦活)에 의한 증상 개선에 희망을 가질 수가 있다.

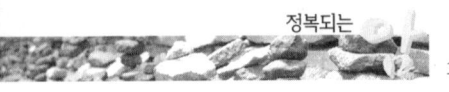

## (3) 간장암 (肝臟癌)

**발견이 늦는 일이 많으며 재발률도 높은 난치 암**

「침묵의 장기」라고도 불리는 간장은 일부에 병변이 일어나서 기능이 저하되어도 그것을 충분히 보충하는 기능이 있어서 증상이 좀처럼 나타나지 않는다. 그래서 간장암의 증상이 나타났을 때는 이미 전이하고 있었다는 경우가 적지 않다. 간장암은 특히 50대의 남성에게 증가하는 경향이 보이며 남녀 모두 폐암, 위암 다음 가는 환자 수가 되고 있다. 또 남성은 폐암, 위암에 이어서 제3위이고 여성은 제6위로 나타나고 있다.

처음부터 간장에 생기는 암을 원발성(原發性) 간장암이라 하며 간세포가 암화한 간세포암이 약 96%로 대부분을 차지하고 있다. 간장암에는 그밖에 담관(膽管)세포가 암화한 담관세포암과 소아에게 생기는 배아종(胚芽腫) 등이 있다.

간장암에 대해서 종래에는 수술이 유일한 근치적인 치료였다. 그러나 절제가 가능한 경우는 종양부분에 한정되고 거기에 간 기능이 양호한 경우이다. 최근에는 가랑이의 동맥에서 카테이텔(가느다란 관)을 넣어서 간동맥을 폐쇄시켜 암으로 가는 영양을 차단해서 사멸시키는 치료(TAE)나, 암 조직에 가느다란 바늘을 찔러 무수(無水)에타놀을 주입해서 암 조직을 사멸시키는 치료(PEI) 등이 증가하고 있다. 작은 암이면 어느 쪽의 방법이든 상당한 치료 효과가 얻어지지만 큰 암이나 수가 많은 암에는 적용되지 않는다.

　간장암의 원인에 대해서는 아직 충분하게 해명되어 있지 않다. 다만 만성간염이나 간경변증 등의 만성 간질환에서 발생하는 것이 대부분이라는 것과 간염월스(B형간염 월스나 C형간염 월스)와의 관계가 강한 것은 명확하며 환자의 80%가 B형간염 월스 양성, 15%가 C형간염 월스 양성이라고 한다.

　간장암은 재발하기 쉬우며 수술의 경우에도 재발률이 5년에서 50%라는 데이터가 있다. 다만 재발했을 경우두 주기치료를 하면 장기간 생존이 가능해진다.

### 약간 신경 쓰이는 자각증상

특유한 증상은 없지만 암이 진행하면 피부나 점막 부분이 노랗게 보이는 황달(黃疸)이나 복통, 전신 권태감, 복부 팽만감 등이 일어난다. 더욱 진행되면 복수(腹水)가 고이거나, 피를 토하거나, 혈변(血便: 검은색) 등이 일어난다.

### 수용성 키토산의 효과

하루에 20～50알의 복용으로 큰 치료 효과가 보고 되고 있다. 수술 전의 복용은 수술 성적을 향상시키고 수술 후의 복용은 간 기능의 향상과 면역력의 활성화에 의해서 재발을 억제한다. 5년 생존율도 90% 이상으로 고율에 달하고 있다.

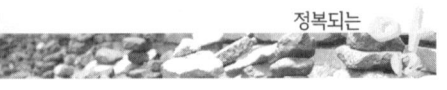

## (4) 대장암(大腸癌)

**남녀 모두 격증하고 있다.**

대장은 폴립(polyp)이 매우 잘 생기기 쉬운 장기로 그 폴립 속에 암이 되는 것이 들어 있다. 그 중에서도 직장과 S자 결장(結腸)에 암이 생기기 쉬우며 대장암 전체의 70~80%를 차지하고 있다. 또 대장암은 다른 암보다도 유전적 체질을 이어받기 쉽다고 생각될 뿐 아니라 다수의 폴립이 존재하는 폴리포시스증 집안 사람은 주의가 필요하다.

대장암의 경우는 진행이 느리고 침윤이나 전이가 비교적 적다는 것이 특징이다. 그러므로 조기에 발견해서 확실한 치료만 하면 진행 암이라도 5년 생존율은 위암보다도 좋으며 소화기암 중에서는 예후가 나쁜 암은 아니다. 그러나 임파절(淋巴節)이나 다른 장기로 전이한 진행암이면 치료율은 나빠진다.

기본적인 치료는 수술이며 부분적으로 절제한다. 조기암의 경우는 내시경이나 복강경에 의한 환부의 절제로 근치가 가능하며, 진행암에서는 장 절제를 포함한 수술을 한다.

직장암에 대해서는 예전에는 거의가 인공 항문이 되는 수술을 했었다. 이것은 직장암 수술에 있어서 큰 장벽이 되어 있었지만 최근에는 기술의 향상과 의료기기의 진보에 의해서 인공 항문으로 하지 않는 수술이 주류를 이루고 있다.

방사선 치료는 일부에서 직장암에 대해 하고 있긴 하지만 방사선 장해의 위험성 때문에 결장암에는 하지 않고 있다. 또 대장암에 유효한 항암제는 보고 되지 않고 있다.

**약간 신경 쓰이는 자각증상**

자각증상으로서 혈변(血便), 하혈, 변비, 하리, 무지근한 배, 빈혈 등의 증상이 나타나는 수가 있다. 그 중에서도 혈변은 대장암의 대표적인 증상이다.

**수용성 키토산의 효과**

대장암에 대해서 수용성 키토산은 대단히 유효한 효과를 나타내고 있다. 하루에 50~60알의 복용으로 수술 후의 회복이 빠르고 재발 방지에 위력을 발휘한다. 또 하루에 10~15알을 복용하면 변비가 생기지 않는 식생활을 실현할 수 있어서 예방 효과에도 위력을 발휘한다.

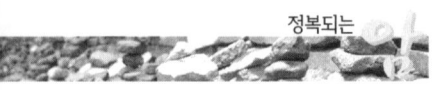

## (5)  식도암(食道癌)

### 진행이 빠르고 수술하기 어려운 성가신 암

먹은 것이 목구멍에 걸리는 증상으로 발견된 식도암의 경우, 대부분이 진행 암이다. 가령 조기암이라 할지라도 점막 아래층까지 침윤되어 있으면 진행암과 같은 비율로 임파절에 전이되어 있는 경우가 많은 것이다.

식도암인 환자는 압도적으로 남성에게 많으며, 연령에서는 60세 때 후반의 고령자에게 집중되어 있다. 남성에게 환자가 많은 이유는 식도암의 3대 위험 요인으로서 알코올, 담배, 매운 음식을 들고 있는 것으로도 알 수 있다. 특히 알코올과 흡연은 영향이 큰 것으로 생각되고 있으며, 담배와 알코올 즐기는 여성이 증가하고 있는 것으로 보아 여성에게도 환자가 증가할 위험성이 있다는 것이다.

표준적인 치료는 수술이지만 식도(食道)는 경부(頸部), 흉부, 복부 등 3개의 영역에 이르는 장기이다. 식도암의 임파절 전이도 대부분의 경우 이 3영역에 걸쳐서 있다. 그러기 때문에 수술도 경부, 흉부, 복부 등 3개소의 절개가 필요해져 대대적이고 복잡한 것이 된다. 임파절 전이의 낮은 조기암의 경우는 흉개(胸開)수술이 아니고 복부와 경부에서의 조작으로 식도를 절제하는 비흉개 식도 발거술(拔去術)이나 복강경하(腹腔鏡下) 수술 등도 하고 있다.

수술이 불가능한 식도암의 경우, 방사선치료를 많이 하고 있으며, 암의 타입에 따라서는 수술한 것과 같은 효과가 얻어지는 수도 있다. 항암제는 별로 효과가 없으며, 보조요법이나 다른 치료를 할 수 없을 때의 고식적(姑息的) 요법으로 사용된다.

식도암의 비율은 암 전체에서 보면 그다지 높지는 않다. 그러나 진행이 빨라서 임파절 전이의 확률이 높다는 것, 진행암이 되면 수술이 어렵다는 것 등에서 성가신 암의 하나라고 말할 수 있다. 5년 생존율은 23%이다.

### 약간 신경 쓰이는 자각증상

대표적인 증상으로서는 차가운 것이나 뜨거운 것이 목구멍에 자극되거나 또는 먹은 것이 목구멍에 걸린 것 같은 느낌이 든다. 또 가슴에 위화감(違和感)이 있거나 가슴에서 등판에 걸쳐 통증이 울리며, 그밖에 가슴 쓰림, 트림, 토혈 등이 있다.

### 수용성 키토산의 효과

하루에 50~60알을 물에 녹여 수회로 나눠서 복용한다.
방사선 치료나 항암제에 의한 부작용의 경감, 수술 후의 회복 촉진에 효과가 있다. 또 식도암의 예방에는 흡연이나 과도의 알코올을 삼가고 하루에 10알 정도의 수용성 키토산을 물에 녹여 복용함으로서 예방 효과가 탁월하다.

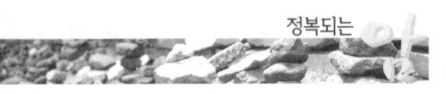
## (6)  유방암(乳房癌)

**조기 발견은 절제하지 않고도 되는 치료가 증가하고 있다.**

유방암이 발생하는 이유로서는 고지방인 구미형 식생활의 일반화를 들 수 있다. 그리고 의외로 생각할지도 모르지만 유방암은 여성 특유의 암은 아니고 남성에게서도 볼 수 있다.

유방암은 여성호르몬과 관계가 깊은 암이다. 출산 경험이 없는 사람이나 출산 횟수가 적은 사람, 혹은 고령으로 출산한 사람에게 유방암이 많다고 흔히들 말하지만 그 이유는 그만큼 여성호르몬의 분비 기간이 긴 데에 기인하기 때문이다. 또 여성호르몬의 사용에 따라서 유방암이 커지거나, 유방암인 환자가 임신하면 여성호르몬의 분비가 왕성해져서 유방암을 진행시키거나 한다.

치료의 주체는 수술이며 수술법도 종양의 크기나 진행 상태에 따라서 여러 가지이다. 진행 암에는 역시 유방 절단수술을 하며, 호르몬제나 항암제 요법도 한다.

유방암은 자신이 유방의 응어리를 발견할 수 있기 때문에 조기 발견이 비교적 쉬운 암이다. 다만 응어리를 알고 있어도 암 선고가 무서워서 진행암에 이르게 되어버리는 사람도 있다. 조기 암이면 유방을 절제하지 않고서 종양을 절제하여 방사선 치료와 짜맞추는 유방온존요법도 증가해가고 있다. 이미 전 수술의 약 30%가 이 요법이라고 한다.

방사선 요법으로 인해서 유방은 강한 햇볕에 탄 상태가 되지만 1～2개월 정도 지나면 거의 알아볼 수 없을 정도로 희미해진다. 응어리를 느끼면 방치하지 말고 즉시 전문의사의 진단을 받도록 해야 한다.

일설에 따르면 발견될 때까지에 유방암은 25년 정도는 경과하고 있을 것이라고 한다. 유방암이 잘 발생하는 연령은 50세 때 무렵이 최대이지만 30대 무렵부터 주의가 필요하다.

### 약간 신경 쓰이는 자각증상

대표적인 증상은 유방에 생기는 단단하고 부정형(不整形)의 응어리, 유두에서의 이상 분비물, 겨드랑 밑 임파절의 응어리 등이 있다. 또 유방의 피부나 유두가 움푹 들어가거나 짓무르거나 하는 수도 있다.

### 수용성 키토산의 효과

유방암은 조기 치료로 충분히 치유가 가능하며 생존율도 높은 암이다. 수용성 키토산을 하루에 40～50알 복용하면 항암제의 부작용이 경감되는 와에 치료 효과의 향상과 치유될 가능성이 100% 가까이까지 높아진다.

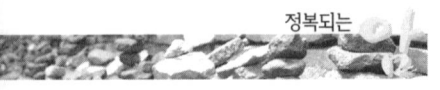

## (7) 자궁암(子宮癌)

### 감소하는 경향에 있지만 자궁체암은 조금씩 증가 경향에 있다.

자궁암은 여성의 성기암(性器癌)인 난소암이나 난관암 등에 비하면 고치기 쉬운 암이다. 치유율의 향상은 자궁암 검진의 보급에 따른 것이다. 증상이 나타난 후에 병원에서 진단을 받은 사람의 치유율이 60%인데 비하여 검진으로 발견된 사람의 치유율은 90%에 달한다고 하는 데이터도 있다.

자궁암에는 자궁입구 근방에 생기는 자궁경암(子宮頸癌)과 안쪽 부분에 생기는 자궁체암의 두 가지가 있다. 자궁경암은 30대부터 많아지고 자궁체암은 젊은 사람에게는 드물다. 발증의 최대는 양쪽 모두 50세 전후라고 한다.

구미에서는 두 종류의 자궁암은 거의 동율(同率)이거나 자궁체암 쪽이 많은 경향이 있다. 자궁체암은 동물성 지방의 과잉 섭취로 인한 비만이 큰 원인으로 생각되고 있다.

자궁경암의 치료는 조기 발견인 것은 수술, 진행하고 있는 것에는 방사선요법이 일반적이었으나 구미 등에서는 조기 발견인 것도 방사선요법이 일반적이다. 방사선요법에는 통원으로 치료가 가능한 것이 있으며, 방사선요법만으로의 치료로 완치된 경우도 있다.

자궁체암도 치료의 주체는 수술이다. 자궁 전적(全摘)이 일반적이지만 임파절로의 전이도 많으며 그 경우에는 증상에 따른 수술을 하게 된다. 또 재발이 예상되는 고위험도군에는 방사선치료도 한다. 5년 생존율은 고위험도군에서 40% 전후, 그 이외는 70 ~ 90%로 되어 있다.

## 약간 신경 쓰이는 자각증상

부정 출혈이 대표적인 증상이지만 대하(帶下)의 이상이나 월경불순 등도 증상에 포함된다. 또 하복부의 통증, 요통 등도 증상을 나타낸다.

## 수용성 키토산의 효과

유방암과 마찬가지로 조기 치료에 의해서 비교적 완치하기 쉬운 암이다. 방사선요법이나 황체호르몬요법 등도 수용성 키토산을 병용함으로서 치료 효과가 크게 향상된다. 하루에 50 ~ 60알의 복용으로 면역력이 활성화하며, 수술의 경우도 예후의 회복이 크게 촉진된다.

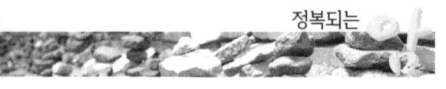

## (8) 난소암(卵巢癌)

### 「숨어드는 악마」로 무서워할 만큼 발견이 늦은 암

구미에서는 난소암을 「숨어드는 악마」라며 무서워하고 있다. 왜냐하면 초기에는 이렇다할 특징적인 증상을 찾아볼 수 없기 때문이다.

난소암에는 난세포, 난포(卵胞) 주위의 세포, 난소표층의 상피(上皮)세포 등에서 발생하는 암이 있으며 각각 특징을 가지고 있다. 또 위암이나 유방암에서의 전이도 있다. 원인으로는 식생활의 변화에 따른 고칼로리, 고지방질 식품의 과잉 섭취에 있는 것으로 생각된다.

난소암의 확실한 원인은 아직 불명이지만 위험인자의 몇 가지는 알고 있다.

① 대부분이 폐경(閉經) 후에 발생하고 있다.

② 장기에 걸쳐 배란유발제를 복용했고 거기에 임신이 안 된다.

③ 12세 이전의 첫 월경.

④ 한번도 출산하지 않았다.

⑤ 초산이 30세 이후였다.

⑥ 50세 이후에서의 폐경

⑦ 모친이나 자매 중에 난소암 환자가 있다.

⑧ 유방암인 환자.

이러한 것들이 대체적인 위험인자지만, 난소암은 40～50세 때에 가장 많기는 하나 20세 때에서도 찾아볼 수 있다. 따라서 모든 연령층에서도 주의가 필요해진다.

난소암의 치료는 진행 상태, 온몸의 상태나 연령 등에도 달렸지만 조기 암이면 수술에 의해 난소를 적출하는 것만으로 끝나는 경우도 있다. 또 젊은 여성의 경우에는 임신 능력을 남기려고 배려하는 경우도 있다.

다만, 진행한 상태에서 발견되는 경우가 많기 때문에 수술과 항암제를 사용하는 화학요법, 방사선요법, 또는 면역요법을 짜맞춘 집학적(集學的)요법이 일반적인 것이 되었다. 최근에는 종래의 항암제인 시스플라틴 등과 택솔이란 새로운 항암제를 짜맞춘 치료로 좋은 결과가 얻어졌다는 보고도 있다.

### 약간 신경 쓰이는 자각증상

이렇다할 특유한 증상은 없다. 대부분의 경우 상당히 진행되고 나서 부정출혈, 복부나 위 근방의 팽만(膨滿)감, 하복부 통증이나 팽만감, 요통, 빈뇨(頻尿), 배뇨장해, 변비 등의 증상이 나타난다.

### 수용성 키토산의 효과

하루에 30～40알 정도의 복용으로 항암제의 부작용 경감에 큰 효과가 있다. 악성이 의심될 경우에는 시험개복(試驗開腹)도 하기 때문에 수술이 복수회가 될 가능성도 있다. 체력 유지나 수술 후의 체력 회복에도 수용성 키토산은 매우 유효할 뿐 아니라 면역력 증강에도 효과를 발휘한다.

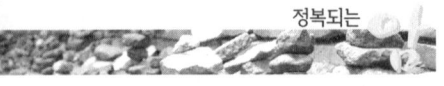

## (9) 췌장암 (膵臓癌)

### 수술이 불가능한 경우가 많고 치유 율도 낮은 난치암

췌장암이 옛날에는 적은 암의 하나였다. 그러나 최근에는 발생률도 높아지고 앞으로도 증가할 것으로 예측된다. 췌장암이 급증하고 앞으로 증가가 예측되는 이유는 생활 스타일의 구미화(歐美化)에 있다. 구체적인 것을 들면 고단백과 고지방질인 식사, 흡연, 알코올 등을 꼽을 수가 있다.

췌장은 복부의 위쪽, 위의 뒤에 있으며 우측에서부터 췌두부(膵頭部), 췌체부, 췌미부(膵尾部)로 분류된다. 췌두부의 암은 황달, 췌체부와 췌미부의 암은 심한 통증이 계기가 돼서 많이 발견되고 있다.

그러나 췌장은 깊은 부위에 있다는 것과 특별한 초기 증상이 없다는 것 때문에 췌장암은 조기 발견이 매우 어려운 암이다. 더구나 발견된 시점에서 다른 조직에 전이하고 있어서 수술이 불가능한 경우가 태반을 차지하고 있으며 치료율도 낮은 난치암의 하나이다.

치료의 주체는 수술이 된다. 췌두부 암의 경우에는 췌두부와 십이지장, 경우에 따라서는 위의 절반을 절제하는 수술을 하게 된다. 암이 퍼져있는 경우에는 췌장의 전체 적출(摘出), 즉 전적(全摘)을 하게 된다. 전적을 하면 랭겔헌스도(島)에서 인슐린이 분비되지 않게 되어 당뇨병이 되어버린다.

수술 적응율은 약 20%에 그치고, 5년 생존율은 15%밖에 안 된다는 극단적인 숫자가 나온다. 또 항암제는 별로 효과가 없다고 해서 방사선에 의한 치료나 바이패스(by-pass)수술에 주목하는 관계자도 있다.

### 약간 신경 쓰이는 자각증상

부위에 따라서 증상에 특징이 있지만 황달(췌두부의 암), 복부나 등판의 심한 통증(췌체부와 췌미부의 암), 체중감소가 3대 증상이다. 또 복통이나 요통이 오래 지속되고 나서의 체중감소, 복부의 팽만감, 식욕부진, 전신의 권태감, 구토증, 하리, 변비, 하얀 변과 같은 증상도 있다. 이러한 증상이 나타났을 때에는 암이 상당히 진행하고 있다고 보아도 틀림 없다.

### 수용성 키토산의 효과

췌장암은 치유가 어렵고 수술 후의 회복도 좋지 않은 경향도 있다. 이러한 암이야말로 수용성 키토산의 면역력 활성효과와 종합적으로 자연 치유력을 향상시키는 진가가 발휘된다.

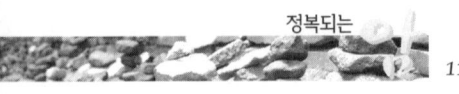

## (10) 갑상선암(甲狀腺癌)

### 악성도가 낮은 것은 수술로 보통 여명을 다할 수 있다.

갑상선은 목구멍의 갑상선연골(목젖의 조금 아래 근방)의 앞부분을 에워싸고 있는 내분비관으로 나비와 같은 모양을 하고 있다. 1986년의 체르노빌 원자력발전소 사고 후 갑상선암에 걸리는 사람이 증가한 것으로 각광을 받았다.

갑상선암은 유두암(乳頭癌), 로포암(濾胞癌), 미분화암(未分化癌), 수양암(髓樣癌) 등 여러 가지로 구별된다. 또 악성임파종(淋巴腫)을 발생하는 수도 있다.

이 중에서 유두암은 갑상선암 전체의 70~89%를 차지하며 여성에게 많은 암이다. 로포암은 갑상선암 전체의 약 15%를 차지하고 역시 여성에게 많은 암이다. 이 2개의 암은 40세 때 이하의 비교적 젊은층에 많으며 여성이 남성의 5~7배에 달하고 있다. 다만 비교적 성장이 느린 것이 압도적으로 많고 적절한 조치로 생존율은 상당히 높다고 말할 수 있다.

미분화암은 급속하게 증대할 뿐 아니라 임파절 전이나 뇌, 폐, 위, 간장 등으로의 원격 전이를 대부분에서 볼 수 있으며 대단히 악성도가 높은 암이다. 미분화암은 50세 때 이상에 많고 남녀 차이도 거의 없다. 수양암은 유전자 이상이 원인이기 때문에 특정된 가족에게 고율로 발생한다.

유두암, 로포암 등의 갑상선임은 악성도가 그다지 높지 않

다. 그래서 적절한 치료를 하면 보통의 여명(餘命)을 기대할
수가 있다. 치료는 수술이 주체이며 갑상선의 일부나 전부를
절제한다. 미분화암이나 악성임파종에서는 수술과 방사선치
료, 항암제요법 등을 병용한다.

5년 생존율은 유두암에서 95%이상, 로포암과 수양암에서
50~80%지만 미분화암에서는 거의 제로에 가깝고 1년 이내
에 사망하는 사람이 대부분이다.

### 약간 신경 쓰이는 자각증상

아프다던가 고통스럽다던가 하는 증상보다 목(목젖 조금 아래 근방)의
응어리로 깨닫는 일이 대부분이다. 기타 목구멍의 압박감, 목소리가 쉬
는 등의 증상이 일어난다. 미분화암의 경우에는 호흡곤란, 체중의 감소,
무엇이든 삼키기가 어렵다는 등의 증상이 나타나는 수도 있다.

### 수용성 키토산의 효과

수술로 갑상선을 전적 혹은 일부 절제를 해도 갑상선호르몬의 복용으로
생활하기에 지장은 거의 없다. 또한 수용성 키토산을 하루에 50~60
알정도 복용하면 회복이 촉진됨과 동시에 재발 예방이 되어 수술 후의
생활의 질도 향상된다.

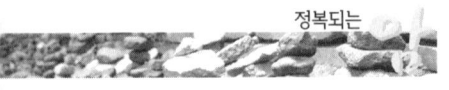

## (11) 신장암(腎臟癌)

### 발생률은 낮지만 조기 발견이 어려운 암

신장암은 암 전체에서 보면 약 1%로 낮은 발생률이지만 증가하는 경향이 있다. 이 신장암에는 신세포암(腎細胞癌)과 신우암(腎盂癌)의 2개가 있다.

신세포 암은 요(尿)를 만드는 신세포의 근위뇨세관(近位尿細管)에 발생하며, 신우암은 요가 고이는 신배(腎杯)나 신우에 발생한다. 중년 이후에 많은 신장암의 태반은 신세포 암이며, 남녀 비율은 약 2대 1로 남성 쪽이 많은 것으로 되어 있다. 신우암의 발생은 신세포 암의 약 10분의 1정도로 적지만 성질은 신세포암보다 악성이다.

신장암은 특별한 조기 증상이 없다. 그래서 조기 발견에 어려운 면이 있고 예후도 그다지 좋다고 할 정도는 아니었다. 그러나 화상(畵像)진단 기술의 발달로 인간의 독이나 건강 진단으로 작은 신세포 암을 발견할 수 있게 되어 치료 성적이 각별한 향상을 보고 있다. 적절한 치료만 받으면 치유 율이 결코 낮지는 않다.

신세포 암에 방사선요법이나 항암제는 효과가 별로 없으며 유효한 치료법은 수술이 된다. 조기 발견으로 전혀 자각 증상이 없는 암이면 암인 채로 신장을 적출하면 거의 완치된다. 2개의 신장에 동시에 암이 발생하는 일은 매우 드문 일이므로 하나를 적출해도 나머지 하나가 정상으로 기능하면 신기능(腎機能)은 충분히 유지된다.

진행한 암의 경우에도 가능한 한 수술로 절제한다. 전부 떼어내지 못하더라도 남은 암의 지름이 2cm이내면 수술 후의 인터페론에 의한 치료에 기대할 수 있다.

신세포암보다도 악성인 신우암이라도 치료의 기본은 수술이며 뇨관도 절제하게 된다. 방광에 전이되어 있는 경우도 있으며 그 경우는 방광도 적출한다. 신세포 암과 신우암의 큰 차이는, 신우암에는 방사선이나 항암제가 유효하다는 것이다. 그래서 방사선요법이나 항암제 요법을 병용할 수 있다.

### 약간 신경 쓰이는 자각증상

조기에는 증상이 없지만 진행하면 3대 증상이라 불리는 혈뇨(血尿), 측복부(신장)의 부종, 허리나 등판에 통증을 일으키게 된다. 기타 식욕부진, 체중감소, 빈혈과 같은 증상도 있지만 주요 증상은 통증이 없는 혈뇨(무증후성혈뇨)로 약 50%를 차지한다.

### 수용성 키토산의 효과

수용성 키토산에는 신장기능을 개선하는 작용이 있기 때문에 치료와의 병용으로 치료 효과를 높일 수 있다. 하루에 60알 복용으로 수술 없이 암을 극복한 예도 있으며, 수술 후의 회복촉진, 신장암의 예방에도 큰 효과가 있다.

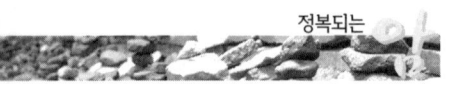
## (12) 담도암(膽道癌)

### 항암제의 효과가 없고 수술에 의한 생존율도 낮은 난치암

간장에서 십이지장으로 담즙이 흐르는 관이 담관(膽管)이고, 담즙이 도중에서 고이는 곳이 담낭(膽囊)이며 담관암과 담낭암을 총칭해서 담도암이라 부르고 있다. 암 전체에서 보면 담도암은 많지는 않지만 앞으로 증가할 것으로 예측되고 있다.

담낭암의 대부분은 담즙의 자극으로 인해서 생기는 담낭염이 원인으로 생각되고 있으며 특히 콜레스테롤 결석이 생기는 과정에서 담낭 벽에 생기는 변화가 크게 관계되어 있는 것으로 생각되고 있다.

담낭암인 사람의 약 60%가 담석증이 합병으로 나타나고 있다고 한다. 담낭암인 여성에게 남성의 2배나 많이 발생하며 특히 중년 이상의 여성에게서 많이 볼 수 있다. 50세 때부터 증가하여 67~70세 때가 최대로 되어 있다.

담관암에는 암이 발생한 부위에 따라서 유두부암(乳頭部癌), 총담관암(總膽管癌), 총간관암(總肝管癌), 3관합류부암(三管合流部癌), 간문부암(肝門部癌), 간내담관암(肝內膽管癌) 등이 있다. 담낭암이 중년 이상의 여성에게 많았던 것에 비하면 담관암은 중년 이상의 남성에게 많고 담석과의 관계는 별로 없다.

　담도암은 초기의 특별한 증상이 없어 조기 발견이 어려운
암이다. 하지만 초음파 검사나 엑스선CT, MRI 등에 의한 진단
이 비교적 쉬운 부위이기 때문에 검진만 받으면 조기 발견이
가능해진다.

　치료의 주체는 수술이지만 담관암이나 담낭암이나 수술에
의한 생존율은 높다고는 말할 수 없다. 다만 조기 치료로 암이
담도(膽道)내에 머물러 있는 경우에서는 환부 적출에 의한 치
유율은 상당히 높아진다. 수술로 불가능할 경우에는 방사선치
료를 하지만 화학요법에 의한 효과는 거의 기대할 수 없다.

### 약간 신경 쓰이는 자각증상

담낭암의 경우, 초기는 거의 증상이 없지만 심한 복통을 일으키는 수가
있다. 기타 발열, 구역질, 구토, 식욕 부진, 전신의 권태감 등의 증상이
있다. 담관암의 경우, 황달이 특징적인 증상으로 우측 옆구리에 압박감
이나 불쾌감을 느낀다. 담관암의 증상에는 기타에도 식욕부진, 전신의
권태감 등이 있지만 이러한 증상은 암이 상당히 진행되었을 때에 나타
난다.

### 수용성 키토산의 효과

담낭암과 담관암은 모두 항암제의 효과를 기대할 수 없다. 하루에 60~
70알의 수용성 키토산의 복용으로 면역력과 항종양(抗腫瘍)작용 등을
높이는 증상개선 효과를 기대할 수 있다.

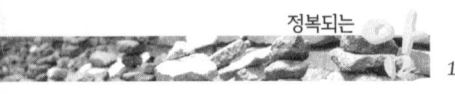
## (13) 방광암(膀胱癌)

**혈뇨가 나오면 먼저 방광암을 의심해 본다.**

방광암은 암 전체의 약 3% 정도로 그다지 많지는 않지만 근년에 증가하고 있는 암의 하나이다. 성인의 경우는 남성에게 많아 여성의 3배에 달하고 있다. 특히 50세 때 이후의 남성에게 발생하는 일이 많지만 때로는 젊은이에게서도 발견할 수 있다.

방광의 내부는 상피 조직으로 덮여 있어서 이곳에 발생하는 암이 방광암이다. 일반적으로 방광암은 진행의 정도에 따라서 표재암(表在癌: 방광막내에 머물러있는 것)과 침윤암(浸潤癌)으로 분류된다.

방광암의 약 70%가 표재암이다. 대부분 전이는 하지 않지만 재발을 반복하는 특징이 있다. 수술은 재발의 경우를 포함해서 요도로부터 내시경을 넣어 암조직을 적출한다. 전신마취를 하고 있기 때문에 통증은 없고 일반적으로 10일 정도의 입원으로 치료가 끝난다.

침윤암의 경우도 수술이 일반적이나 다만 암 부분만을 적출해도 재발하는 일이 많아서 보통 개복에 의한 방광적출 수술을 하게 된다.

최근에 방광을 적출하는 도리밖에 없었던 진행하는 방광암에 대하여 새로운 요법을 하게 되었다. 그 신요법은 방광암에 영양을 보내주고 있는 동맥에 합성수지의 카테이텔(가느다란 관)을 넣고 고농도로 대량의 항암제를 주입해서 암세포를 때리는 동주(動注) 화학요법이라 불리는 것이다.

이 요법은 방광을 잃지 않는 메리트도 있지만 80%의 환자가 암이 축소되고, 또한 50%이상의 환자가 암이 완전히 소실되고 있다.

또 방광암에는 방사선요법이 효과가 있다. 수술로 방광을 벌리고 암에게 직접 방사선을 대는 개창조사(開倉照射)나 술숭조사(術中照射)로 높은 효과를 올리고 있다. 이것도 방광기능 온존요법(溫存療法)이다.

### 약간 신경 쓰이는 자각증상

초기에는 대부분 아무런 증상이 없지만 조금 진행하면 통증을 수반하지 않는 혈뇨(血尿)가 단속(斷續)적으로 일어난다. 혈뇨라고 해도 꼭 선명한 피가 섞인 것만은 아니고 희미한 핑크색이나 맥주나 커피색 등 다양할 뿐 아니라 육안으로는 알아볼 수 없는 혈뇨(잠혈뇨; 潛血尿)도 있다. 기타 잔뇨감(殘尿感)이나 빈뇨(頻尿), 오줌이 잘 않나온다, 배뇨시의 통증, 옆구리나 요통 등도 증상으로 나타난다.

### 수용성 키토산의 효과

담낭암과 담관암은 모두 항암제의 효과를 기대할 수 없다. 하루에 60~70알의 수용성 키토산의 복용으로 면역력과 항종양(抗腫瘍)작용 등을 높이는 증상개선 효과를 기대할 수 있다.

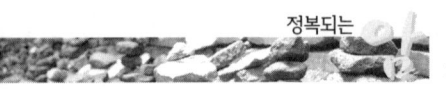
## (14) 악성 흑색종(惡性黑色腫: 멜라노마)

### 작아도 전이하기 쉬운 악성 암

피부는 표면에서부터 표피, 진피(眞皮), 피하조직(지방조직)의 순으로 구성되어 있다. 보통 피부암이라 불리고 있는 암은 표피에서 발생하는 암으로 비멜라로마(有刺세포암, 基底세포암)와 멜라노마(악성 흑색종)로 분류된다.

멜라노마란 이름의 유래는 표피나 진피의 세포 속에 멜라닌색소를 만드는 세포(멜라노사이트)가 있고 이 세포가 암화해서 이상증식 한다는 데에서 나왔다. 피부암의 약 30%가 이 악성 흑색종으로 요즘 20년 사이에 환자수가 약 2배로 증가하고 있다.

유자(有刺)세포암, 기저(基底)세포암 등의 피부암이 중, 고년층에 많은데 대하여 악성 흑색종은 비교적 젊은 사람에게 많고 10~20대에도 발생하며 때로는 유아에게서도 발견된다. 악성 흑색종은 진행이 빠르고 악성도가 매우 높은 암이며 전신에 전이를 일으켜서 어떻게 해볼 도리가 없게 된다. 다만 악성 흑색종은 자연히 작아지는 수도 있어 면역과 관계가 깊은 종양이라고 생각된다.

악성 흑색종 치료의 기본은 수술이지만 재발을 고려하고 환부의 주위를 충분한 크기로 종양 전부를 절제한다. 소속 임파절은 반드시 잘라내고 다시 화학요법, 면역요법을 병용한다.

이제까지 악성 흑색종에 화학요법은 없는 것으로 알려져 왔지만, 어느 종의 항암제 병용에 유효성이 확인된 것도 있다. 방사선 치료도 부정적이었지만 특수한 속중성자선(速中性子線)이나 중력선(重力線)을 사용한 치료법에는 효과가 있다고도 말하고 있다.

또 최근에는 인터페론, 인터로이킨이나 킬러세포 등을 전이한 병소(病巢)에 주사하는 치료나 양자면역요법(환자에게서 임파구를 떼어내서 배양하여 암세포를 공격하는 면역세포를 강화하는 방법) 등의 면역요법도 시도하게 되었다.

### 약간 신경 쓰이는 자각증상

피부암의 일종이기 때문에 표면상으로 보아서 알 수 있는 경우가 많은 암이다. 발바닥에 생기는 일이 많으며 그밖에는 손바닥, 얼굴, 손톱 속, 외음부 등에도 발생한다. 검정 사마귀나 그 모양의 것이 갑자기 생기거나, 수 개월로 2~3배로 커지는 등의 이상이 확인된다.

### 수용성 키토산의 효과

수용성 키토산의 복용은 수술 후의 회복에 효과가 있을 뿐 아니라 재발 방지에도 효과를 발휘한다. 또 면역력을 활성화하기 때문에 하루에 30~50알의 복용이 예방에도 큰 효과가 있다.

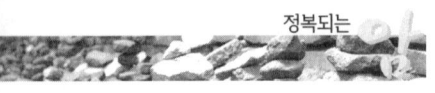

## (15) 피부암(皮膚癌)

**고령자에게 많지만, 조기암이면 거의 치유된다.**

비(非)멜라노마의 피부암에는 유자세포암과 기저세포암이 있다. 어느 것이나 모두 진행이 느리고 예후도 비교적 양호한 것이라고 말할 수 있다.

피부는 표면의 표피와 그 밑의 진피로 분류된다. 표피는 위로부터 각질(角質)층, 과립(顆粒)층, 유자(有刺)세포층, 기저(基底)세포층의 4층 구조로 되어 있다.

유자세포암은 표피의 위로부터 세 번째의 유자세포에서 발생하는 암이다. 장기간 피부에만 머물며, 조기 발견에 의해서 완전한 치료가 가능하다. 피부암 중에서도 발생 빈도가 가장 높으며 어느 연대에서나 발생하지만 최대는 60세 때이다.

기저세포암은 표피의 가장 밑에 있는 기저세포에 발생하는 암이다. 이 암은 고령이 됨에 따라서 증가한다. 얼굴에 생기기 쉬우며 몇 년을 걸려서 조금씩 커지지만 전이하는 일은 거의 없다. 하지만 코나 입술 또는 눈에 생겨서 커지면 최후에는 탈락해버릴 우려가 생기게 된다. 치료는 수술이 기본이다.

유자세포암의 경우, 수술해서 제거한다. 병소부로부터 2～3 mm 떼어서 절제하면 조기 암일 경우, 거의 치유된다. 방사선치료나 항암제 치료도 유효하다.

기저세포암의 경우도 수술해서 완전히 제거하거나 방사선

치료를 한다. 화학요법은 별로 효과가 없다. 눈꺼풀이나 음경 (陰莖)에 발생한 경우에서는 방사선 치료가 선택된다.

## 약간 신경 쓰이는 자각증상

육안으로 알 수 있는 경우가 많으며 조기암 동안에 발견할 수가 있다. 유자세포암은 오래된 화상 자국이나 상처 자국에 생기는 일이 많으며 그 부분이 붉은 색을 띠거나 단단한 응어리를 만든다. 진행되면 짓무르거나 궤양(潰瘍)이 된다. 기저세포암은 얼굴에 생기는 일이 많은 암으로 검은 검버섯이 생겨서 모양이 문드러지거나 커지거나 해서 중앙부가 짓무르게 된다.

## 수용성 키토산의 효과

수용성 키토산의 복용으로 피부암이 완치된 예는 많으며 피부암에 대한 수용성 키토산의 매우 높은 효과는 체험적으로 보고 되고 있다. 치료시의 병용은 물론, 하루에 30～50알의 복용에 의한 면역 활성화와 항종양(抗腫瘍) 효과를 활용하면 예방과 재발 방지에 큰 효과를 기대할 수가 있다.

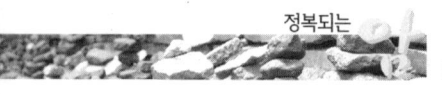

## (16) 뇌종양(腦腫瘍)

### 양성이라도 방심은 금물, 악성은 신속한 치료를

뇌암(腦癌)이라 말하지 않고 뇌종양이라고 부르는 것은 악성종양뿐 아니라 양성종양도 문제가 되기 때문이다. 왜 양성이 문제되느냐 하면 악성종양과 마찬가지로 뇌의 조직을 압박하거나 뇌압(腦壓)이 상승해서 죽음에 이르게 될 확률이 높아져버리기 때문이다.

양성과 악성의 구별은 세포 증식의 스피드나 전이의 유무 등으로 하지만 뇌종양은 종양 전체의 1∼5%를 차지하고 거의 약 40%가 양성종양이다. 뇌종양 중의 약 60%가 악성으로 대뇌와 소뇌 등의 뇌조직 내부에 발생한다. 수막(髓膜)·하수체(下垂體)·신경의 막 등, 뇌세포의 주변에서 발생하는 종양은 양호하다.

이 뇌종양에는 30개 이상의 종류가 있다. 뇌종양은 어느 연령층에서나 발생하지만 종류에 따라서 걸리기 쉬운 연령이나 발생하는 부위와 증상 등이 다르다.

성인에게 많이 발생하기 쉬운 뇌종양에는 신경교종(그리오마), 교아종(膠芽腫), 악성성세포종(惡性星細胞腫), 상의종(上衣腫), 수막종(髓膜腫), 하수체종양 등이 있다. 그 중에서 신경교종(그리오마)이 가장 많아 뇌종양의 약 30%를 차지한다.

또 어린이에게 많은 뇌종양에는 성세포종(星細胞腫), 수아종(髓芽腫) 등이 있다. 이 성세포종과 수아종은 모두 어린이의 소뇌에 많이 발생하지만 성세포종은 양종이고 수아종은 악성 이다.

치료는 수술, 방사선요법, 화학요법, 면역학적요법 등을 짜 맞춘 집학적(集學的) 치료를 하지만 기본은 수술에 의한 환부 의 적출이다. 양성 종양의 경우는 병소(病巢)의 경계가 뚜렷하 여 깨끗하게 집어낼 수가 있다. 악성종양의 경우는 완전히 집 어내기는 어렵고 수술 후에는 화학요법과 방사선요법을 병용 한다.

뇌는 신경 중추를 담당하고 생명을 유지하는 중요한 장기이 기 때문에 출혈이 적은 레이저 메스의 사용해야 하고, 정상적 인 뇌나 혈관을 손상시키지 않도록 최대 25배의 현미경하에서 수술을 하게 된다. 또 장래적으로는 유전자 치료의 가능성도 시야에 넣고 있다.

### 약간 신경 쓰이는 자각증상

두통, 구역질, 시력장해가 생기는 울혈유두(鬱血乳頭)가 3대 증상이다. 특히 두통의 자각에서 뇌종양이 발견되는 일이 적지 않다. 기타 종양과 부위에 따라서 반신마비, 실어증, 시야장해, 의식장해 등 여러 가지 뇌 기능의 탈락증상(脫落症狀)을 일으킨다.

### 수용성 키토산의 효과

하루에 60~70알의 복용으로 치료 효과가 크게 올라갔다는 예가 많 다. 복용한 결과 자연치유력이 향상되는 성과도 생각할 수 있다.

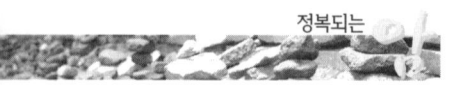
## (17) 소아암(小兒癌)

**항암제의 다제 병용요법이 효과적이고 조기 치료가 중요하다.**

소아의 암이란 것은 15세 미만의 어린이에게 발생한 암의 총칭이다.

소아암의 첫 번째 특징은 그 진행의 속도이다. 성인암의 약 10배의 빠른 스피드로 진행한다고 하며 급격하게 악화되는 경향이 있다. 제2의 특징은 성인의 암은 위, 폐, 대장, 자궁, 식도 등의 장기에 발생하는 경우가 많지만 어린이의 경우는 이러한 암은 찾아볼 수 없다.

소아의 경우는 가장 많은 질병이 백혈병으로 소아암의 약 절반을 차지한다. 이어서 악성임파종이 10%, 뇌종양이 10%로 되어 있다. 백혈병은 3세아에게 많고 임파종은 유아에서부터 학동기(學童期)에 많이 볼 수 있다.

기타 주요한 것은 신경아종, 신장(腎臟)아종(윌스종양), 수아종(髓芽腫), 폐아종(肺芽腫), 망막아세포종(網膜芽細胞腫) 등 아(芽)라고 불리는 것이 많음을 알 수 있다. 아종(芽腫)이란 암의 싹이 모친의 체내에 있을 때에 이미 생겨 있다는 의미로 태아 조직에서 암의 싹이 발생하고 있다는 것을 나타내고 있다.

소아에게 가장 많은 백혈병은 급성 백혈병이다. 초기의 증상이 감기와 비슷하기 때문에 시기를 놓쳐버리는 경우도 있

다. 치료의 주체는 항암제의 다제(多劑)병용 요법이며, 방사선
치료나 골수이식을 하는 수도 있다. 5년 생존율은 70~80%로
양호한 성적을 나타내고 있다.

　소아 악성임파종은 호지킨병과 비호지킨 임파종으로 분류
되고 치료는 항암제의 다제병용 요법이다. 비호지킨 임파종
은 강력한 다제병용 요법이면 치료 성적이 대부분 양호한 것
같다.

### 약간 신경 쓰이는 자각증상

소아 백혈병에서 많은 증상은 빈혈로 인한 안색 불량과 발열, 발의 통증,
피부나 코 등에서 출혈하는 경향이 있다. 소아 악성임파종에서는 발열
외에 경부(頸部)나 가슴, 겨드랑, 복부의 임파절이 부으며 부은 것을 손
으로 확인할 수가 있다.

### 수용성 키토산의 효과

소아암에 높은 효과를 나타내는 항암제에는 부작용 문제가 있다. 어른조
차 참기 힘든 부작용이 어린이에게는 대단한 고통이 따르겠지만 수용성
키토산의 복용에 의해 여러 가지 부작용을 억제한 일이 많다. 또 복용으
로 인해서 부작용이 경감되고 치료가 촉진되며 회복력이 크게 향상되는
효과도 있다.

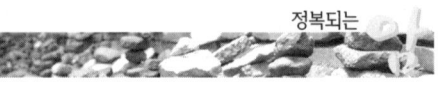

## (18) 백혈병(白血病)

### 이제 "불치의 병"은 아니지만 장기 치료를 요하는 암

백혈병은 크게 나누어 급성 백혈병과 만성 백혈병으로 분류된다. 급성 백혈병은 임파성과 골수(骨髓)성으로 크게 분류되며 다시 그 속에 작은 분류가 있다. 만성 백혈병은 만성 골수성과 만성 골수 단구성(單球性), 만성 임파구성으로 분류되고 있다.

백혈병은 악성의 백혈구가 이상증식을 하여 정상적인 백혈구나 적혈구, 거기에 호중구(好中球)나 혈소판(血小板) 등이 감소하는 이상이 생기게 된다. 그로 인하여 면역력이 손상되어서 감염증이 되기 쉽고 치경(齒莖), 즉 잇몸이나 상처 등에서 출혈하기 쉬워지며 그대로 방치해 두면 수 개월로 죽음에 이르게 된다.

백혈병은 "혈액암"이라고도 불리며 옛날에는 「불치의 병」으로 알고 있었다. 그러나 치료약과 치료 기술의 진보에 의해 오늘날에는 개선되는 병이 되어 있다. 어린이의 백혈병에서 항암제의 다제병용 요법이 효과를 올리고 있듯이 성인의 백혈병도 복수의 항암제를 짜맞춘 다제병용 요법이나 방사선요법을 한다.

성인일 경우의 다제병용 요법은 항암제를 대량 투여하는 강력한 화학치료가 주체이다. 암세포의 증식을 억제하고 증상의

안정을 목적으로 하는 이 치료는 관해도입요법(寬解導入療法)
이라 하며, 관해(寬解)에 이르는 확률은 성인의 급성 골수성
백혈병에서 80% 이상이라는 데이터가 있다. 다만 이 관해도입
요법은 혈액을 만드는 골수의 황폐를 초래할 위험이 있다. 그
래서 치료 후에 건강한 골수를 이식하여 골수 기능의 회복을
도모하는 경우도 있다.

### 약간 신경 쓰이는 자각증상

급성 백혈병의 대표적인 증상으로서는 빈혈, 현기증, 전신의 권태감, 동
계, 숨가쁨 등이 있다. 또한 비혈(코피), 피부 출혈과 같은 출혈 경향이
잘 나타나게 되지만 감염증이나 원인 불명의 발열, 뼈의 통증과 같은 여
러 가지 증상이 나타난다. 만성 백혈병의 증상에는 새파란 얼굴, 전신의
권태감 등이 있으며, 비장(脾臟)이 부어서 좌측 복부 위에 무게를 느끼
는 수도 있다.

### 수용성 키토산의 효과

항암제나 방사선치료를 햐게 되지만 수용성 키토산의 복용에 의해서 그
고통스러운 부작용이 경감되어 치료의 계속이 쉬워진다. 상당한 장기간
의 치료가 필요해지지만 그 동안의 백혈구 감소로 인한 면역력 저하와
감염 예방에는 충분한 주의가 요청된다. 수용성 키토산은 면역력을 활성
화하며 감염증 대책에도 큰 효과를 올린다.

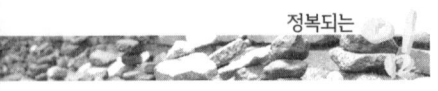

## (19)  악성임파종(惡性淋巴腫)

### 정확한 병리진단과 참을성 있는 치료가 결정타

악성임파종은 임파구의 암으로 백혈구와 똑같은 혈액의 암이 된다. 임파구의 주요 작용은 체내에 침입해 온 병원체나 이물을 배제하는 면역 기능임으로 몸의 각처에 존재한다. 따라서 악성임파종은 몸의 어느 부분에서 발생하든 이상할 것이 없다. 백혈병보다 발생 빈도가 높고 50~60세 때의 중년과 고년에 많이 발생한다.

악성임파종은 호지킨병과 비호지킨 임파종으로 대별된다.

호지킨병은 구미의 백인에게 많은 악성임파종으로 리드·슈텐베르그 세포라고 하는 이상세포를 가진 임파계의 암이다. 진행은 완만하지만 임파의 흐름을 거쳐서 퍼져 매우 진행한 경우에서는 골수나 간장에도 나타나는 수가 있다. 비호지킨 임파종에는 진행은 느리지만 치유가 잘 안되는 것과 진행은 빠르지만 치료에 의해서 어느 정도 치유되는 것의 두 종류가 있다.

호지킨병과 비호지킨 임파종은 치료법이 다르고 치료에 대한 반응도 다르다. 그래서 악성임파종 치료의 제1보는 어느 쪽이 악성임파종인가를 정확하게 판단하는 병리 진단에서부터 시작된다고 말할 수 있다.

호지킨병과 비호지킨 임파종은 양쪽 모두, 발생한 부위가 한정되어 있을 때의 치료는 방사선요법 단독으로 치료하고, 퍼져있을 경우에는 방사선요법과 화학요법의 적용이 된다. 발생 부위가 한정되어 있는 경우에서는 방사선요법 단독으로 높은 치료율이 나타나고 있다.

### 약간 신경 쓰이는 자각증상

호지킨병은 목, 겨드랑 밑, 다리의 밑뿌리, 가슴의 중앙부(縱隔) 등의 임파절이 아프지 않고 부어오른다. 붓는 방식이니 그기는 갖가지이다. 비호지킨 임파종도 마찬가지로 임파절이 부어오르지만 복부의 임파절에 발생했을 때에는 거의 자각 증상이 없다. 진행하면 복부 팽만감이나 권태감 및 체중감소 등의 전신 증상이 나타난다.

### 수용성 키토산의 효과

치료의 주체는 방사선요법과 항암제이며, 이 요법으로 인한 부작용이 큰 문제가 된다. 수용성 키토산에는 이러한 부작용을 경감하는 효과가 있으며 하루에 50~60알의 복용으로 치료 성적의 향상과 치유 촉진을 가져온다.

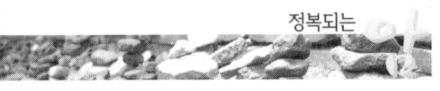

## (20) 두경부암(頭頸部癌)

### 생활과 밀접한 관련이 있는 암

두경부암은 뇌를 제외하고 쇄골(鎖骨)에서 위에 생기는 암의 총칭이다. 다만 갑상선암은 제외한다. 주요한 것에 구강암(입술암, 혀암, 잇몸암, 타액선암 등), 후두암(喉頭癌), 인두암(咽頭癌), 상악암(上顎癌) 등이 있다.

입술에 생기는 암이 구순암(口脣癌)이지만 별로 많지 않은 암이다.

구강암 중에서도 가장 많은 암이 혀(舌)암으로 약 60%를 차지하고 있다. 혀암이 발생하는 연령은 대부분이 50~70세 때지만 20세 때에서 발생하는 수도 있다. 혀암은 진행이 빠른 것이 많으며 조기 발견과 조기 치료가 포인트이다.

제일 먼저 하는 치료는 이리듐침(iridium針)을 사용한 방사선요법으로 경우에 따라서는 혀 부분의 절제도 한다.

인두(咽頭)는 코 속에서부터 식도 사이의 관강(管腔)을 말하며 인두암은 상인두암, 중인두암, 하인두암 등의 3종류로 분류된다. 치료는 상인두암과 중인두암은 방사선요법, 하인두암은 방사선요법이 어렵기 때문에 수술과 전이를 방지하는 화학요법이 병용된다.

후두암은 두경부암 중에서도 가장 많은 암으로 약 25%를 차지한다. 남녀 비율은 10대 1로 남성이 압도적으로 많으며 흡연을 큰 위험인자로 보고 있다. 참고로 말하면 비흡연자에 비해서 흡연자의 사망률은 무려 32.5배에 달한다고 한다. 치료는 조기 치료 경우에서는 방사선요법, 다소 진행하고 있는 경우에서는 방사선과 화학요법, 그리고 후두 부분을 절제하게 된다. 더욱 진행하고 있을 경우에는 후두 전적(全摘)을 하게 된다.

### 약간 신경 쓰이는 자각증상

혀암은 초기에 응어리 같은 것이 생길 뿐 아니라 하얗게 되고, 붓고, 통증이 있는 증상이 나타난다. 상인두암에 있어서는 코막힘이나 코피 출혈이 이어지고, 중인두암과 하인두암은 목구멍이 붓고, 아프고, 음식을 삼키기가 어렵게 되거나 한다. 후두암은 목이 쉬고 목구멍의 이물감(異物感)이나 위화감(違和感) 및 가려움 등이 일어난다. 진행되면 목소리가 심하게 쉬고 목구멍의 통증, 발열, 출혈, 숨가쁨 등이 발생한다.

### 수용성 키토산의 효과

방사선이나 항암제치료의 부작용을 경감해 준다. 또 재발 방지와 수술 후의 QOL의 유지와 향상의 강력한 우군이 되어준다.

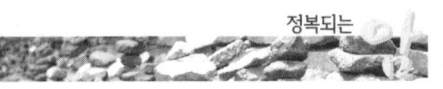

## (21) 골육종(骨肉腫)

### 5년 생존율이 50%가 넘는 환지온존(患肢溫存)요법

뼈는 골조직, 연골조직, 골수(骨髓), 선유(線維)조직, 지방, 혈관, 임파관 등의 조직으로 이루어져 있다. 뼈의 어느 조직에서 발생하느냐에 따라 악성골종양(惡性骨腫瘍)은 골육종, 연골육종, 유잉육종 등 많은 종류로 분류된다.

골육종은 악성 골종양 중에서도 가장 많은 악성 종양이다. 한창 커나는 10세 때 후반의 연령층에 많이 발증(發症)하고 남녀 비율은 약 3 대 2로 남성이 많은 것으로 되어 있다.

이전에는 조기 발견이 어려워 종양을 포함해서 뼈를 전부 떼어내는 수술이 유일한 치료법이었다. 그 결과 팔이나 다리가 절단을 당하게 되었다. 그래도 폐 등에 전이하고 있는 경우가 많아 5년 이상의 생존은 좀처럼 바랄 수 없는 "불치의 병"으로 생각하고 있었다.

그러나 최근에는 치료법이 크게 진보하였다. 먼저 유효한 항암제가 여러 종류가 개발되었고 그것들을 짜맞춰 사용함으로서 병소(病巢)를 극적으로 작게 할 수가 있게 되었다.

또 전이도 방지할 수 있게 되었다. 다시 수술법의 진보로 종양을 충분히 절제할 수 있게 되었다. 이로 인해서 절단이 적어지고 많이 온존(溫存)할 수 있게 되었으며, 이것을 환지온존요법(患肢溫存療法)이라고 한다.

환지온존요법에서는 수술과 강력한 항암제의 다제(多劑) 병
용요법을 하고 있다. 먼저 항암제에 의해서 종양을 축소시킨
다. 다음으로 종양과 그 주변의 정상적인 뼈를 수 센티미터 절
제한다. 그 후 그 부분을 인공뼈나 인공관절 혹은 자신의 뼈
등을 사용해서 기능의 재건을 한다.

이 환지온존법에 의해서 5년 생존율은 50%를 넘고 더욱 성
적을 향상시켜가고 있다. 또 환자는 보통의 일상생활을 보낼
수 있게 된다.

골육종은 폐에 전이하는 경우가 많고 그 치료도 큰 포인트
가 된다. 그 경우, 항암제치료 혹은·폐의 절제수술을 선택하게
된다.

### 약간 신경 쓰이는 자각증상

초기 증상은 무릎이나 어깨의 관절 등이 아프고 그 주변이 붉게 부어서
응어리가 생기거나 한다. 안정시에 이유도 없이 통증이 계속되거나 할
경우 골육종을 의심해 보기 바란다. 악성의 경우, 마사지는 역효과이다.
2~3개월이나 마사지를 계속하면 그 자극으로 인해서 종양세포가 혈액
속으로 들어가 전이를 일으킬 위험이 있다.

### 수용성 키토산의 효과

항암제 치료로 인한 부작용이 환자에게 고통을 준다. 수용성 키토산의
복용은 부작용을 억제함과 동시에 전이나 재발 예방에 효과를 발휘한다.

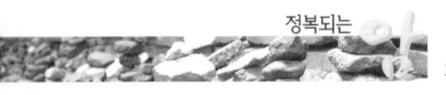

## (22) 전립선암(前立腺癌)

### 조기암은 거의 완치되고, 5년 생존율은 90%이상

전립선이라고 하면 전립선 비대증이 널리 알려져 있지만, 이것은 연령과 함께 내선(內腺)에 양성의 종양이 생겨서 배뇨 곤란을 일으키는 것이다. 전립선암은 연령과 함께 외선(外腺) 부분에 암이 발생하는 것으로, 발생의 90% 가까이가 60세 이상이다. 또 증상이 나타나지 않는 잠재(潛在)암도 많아 50세 때에서는 약 40%, 70세 이상에서는 약 50%의 남성에게 잠재 암이 있다고 한다.

미국에서는 전립선암이 전체의 암 중에서 환자수가 제1위, 사망에서 제2위로 되어 있다.

전립선암은 진행이 느려 발병할 때까지에 상당한 시간을 필요로 한다. 더구나 자각 증상도 뚜렷한 특징적인 것이 없다. 그래서 조기 발견이 어려우며 발견되었을 때에는 이미 전이되어 있는 경우가 많았던 것이다. 그러나 최근에는 PSA(전립선 특이항원)이란 마커(marker)에 의한 진단, CT나 MRI에 의한 화상 진단이 보급되어 조기 발견이 가능해졌다.

치료에 있어서는 어느 정도 커진 전립선암이라도 전립선의 내부에 한정되어 있는 것이면 전립선의 전적(全摘)수술에 의해서 거의 완치된다. 5년 생존율은 90%이상으로 매우 경이적인 숫자로 되어 있다.

암이 진행하거나 전이하고 있을 경우, 전립선암의 특성을 이용해서 호르몬요법을 한다. 호르몬요법은 전립선암이 남성 호르몬에 의해서 발육이 촉진되고, 여성 호르몬에 의해서 발육이 소외되는 성격을 이용한 치료법이다. 경우 여하에 달렸지만 호르몬요법에 의해서 암을 축소시키고 나서 수술을 하는 수도 있다.

### 약간 신경 쓰이는 자각증상

특유한 증상은 없다. 빈뇨(頻尿), 배뇨곤란, 잔뇨감, 요실금(尿失禁) 등의 배뇨 장해가 큰 특징이며 혈뇨, 부기, 발의 통증 등과 같은 증상이 나타나는 수도 있다. 배뇨 장해가 나타났을 때에는 암이 상당히 진행되고 있는 일이 많으며, 배뇨 장해가 없는 상태에서 그대로 골전이(骨轉移)를 일으키고 있는 경우도 있다.

### 수용성 키토산의 효과

하루에 50~70알의 복용으로 전이를 억제하거나 암세포를 축소하는 효과를 기대할 수가 있다. 수술 후의 조기 회복이나 통증의 진정에도 큰 효과가 있다.

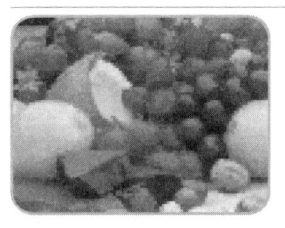

# II부

암(癌) 치료의 포인트
"프로폴리스편"

# 1. 프로폴리스의 기초 지식

## (1)  프로폴리스란 어떠한 것일까?

　우리 인간은 예로부터 자연의 혜택을 양식으로 해서 살아온 것이지만 드라마나 동화에 가끔 채용되듯이 자연의 혜택 중에서도 꿀벌이 지닌 신기한 힘에 매료되어 왔는지도 모른다. 인류가 꿀벌을 이용하게 된 것은 5000년 이상이나 전의 일이며 이집트 왕의 옥새(玉璽)에도 사용되고 있다.

　프로폴리스도 꿀벌이 준 자연의 혜택 중 하나이다. 꿀벌 자신이 새끼벌이나 여왕벌의 음식으로 생산하는 벌꿀이나 로열젤리와는 달리 프로폴리스는 꿀벌이 먹이로 하고 있는 것은 아니다. 그것은 꿀벌이 6각형의 벌집 집결인 자신의 주택을 보수하거나 하는 재료로도 쓰는 것이다. 또 벌집을 적으로부터 지키거나 내부의 환경을 정화하기 위해서도 사용되고 있다.

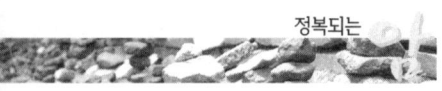
프로폴리스는 꿀벌이 집을 만들 때의 원료로 하는 밀랍(蜜蠟)으로 혼동되는 일이 많은 것 같지만 그것과는 전혀 다른 물질이다. 밀랍은 일벌의 제3복절(腹節)에서 제6복절에 있는 남경(蠟鏡)에서 분비되는 것으로, 일벌은 그것을 입으로 옮겨 큰 턱을 흙손처럼 사용해서 정교하게 벌집을 만든다.

그에 대해서 프로폴리스는 꿀벌이 수목의 새싹이나 봉오리에서 모은 수지(樹脂)성분이나 화분에 자신의 타액, 즉 인두선(咽頭腺)에서 분비되는 파로틴(Parotin)이란 호르몬과 혼합해서 만들어낸 것이다.

프로폴리스는 아교 모양의 것으로 자극취(刺戟臭)가 있으며 색은 새까맣고 양초 찌꺼기와 같다. 절반 정도가 수지이고 나머지는 밀랍이 30%이며 그밖에 유(油)성분, 화분 등의 에스테르(ester)류, 유기물질이나 미네랄이 함유되어 있다.

이것은 어디까지나 자연환경 속에서 만들어진 것이기 때문에 물론 지역이나 꿀벌의 종류에 따라서도 다를 것이다. 그러나 세밀하게 분석하면 100종류 이상의 성분이 함유되었으며, 미량인 것까지 넣는다면 그 수는 무한에 이른다고 말해도 될 것이다.

## (2)  프로폴리스는 무엇으로 만들어졌을까?

흔히 거래할 때에 내놓는 벌꿀이나 로열젤리는 모두 꿀벌이 자신들의 먹이로서 생산하고 있는 것이다. 특히 로열젤리는 자양강장에 효과가 있다. 그것은 여왕벌과 일벌의 차이로도 알 수 있을 것이라고 생각된다. 즉 일벌의 유충은 처음 3일간만 로열젤리가 주어지고 나머지 3일은 화분과 꿀로 양육되어서 우화(羽化)하는데 비하여, 여왕벌의 유충은 최후까지 내량의 로열젤리로 양육된다. 그 차이가 몸매와 일 내용의 차이가 되어서 나타나는 것이다.

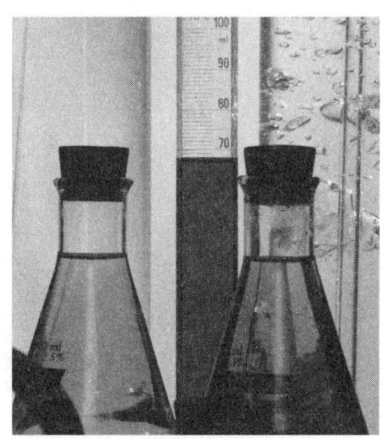

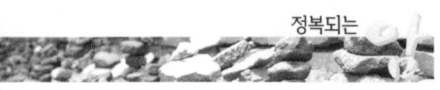

여왕벌은 항상 큰 턱선(腺)에서 여왕물질이라고 하는 페로몬(pheromone)을 분비하고 있어서 그것이 벌집 전체에 퍼져나가 여왕벌이 안태(安泰)하다는 것을 알려주고 있다. 만약에 여왕물질이 소멸되면 일벌들은 큰 소동을 일으켜 황급히 새로운 여왕벌을 키우기 시작한다.

일벌들은 왕대(王臺)를 만들어 일벌로 키울 예정이었던 알 중에서 비교적 새로운 것을 왕대로 옮기고 그것을 여왕벌로 양육하는 것이다. 즉 금방 태어난 알에게는 여왕과 신하의 구별은 없는 것이다. 이것을 보아도 로열젤리의 위력은 잘 알 수 있을 것으로 생각된다.

앞에서 "프로폴리스를 만드는 것은 일벌"이라고 말했지만 이 일벌은 꿀을 숙성하는 일도 하고 있다. 외근하는 벌들이 따온 꽃의 꿀을 입으로 넘겨받아 잠시 동안 뱃속에 넣어 두었다가 꿀 방에 토해내는 것이다.

이와 같이 그 어느 쪽도 모두 꿀벌의 먹이로 생산되며, 인간은 그것을 그대로 빼앗아오는 형식으로 섭취하고 있다. 벌꿀의 성분은 포도당, 서당(薯糖), 과당, 호당(糊糖) 등의 당분이 대부분이고 단백질이나 광물질이 함유되어 있다. 로열젤리는 단백질, 탄수화물, 수분이 주성분이다.

벌꿀이나 로열젤리에 비해서 프로폴리스는 식용으로 생산된 것은 아니다. 꿀벌이 자기 집으로 침입하는 자로부터 집을 지키기 위해서 만들어낸 것이다. 월스나 세균을 죽이거나 증식을 방지하거나 하는 말하자면 천연의 항생물질과 같은 것이다.

　꿀벌이 자신의 몸을 지키기 위해서 만드는 것이기 때문에, 생래의 초인적인 능력으로 음미하고 유익한 자연계에 있는 농밀한 물질을 모으고 있다. 자신에게 필요한 것을 자연의 세계에서 발견하여 모으고 그것을 다시 씹거나 반죽하거나 해서 만들어낸 노력과 재능의 결정체(結晶體)인 것이다.

　하지만 꿀벌의 비상(飛翔)능력에도 한계가 있다. 아무리 좋은 수액(樹液)이 있다고 해도 먼 곳까지 날아갈 수는 없는 것이다. 프로폴리스는 수액이나 화분 등 자연계의 것으로 만드는 것이기 때문에 꿀벌에게 주어진 환경이 좋지 않으면 좋은 프로폴리스를 만들 수가 없는 것이다.

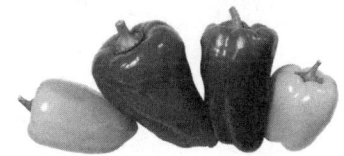

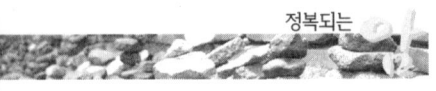

## (3) 프로폴리스는 무엇에 쓰이고 있을까?

프로폴리스는 꿀벌이 벌집을 보수하거나 집을 방어하거나 내부의 환경을 청정하게 유지하기 위해서 사용하는 것이다. 말하자면 꿀벌에게 있어서는 생활의 전부가 걸려있다고 해도 될 정도로 중요한 것이다.

꿀벌의 집에는 다른 벌레나 작은 동물 등 각종 외적이 침입한다. 그러한 때 꿀벌은 그 외적을 죽여서 프로폴리스로 감싸버린다. 공기를 차단함으로서 벌레는 미이라화(mirra 化)한다. 썩는 일이 없기 때문에 잡균도 윌스도 발생하지 못하여 집 숙은 청결하게 유지된다.

꿀벌은 역할 분담을 하면서 사회생활을 영위하는 셈이지만 일하는 것이 본분인 일벌은 우화(羽化)하고 나서의 날자 수에 따라 일하는 내용이 달라지는 다시 분업화된 형태로 일하고 있다. 벌이 하는 일은 꿀 모으는 것 뿐만이 아니다.

꽃의 꿀을 모으는 것 이외에 프로폴리스 만들거나 여왕벌과 알에게 식사를 주는 일을 한다. 이러한 일벌은 난기(卵期) 3일, 유충기 6일, 번데기 12일 등 합계 21일로 우화한다. 금방 우화한 일벌이 최초에 하는 일은 유충이나 여왕벌이나 수컷벌에게 급식하는 일이지만 이윽고 앞에서 말한 집을 지키는 일을 하게 된다.

집을 지키기 위해서 온도 조절과 같은 일도 한다. 밖으로 나

## ▼ 프로폴리스와 벌 추출액의 항균효과 비교

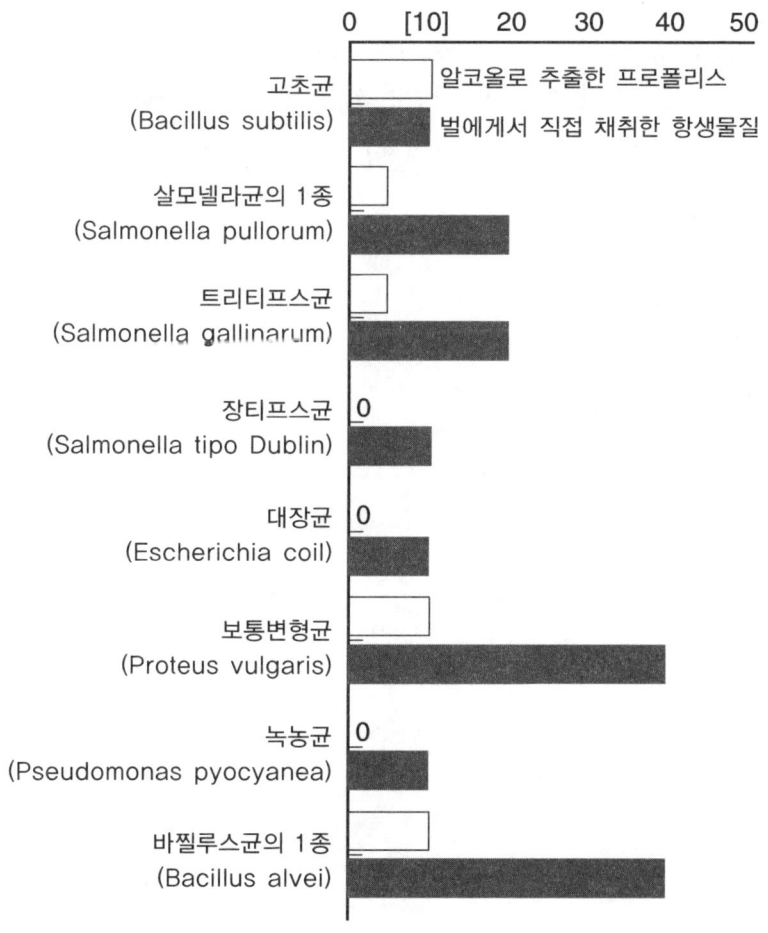

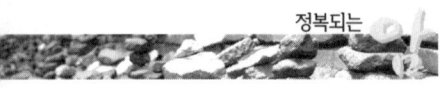

가는 일벌에게 물을 운반시켜서 벌집에 바른다. 그리고 일제히 날개를 퍼덕거려 바람을 보내서 냉각하여 벌집의 온도를 35도로 유지하는데, 그와 동시에 프로폴리스에 함유된 휘발성분을 공기 속에 충만시켜 벌집 속의 세균이나 박테리아를 사멸시키고 있는 것으로 알려져 있다.

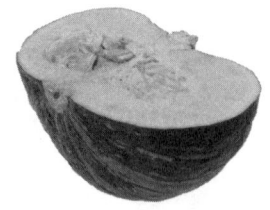

## (4) 채취한 것을 어떻게 가공하고 있을까?

프로폴리스는 검은 덩어리다. 그것을 제품화하려면 그 원괴(原塊)에서 에센스(essence)를 추출해야 한다. 꿀벌에게 주어진 환경에 따라서 원괴의 품질은 상당한 차이가 있지만 그것을 원괴의 외관만으로 판단하기는 어려우며 전문가가 아니면 알아내지 못한다.

또 하나 문제는 에센스를 추출한 후의 원괴와 아직 추출하지 않은 원괴를 비교해 보아도 구별이 안된다. 빛깔도 냄새도 맛도 거의 변화가 없는 것이다. 아무 효과도 없는 프로폴리스가 나돌고 있는 것은 이러한 이유에서이며 녹차는 아니지만 2번 달이고 3번 달인 것이 섞여있기 때문인 것이다.

그런데 그 원액의 추출 방법은 원괴에서 알코올 또는 물을 용매로 해서 엑기스를 추출한다. 그러나 품질이 좋은 것은 알코올로 추출한 것뿐이다. 왜냐하면 프로폴리스의 원괴는 대부분이 왁스나 밀랍이기 때문에 그것을 녹이기 위해서는 알코올이 유효하기 때문이다.

프로폴리스의 유효성분인 플라보노이드(flavonoid)도 물에는 녹지 않는다. 더구나 프로폴리스는 꿀벌이 외적으로부터 몸을 지키기 위해서 필사적으로 반죽해서 만든 것이다. 그 외적 중에는 단연히 빗물과 같은 수분을 함유한 것도 있다.

그러므로 프로폴리스가 물에 녹아버린다면 꿀벌의 소중한

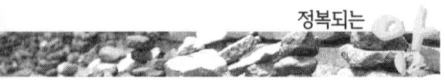

## ▼ 생 프로폴리스의 제조공정

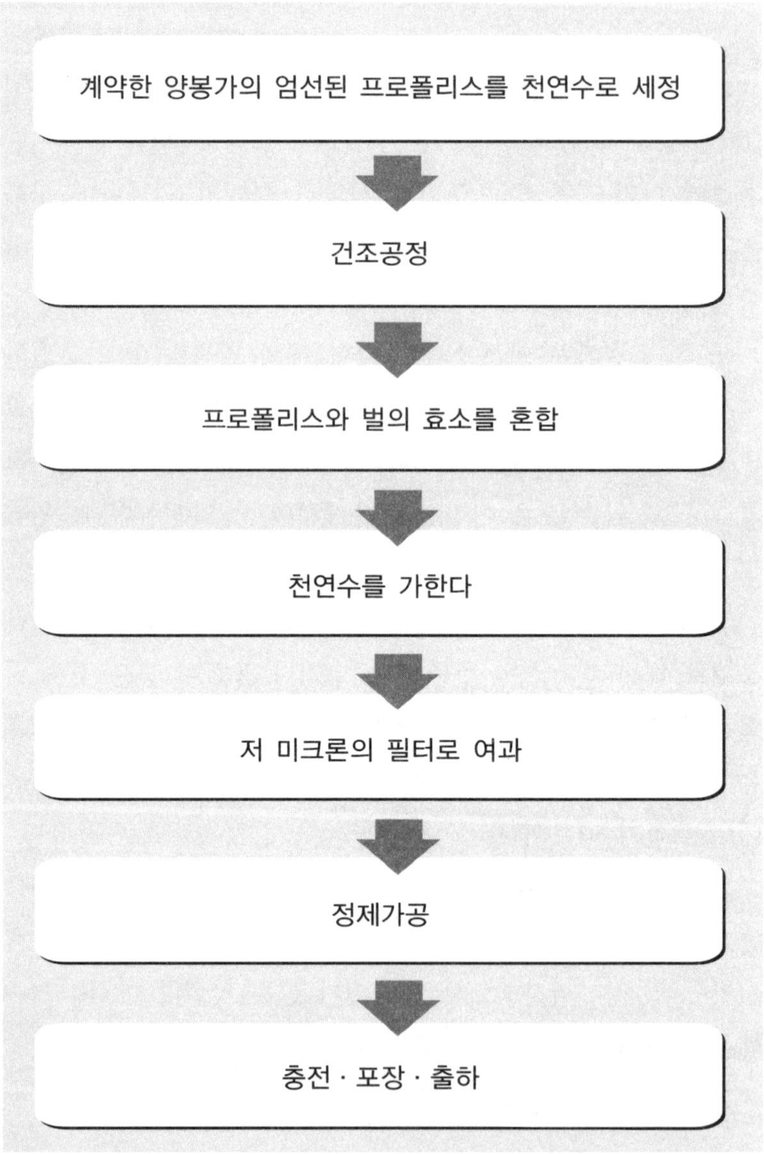

계약한 양봉가의 엄선된 프로폴리스를 천연수로 세정

⬇

건조공정

⬇

프로폴리스와 벌의 효소를 혼합

⬇

천연수를 가한다

⬇

저 미크론의 필터로 여과

⬇

정제가공

⬇

충전 · 포장 · 출하

집은 무너져버린다. 인간이 나타나기 훨씬 전부터 이 엄격한 지구에서 살아남아 온 꿀벌이 그와 같은 얼빠진 짓을 할 이치가 없다. 그러므로 프로폴리스의 유효성분을 추출하려면 알코올이 유효한 것이다.

알코올 추출시에 사용되고 있는 것은 일반적으로 에틸알코올이라 불리는 순도 높은 에탄올 알코올이다. 에탄올 알코올은 맥주나 위스키 등 알코올 음료를 만들 때에 사용되고 있으며 의약품으로서도 폭넓게 사용될 뿐 아니라 각종 팅크니 분석 시약으로서 이용되고 있다.

알코올에서 추출된 것이라고 해서 간장에 해가 있거나 어린이는 마실 수가 없다거나 하는 것은 아니다. 프로폴리스는 술처럼 단번에 벌컥벌컥 마시는 것이 아니기 때문이다. 몇 방울의 프로폴리스를 물이나 미지근한 물에 묽게해서 마시는 것이기 때문에 1회의 양은 극히 적으며 알코올은 거의 없다고 해도 될 것이다.

프로폴리스의 원괴에 알코올을 침투시키고 일정 시간이 경과한 후 그것을 날렵하게 뽑아내는 것이 이상적일 것이다. 그리고 추출된 액 중에서 막을 친 것처럼 되어 있는 가장 위층이나 침전물이 고여 있는 아래층을 제외한 가운데 부분만을 채취한 것이 가장 좋은 프로폴리스 추출액이다.

추출하는 데에 알코올을 사용하지 않고 글리세린을 사용하고 있는 것도 있다. 예컨대 식품 첨가물로서 인정되고 있는 것이라도 장시간에 걸쳐 섭취해도 되는 것인지 어떤지에 대해서

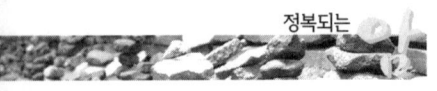
는 큰 의문이 있는 실정이다. 글리세린을 사용해서 추출한 것
은 용기를 더럽히지도 않고 콜로이드상(colloid狀)으로 마시기
쉬운 것을 매물로 하고 있는 것 같지만 소중한 프로폴리스 성
분은 알코올을 사용한 제품에 비해서 훨씬 적은 것이다. 효력
을 높이기 위해 많이 마셔야 하며 그만큼 첨가물을 많이 섭취
하는 것이 된다.

## (5) 프로폴리스는 언제부터 인간을 위해 사용되었나?

꿀벌이란 생물이 지구상에 처음으로 나타난 것은 4000만년 이상 전의 일이기 때문에 인간은 그에 비하면 훨씬 늦은 신입 사원이고 꿀벌이 대선배격이 되는 셈이다.

인간은 원숭이로부터 진화해서 두 다리로 걷게 되고 급격하게 뇌를 발달시켜서 유인원의 3배 이상의 뇌를 갖게 되었다. 지구상에 라마비크테스라고 하는 인간의 인형이 처음으로 출현한 것은 1400만 년 전이다. 이빨의 형태나 치열(齒列)이 사람을 닮고 있긴 했으나 2개의 다리로 걷고 있었는지 어떤지도 모르는 생물을 인류의 시초로 했다 하더라도 꿀벌보다는 훨씬 후에 출현한 것임에는 틀림없다.

그렇다면 인류는 탄생했을 때부터 꿀벌에게 신세를 지고 있었는지도 모른다. 인류와 꿀벌의 관계가 명확해진 최초는 고대 이집트 시대로 그 무렵에 그려진 릴리프(relief)나 동굴 벽화로 더듬어 생각할 수가 있다. 그것은 기원전 약 7000년 경의 일로 인간이 꿀벌의 벌집에서 꿀을 채취하고 있는 모양이 표현되어 있다.

또한 이 시대에 이미 프로폴리스가 가진 힘이 알려져 있어서 미라를 만들 때의 방부제로서 사용되고 있었던 것이 아니냐는 생각을 하고 있다. 외부에서 침입한 외적을 죽이고 프로폴리스로 감싸서 미라로 만들어 버리는 꿀벌의 습성을 배운

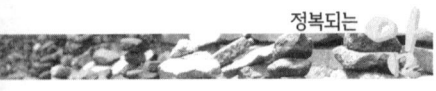

것일지도 모른다.

그리고 그 시대로부터 더욱 진보한 기원전 2700년 경, 메소포타미아 문명의 유산인 비문(碑文)에는 질병을 치료하기 위해 프로폴리스가 사용되고 있었다는 것이 명기되어 있다. 이 무렵에는 아직 프로폴리스란 이름이 아니고 「수목의 눈물」이란 시(詩)적인 이름으로 불리거나, 꿀벌의 용도 그대로 「건칠」이라고 불리거나 하고 있었다.

기원전 400년 경의 고대 그리스의 철학자 아리스토텔레스의 「동물지(動物誌)」에 실린 다음과 같은 한 구절에서 먼 옛날로 생각을 돌려 더듬어보고자 한다.

"청결하고 텅 빈 작은 상자를 꿀벌에게 주면 꿀벌들은 모든 종류의 꽃의 즙이나 느릅나무와 같은 진이 나오는 수목에서 나온 수액과 눈물을 가지고 벌집을 만든다. 다른 동물이 들어오지 않도록 이것을 바닥에도 칠한다. 벌을 기르는 사람들은 이 액을 건칠하기 컨모시스라 부르고 있다. 꿀벌들은 이 물질을 입구에도 칠한다. 너무 넓은 입구를 좁게 하기 위해서이다. 이 물질은 밀랍 찌꺼기처럼 새까맣고 자극적인 냄새가 있어서 화농하거나 다쳤을 때에 바르면 효과적인 약으로서 사용할 수가 있다."

이와 같은 한 구절에서 이 시대의 그리스에서는 이미 꿀벌을 기르는 사람들이 있었다는 것과 프로폴리스로 추정되는 것이 상처나 타박상에 효력이 있는 약으로서 사용되고 있었다는 것을 알 수 있다. 부상을 당했을 때뿐만 아니라 감기에 걸렸을 때와 목이나 허리가 아플 때 프로폴리스로 찜질하면 빨리 치유되는 것으로 생각하고 있었던 구절도 있다.

이집트, 메소포타미아, 그리스 등 세계 문명의 발상지에서 프로폴리스가 널리 이용되고 있었던 사실을 보면 프로폴리스가 먼 옛날부터 지상의 모든 지역에서 활용되고 있었던 것을 알 수 있다. 신비적인 프로폴리스의 힘을 빌리는 지혜는 인류의 공통된 것이었다는 점을 생각하면 뭔가 감개가 깊은 것이 있다.

시대가 더욱 지나감에 따라 1세기에 고대 로마의 병사들은 전쟁터에 프로폴리스를 가지고 갔다. 이 무렵부터 유럽을 중심으로 해서 퍼져나간 것이라고 생각된다. 그리고 중세에는

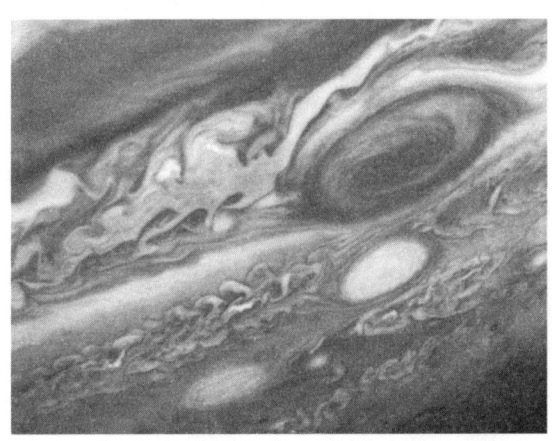

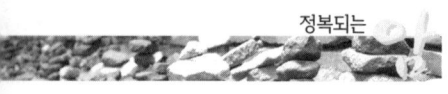

다시 그 효용이 알려지게 되어 분말로 한 프로폴리스를 상처나 눈병의 치료에 사용하고, 몸의 부종이나 염증에도 사용하며, 발모(發毛) 촉진이나 양모제로서 이용하고 있었다는 것을 알고 있다.

또 12세기에 있었던 환상의 문명이라고 말하는 잉카제국에서도 감염증에 걸렸을 때의 해열제로서 사용되었고, 유럽이나 그루지아에서는 여러 가지 치료약의 조합제(調合劑)로서 사용되고 있었다.

이리하여 프로폴리스라고 하는 꿀벌이 만든 기적의 창조물은 기원전의 옛날부터 오래 계승되어 19세기의 프랑스에서는 바셀린에 혼합한 것이 상처의 약으로 사용되고 현대에는 랩인이 민간요법 만능 약으로서 배뇨 장해나 유독성 배뇨 곤란증에 사용하고 있다고 한다. 그리고 다시 넓은 지역에서는 이빨이나 잇몸 건강을 위해 프로폴리스를 씹는 습관이 예전부터 있었다는 것이다.

## (6)  프로폴리스의 의미

　꿀벌은 수액이나 화분과 자신의 입에서 나오는 분비물을 섞고 그것을 반죽하여 프로폴리스를 만들지만 그 용도는 벌집을 지키기 위해서이다. 그러므로 프로폴리스란 말은 그 용도에 알맞은 뜻을 가지고 이름 지어진 것이다.

　즉 프로폴리스의 "프로"는 그리스어로「전(前)」이라던가「방어」라 뜻이고, "폴리스"는「도시」라는 뜻이다. 즉 양쪽을 합치면「도시를 지킨다」는 뜻을 가진 말이 되는 것이다.

　폴리스란 말이 그리스어로 되어 있다는 것을 생각하면 아리스토텔레스는「수목의 눈물」이라고 표현하고 있지만 같은 시대에 누군가 이름 지은 사람이 있었다는 곳도 생각할 수 있다. 필경 이 시대에 급속하게 퍼져서 일반적으로 사용하게 되었고, 도시를 지킨다는 바로 그 말에 알맞은 이름이 생겨났다고 해도 전혀 틀리지는 않는 것으로 생각된다.

　아리스토텔레스뿐만 아니라 이 시대에 쓰여진 많은 서적에서 프로폴리스에 대한 글을 찾아볼 수가 있다. 유명한 역사가 헤로도토스는「프로폴리스는 연고(軟膏)로서 주로 상처나 궤양의 치료에 사용되고 있었다」는 말을 하고 있다. 또 같은 그리스 사람인 테오플라토스는 프로폴리스를 수집하는 방법을 상세하게 쓴 지도서를 펴내고 있다.

　프로폴리스란 언어가 최초에 기록된 것은 고대 로마 시대에

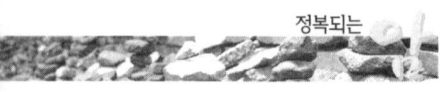

해당되는 기원전 2세기에 바아롤이 쓴 「농업론(農業論)」이다. 그는 「꿀벌이 특히 여름이 되면 벌통 입구에 칸막이를 만드는 데, 그 물질은 프로폴리스라 불리고 있다. 이것은 의사가 찜질 약을 만들기 위해 사용한다. 비어·새클러 지방에서는 벌꿀보 다도 프로폴리스 쪽이 비싸게 팔리고 있다는 것이다」라고 기 술하고 있다.

그리고 기원전 7~8년 경에 디오스콜리데스란 사람이 쓴 「약물지(藥物誌)」란 서적에는 「프로폴리스는 노란 꿀벌의 아 교에서 향기가 난다. 그 향기가 소합향(蘇合香)과 비슷한 것을 고르면 된다. 그것은 적도로 건조되어 있지만 부드럽고 습기 찰 때는 유향(乳香)처럼 잘 늘어난다. 가시나 파편이 박혔을 때에는 그것을 뽑는 데에 쓰인다」라고 써 있어서 프로폴리스 란 말이 사용되고 있다.

다시 시대가 바뀌어서 1세기가 되자 고대 로마의 식물학자 이자 장군이기도 했던 프리니우스가 「박물지(博物誌)」란 책 속에서 프로폴리스란 단어를 사용하여 「벌통 속에 있는 물질 로 근육에 찔린 가시 등 모든 물질을 뽑아내어 부기를 가라앉 히고, 단단해진 근육을 부드럽게 하고, 통증을 없애고, 고치기 어려운 상처를 고친다」라는 설명을 하고 있다.

(7)  외국에서는 더욱 연구가 추진되고 있다.

기원전의 먼 옛날부터 프로폴리스의 효용을 알고 활용해 온 유럽에서는 많은 프로폴리스 제품이 상품화되고 있다. 성분을 알코올로 추출한 액체모양의 것에서부터 과립형, 분말로 해서 캡슐에 넣은 것, 혹은 정제로 한 것 등 여러 종의 타입이 만들어지고 있다.

그리고 프로폴리스가 들어간 화장품이나 치약, 껌, 캔디에 이르기까지 프로폴리스를 넣어서 만든 제품이 생활 속에 파고들어가 있다.

또 최근에는 프로폴리스가 부작용이 없는 천연의 항생물질인 데에 착안하여 의학적인 연구 대상으로서도 주목되고 있다. 의료 현장에서는 수많은 임상적인 성과도 올리고 있어서 성분 분석 등 화학적인 어프로치도 이루어지고 있다.

특히 활발한 연구개발을 하고 있는 것은 루마니아이다. 루마니아는 유럽 남동부에 위치하고 흑해에 면한 나라이다. 한때 악명 높은 독재자 챠우셰스크로 유명해졌지만 우리 일반 서민에게는 별로 친숙하지 못한 국가다. 그러나 프로폴리스의 이용은 왕성하여 그 챠우셰스크 독재정권 시대에 국가의 예산을 사용해서 꿀벌의 연구도 활발하게 하고 있었다.

수도 부카레스트가 정확하게는 부크레시티라고 하지만 그 곳에는 벌이 만든 제품의 약리작용을 화학적으로 연구하여 의

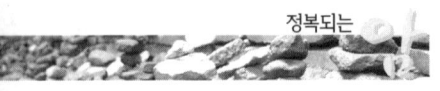

약품으로서 제품화하기 위한 양봉연구소가 있다. 또 거기에 부속되는 것으로서 임상적으로 응용하기 위한 꿀벌 의료센터도 설치되어 있다.

루마니아에서는 이와 같이 약품의 개발과 임상적인 시험용을 위한 시설이 국가의 지시로 만들어져서 조직적으로 활동하고 있다는 것이다. 그 결과 프로폴리스를 이용한 의약품, 예컨대 상처나 여드름, 뾰루지, 귀 특유한 습진에 유효한 연고라든가 질(膣)용의 좌약(坐藥), 비염이나 외이염(外耳炎)용의 용액, 치조농루(齒槽膿漏)의 치료약 등이 개발되고 있다고 한다.

그러한 의약품은 정부의 지정약으로 인정받아 이용되고 있다고 한다. 의료센터에는 프로폴리스에서 개발된 약을 파는 약국도 개설되어 있어서 센터를 찾아오는 환자가 그러한 꿀벌 의약품을 구입하여 사용할 수 있도록 되어있다.

의료센터 뿐만 아니라 거리의 약국에도 프로폴리스 제품이 진열되어 있어서 치통의 진통이나 구내염(口內炎)의 약 등이 잘 팔리고 있다는 것이다. 그러한 이야기를 들으면 건강식품으로서의 인식밖에 없고 자칫하면 사기꾼의 물건처럼 취급받는 프로폴리스의 품위가 불쌍해진다.

## (8) 프로폴리스의 효과

**「원형의 유지·수복 효과」— 프로폴리스의 효과를 한 마디로 말하면 이렇게 된다.**

보통 약이란 것은 증상별로 조제하는 것이다. 하리(설사)가 멈추지 않아 곤란한 사람에게는 지사제(止瀉劑)를 투여하고 변비로 고생하는 사람은 하제(下劑: 설사약)를 먹여서 변의를 촉구시킨다. 만약에 여기서 약을 반대로 투여해버리면 큰일 난다. 하리는 멈추지 않게 되고, 또 변비의 고통은 더더욱 심해질 것이다.

그러나 프로폴리스에는 그러한 일이 없다. 하리에도 유효하고 변비에도 유효한 것이다. 이와 같이 계통을 세워서 생각할 수 없는 것이 프로폴리스의 최대 특징이라고 말할 수 있겠다. 극단적으로 말하면 지나치게 높은 혈압을 내리는 방향으로도 작용하고, 지나치게 낮은 혈압을 올리는 데에도 작용한다.

고혈압인 사람과 저혈압인 사람이 동시에 「프로폴리스 덕분에 혈압이 내려갔습니다」, 「아니죠, 프로폴리스는 혈압을 올려줍니다」하고 반대되는 감상을 가져오는 일이 있다는 것이다. 갑상선 호르몬의 분비를 억제시켜 주어서 오랫동안 고생을 하던 바세도병이 치유되었다는 사람이 있는가 하면, 갑상선 호르몬이 활발해져서 만성인 질병이 좋아졌다고 기뻐하는 사람도 있다.

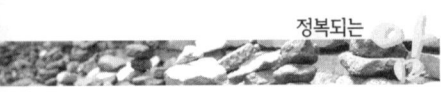

앞에서 말한 「원형의 유지」란 인간의 몸에 본래부터 구비되어 있어야 할 모습을 유지한다는 뜻이다. 그리고 「수복 효과란」 원형이 무너지게 되었을 때에 원상으로 되돌리려고 하는 작용이다. 프로폴리스가 복용하는 사람에 따라서 전혀 다른 효과를 발휘하는 것은 그 때문이다. 꿀벌들이 4000만 년 이상이나 계속 살아온 비밀은 진정 여기에 있다고 해도 과언이 아닐 것 같다.

이와 같은 사고방식은 현대과학으로서는 받아들이지 않을지도 모른다. 그러나 프로폴리스의 작용이 이렇게 다양한 방향으로 움직이고 있는 것을 과학적으로 해명하려고 한다면 프로폴리스 속에 상반하는 작용을 일으키는 다양한 성분이 있다는 것이 분석함으로서 발견할 수 있을 것이다.

현재 그것이 아직 발견되어 있지 않다. 도대체 프로폴리스의 무엇이 유효해서 혈압을 올리는지, 혹은 내리는지, 그리고 생약으로서 유효한 것은 어째서인 지를 전혀 모르는 것이다.

즉, 프로폴리스의 메커니즘은 현대 과학과는 인연이 없는 데에서 움직이고 있다고 생각할 수밖에 없는 노릇이다. 현대 과학으로 해명할 수 있는 것만을 약으로서 인정한다는 것이라면 프로폴리스를 약이라고 부르는 것은 잘못인 것 같다. 더욱 심원하고 신비적인 어떤 물체로서밖에 말할 수 없는 것이 될 것이다.

프로폴리스의 작용에는 생물의 신체에 정상적인 기능을 되돌리게 하는 미지의 메커니즘이 작용하고 있다고 생각할 수밖에 없다. 본래의 건강체에서는 일어나지 않는 이상상태가 되었을 때 신체의 조직 전체를 고쳐 짜맞춰서 정상적인 본래의 모습으로 되돌리는 것이 프로폴리스라고 말해도 될 것 같다. 분석학(分析學)이 진보했을 때 신체의 이상 부분을 공격하는 물체가 발견되는 일이 있을지도 모른다. 그러나 그것이 프로폴리스의 주요 성분이냐고 묻는다면 그렇다고는 말할 수 없을지도 모른다.

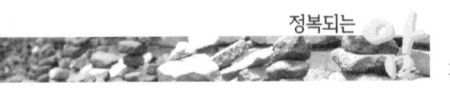

## (9) 프로폴리스의 작용

프로폴리스에는 인간의 몸에 대한 유익하고 광범위한 작용이 있다고 알려져 있으며, 예컨대 프로폴리스에 대한 주목의 중심이라고도 말할 수 있는 항암작용은 그들의 작용 몇 가지인가가 복합적으로 작용하여 상승적인 효과를 미치므로 인해서 가져다주는 것이라고 생각된다. 물론 암 뿐만이 아니라 기타 많은 질병이 이들 작용의 상승 효과에 의해서 쾌유쪽으로 향한다고 생각해도 될 것이다.

다만 다음에서 말하는 작용은 어디까지나 경험적으로 알려져 온 것이며, 프로폴리스가 어떻게 해서 이런 작용이 생기느냐는 메커니즘에 대해서는 현재까지 거의 해명되지 않았다. 이것들은 많은 의사나 연구자에 의한 실제적인 거듭된 임상실험에 의해 프로폴리스의 효과로서 정리된 것이다.

### ① 항균과 살균작용

상처가 화농하거나 혹은 음식 등이 부패하거나 하는 것을 방지하는 프로폴리스의 항균 및 살균작용은 오랜 옛날부터 알려져서 이용되어 온 것이라고 말할 수 있겠다. 그 작용이 미치는 범위는 대단히 넓으며, 많은 박테리아나 세균군에 대한 효과가 확인되고 있다.

예컨대 항생물질로도 퇴치하기 어려운 내성(耐性)을 가진 황색포도구균의 감염이 원인으로 일어나는 MRSA 원내감염의 예방이나 치료에 효과가 있었다는 체험담이 있으며, 윌스를 원인으로 해서 일어나는 B형이나 C형 간염의 치료나 개선의 체험담은 매우 많이 들려온다.

어느 60대의 남성은 프로폴리스를 복용하기 시작하고부터 발열과 식욕감퇴라고 하는 간염에 딸린 증세가 없어지고 체력이 회복되어서 매우 안정된 상태를 유지하고 있다고 한다. 또 다른 40대의 남성은 프로폴리스를 먹게 되고부터 흙빛이었던 안색이 붉은빛이 돋기 시작했으며, 먹기 시작하고부터 반년 후부터는 간당의 상태를 나타내는 GOT나 GPT 등의 검사 데이터도 내려가기 시작하려 정상에 접근해가고 있다는 것이다.

이 사람은 병원으로부터는 인터페론의 투여에 의한 치료를 권유받고 있었으며, 부작용을 걱정하고 갈피를 못잡고 있었지만 프로폴리스를 먹은 후의 회복에 의해서 인터페론 투여를 회피할 수 있었다며 기쁨을 말해 주었다.

또 금후에는 윌스나 세균에 의해서 감염되어 우리 인간의 목숨을 위협하는 질병으로 공포의 대상이 되고 있는 에이즈나 에볼라 출혈열(出血熱), 라서열 등의 예방이나 치료에 프로폴리스의 효과를 기대할 수 있을 것으로 생각하고 많은 연구자에 의해서 연구가 추진되고 있다.

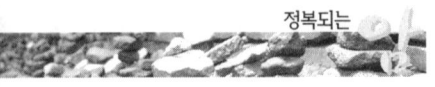

## ② 진통작용(鎭痛作用)

프로폴리스는 별명을 「천연의 아스피린」이라 불리고 있다. 끈질긴 두통에 계속 고통을 당하고 있던 사람이 프로폴리스를 먹게 되고부터 두통으로 고생하는 일이 없어졌다는 말도 들려온다. 어느 연구자는 이 작용을 두통의 원인이 되는 프로스타글란딘(prostaglandin)이란 물질이 몸 속에서 만들어지는 것을 억제하는 작용이 프로폴리스에 있기 때문이라고 말하고 있다.

또, 두통 뿐만이 아니라 「프로폴리스를 먹었기 때문에 개복수술 후 상처의 통증이 경미했다」든가, 「벌에게 쏘였는데도 프로폴리스의 액을 발랐더니 통증이 씻은 듯이 사라졌다」는 등, 여러 가지 원인으로 생기는 통증을 진정시키는 효과가 프로폴리스에는 있는 것 같다.

어느 여성이 유리 파편으로 손가락 끝을 베이고 말았다. 병원에서는 세 바늘을 꿰맨 후에 「마취의 효력이 있는 동안에는 괜찮지만 손가락 끝은 신경이 집중되어 있는 곳이기 때문에 잠시 후에는 심한 통증이 올 것임으로 각오는 하셔야 해요」하고 말했다는 것이다.

그래서 그 여성은 병원에서 귀가하자 즉시 프로폴리스의 액을 상처에 발라두었다. 그러자 밤이 되고, 다음날이 되도록 통증이 전혀 없었다는 것이다. 또 말기암에 걸린 사람이 보통 같으면 모르핀을 다량으로 투여하지 않으면 견딜 수 없을 것이라는 통증을 거의 느끼지 않았다는 일이 많다. 유감스럽지만 죽음에 이르렀을 경우에도 그 퀄리티 · 오브 · 라이프(QOL 환자 생활의 질)의 개선에 크게 공헌했다는 것이 된다.


### ③ 항염증작용(抗炎症作用)

천연의 항생물질이라고 불리는 프로폴리스는 충혈, 부기, 발열, 통증 등을 일으키는 염증을 수반하는 질병의 개선에는 특히 효과가 큰 것 같다. 더구나 「효과가 있었나」고 하는 체험담은 구내염(口內炎)에서부터 위염, 장염, 방광염 등 비뇨기과의 염증, 화상, 어깨 결림이나 근육통, 고령자의 기관지염이나 폐렴, 어린이의 아토피성 피부염까지 실로 폭넓은 질병의 증상에 걸쳐있다.

예를 들면, 구소련(러시아) 방사선연구소의 연구원은 프로폴리스를 배합한 연고를 방사선으로 인한 궤양성의 염증이나 화상 등의 환부에 바른 결과 상처도 남지 않고 치료할 수가 있었다는 보고를 하고 있다. 이 보고에 따르면 치료 등을 목적으로 해서 방사선을 조사(照射)할 경우에는 사전에 조사를 받을 장소에 프로폴리스 연고를 발라두면 피부를 보호하여 염증 등이 일어나는 것을 방지할 수가 있다는 것이다.

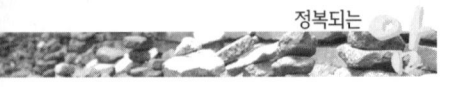

### ④ 면역 활성화 작용

윌스나 세균 등의 병원체가 우리들의 몸에 침입하여 그곳에서 증식해버렸기 때문에 일어나는 질병을 감염증(感染症)이라고 한다. 그런데 같은 병원체에 감염되었을 경우라도 어떤 사람에게는 심한 증상이 나타나는데도 다른 사람에게는 전혀 발병하지 않거나, 발병했다 하더라도 경증(가벼운 증세)으로 끝나는 수가 있다.

이것은 사람에 따라서 그 병원체와 싸우는 시스템으로서는, 백혈구나 매크로파지라고 불리는 세포가 병원체를 구축하는 작용을 이미 알고 있는 사람도 많을 것이다. 또 백혈구의 하나인 임파구(淋巴球)가 관여하는 면역반응도 이러한 생체방어 시스템으로서 없어서는 안 되는 작용을 하고 있다.

### ⑤ 세포활성 · 재생작용

우선 크게 입을 벌려버린 상처가 막혀져 가는 모양을 상상해 보기 바란다. 상처는 최초에 속쪽에서부터 살이 부풀어 올라와서 점차 얕아지고 이윽고 표면에 엷은 피부, 즉 박피(薄皮)를 치게 된다. 이 과정을 세포 레벨에서 보면, 최초에 부풀어 오른 살을 활발하게 증식을 반복하는 육아세포(肉芽細胞)라 불리는 것이고, 그 육아세포가 시간의 경과와 함께 보통의 세포조직으로 치환(置換)해감으로서 상처는 흔적도 없이 치유되어 버린다. 그런데 이 치환이 원만하게 되지 않을 경우에는 상처 부분에 육아세포가 그대로 굳어서 남아버려 그것이 상흔(傷痕)으로 남게 된다.

개복(開腹)수술을 받은 후나 큰 부상을 당했을 때에 프로폴리스를 먹었더니 상처가 빨리 아물었다던가 혹은 상흔이 남지 않고 깨끗이 아물더라는 체험담을 흔히 듣지만, 이러한 현상은 프로폴리스의 성분에 세포의 활동을 활성화하는 작용이 있기 때문이라고 생각할 수 있을 것이다.

또 우리 인간의 몸은 약 60조 개의 세포로 성립되어 있다. 그리고 뇌세포 이외의 모든 세포는 하나하나 항상 새로운 세포로 환생을 계속하고 있으며 몸속의 모든 세포가 불과 3개월 사이에 세대교체를 마친다고 한다.

프로폴리스는 이러한 세포의 시진대사를 활발하게 해준다. 예컨대 프로폴리스를 먹고 있는 동안에 백발 속에 검은머리가 섞이기 시작했다던가, 원형 탈모증이 치유되었다는 체험담은 이제까지에도 많이 들어왔다. 이러한 작용은 발모하는 능력을 잃거나 머리를 검게 하는 색소를 잃어버렸거나 했던 모근(毛根)세포가 프로폴리스의 성분이 세포의 신진대사를 활발하게 한 결과 재차 본래의 검은머리가 돋아나게 하는 힘을 되돌린 결과라고 말할 수 있겠다.

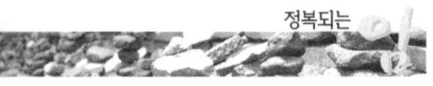

## ▼ 프로폴리스의 효과

### 순환기(循環器)

심장(心臟), 혈관(血管), 림프관 질환, 고혈압(高血壓), 저혈압(低血壓)

### 소화기계(消化器系)

위염(胃炎), 간염(肝炎), 간경변(肝硬變), 십이지장염(十二指腸炎), 위궤양(胃潰瘍), 대장염(大腸炎), 담낭염(膽囊炎)

### 호흡기(呼吸器)

인두염(咽頭炎), 후두염(喉頭炎), 부비강염(副鼻腔炎), 편도선염(扁桃腺炎), 만성비염중이염(慢性鼻炎中耳炎), 외이염(外耳炎), 기관지염(氣管支炎), 기관지천식(氣管支喘息), 결핵(結核),

### 비뇨기 · 생식기계(泌尿器 · 生殖器系)

신염(腎炎), 방광염(膀胱炎), 전립선비대증(前立腺肥大症), 요도염(尿道炎), 임포텐츠

### 뇌 · 신경계(腦 · 神經系)

파킨슨병, 근 디스트로피

### 피부병(皮膚病)

베인 상처, 동창(凍瘡), 손발이 트다, 화상, 여드름, 사마귀, 티눈, 물집, 켈로이드, 욕창, 방사성피부염(放射性皮膚炎), 아토피성 피부염

### 부인과(婦人科)

질염(膣炎), 트리코모나스, 자궁근종(子宮筋腫), 생리통(生理痛), 갱년기장해(更年期障害)

### 치과(齒科)

치통(齒痛), 치육염(齒肉炎), 치주염(齒周炎), 구내염(口內炎)

### 안과(眼科)

눈의 염증, 눈 다래끼

### 내분비 · 알레르기 · 기타

류마티, 화분증(花粉症), 변비(便秘), 스트레스, 불면증(不眠症)

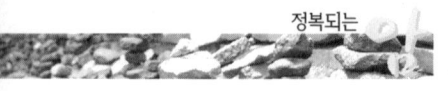

## ⑥ 조혈작용(造血作用)

혈액은 신체의 구석구석에까지 산소와 영양분을 공급함은 물론 신체의 저항력을 담당한 많은 성분을 함유하고 있기 때문에 혈액에 이상이 생기면 몸 전체의 질병으로 이어지거나 혹은 그것을 악화시키거나 할 가능성이 있다.

또 이러한 혈액 질병의 원인으로서 암이나 만성 감염증, 간 질환, 내분비질환 외에 위궤양이나 치질 등의 출혈을 수반하는 질병이 있을 경우에는 원인 질환의 치료를 함과 동시에 혈액을 정상적인 상태로 되돌리는 것이 질병의 치료에 크게 공헌해 줄 것이다.

프로폴리스는 세포의 활성화를 촉진하는 작용을 가지고 있지만 그 작용은 정상적인 혈액제조공장인 골수(骨髓)의 세포에도 미친다. 혈액의 제조에 필요한 미량원소(微量元素)를 공급하거나, 적혈구나 백혈구, 임파구 등의 세포를 정상화 및 활성화하거나 하는 효능도 기대할 수 있기 때문에 프로폴리스는 혈액의 이상이 원인인 질병, 혹은 그것이 치유의 방해가 되는 질병의 개선에 큰 역할을 한다고 말할 수 있겠다.

## ⑦ 혈관 강화 및 혈행 개선작용

고혈압이나 뇌혈관 장해 및 심 질환의 근본적인 원인으로 생각되고 있는 것에 동맥경화가 있다. 이제까지 동맥경화는 콜레스테롤 등의 지질(脂質)이 동맥의 안쪽 세포벽에 달라붙기 때문에 일어나는 것으로 생각하고 있었다. 그래서 혈액 속으로 콜레스테롤을 운반하는 역할을 하고 있는 LDL(저밀도 리보단백질)은 혈관 벽에 콜레스테롤을 축적하는 악질 콜레스테롤이라고 생각했었다.

그러나 최근의 연구에서 동백경화를 불러일으키는 근본은 산화력(酸化力)이 매우 강한 산소 분자인 활성 산소에 있다는 것을 알게 되었다. 활성 산소의 공격을 받고 벼성(變性)해버린 LDL이 대형 백혈구인 매크로파지에 에워싸여서 포말세포(泡沫細胞)라 불리는 것을 만들어 동맥의 안쪽에 축적되어 가는 것이 동맥경화의 직접적인 메커니즘이었던 것이다.

프로폴리스는 그 항산화작용에 의해서 활성산소에 대항하여 동맥경화가 진전되는 것을 억제함과 동시에 세포활성화 작용에 의해서 혈관 자체를 유연하고 튼튼한 것으로 해준다. 예를 들면 건강 유지를 위해 프로폴리스를 매일 조금씩 복용하고 있었는데, 어느 날 뇌막하출혈의 발작을 일으켜버린 사람이 있다.

다행히 생명에는 별 지장이 없었지만 그 사람에게 치료를 함과 동시에 각종 검사를 한 의사는 「이 상태라면 3년이나 전에, 치명상이 될 수 있는 큰 발작을 일으켰어도 이상할 것이 없다」며 머리를 갸우뚱하더라는 것이다.

그 사람 자신도 얼마 전부터 두통과 현기증과 같은 자각증상이 있었다는 것이지만, 필경 프로폴리스를 복용하고 있었기

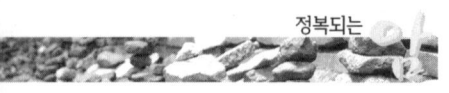

때문에 망가져가고 있던 혈관이 강화되어 3년 동안이나 발작을 억제했던 것으로 생각된다. 그리고 그 후 순조롭게 회복되어서 사회복귀를 하게 된 이 사람은 현재 뇌출혈에는 꼭 따라다니는 후유증도 없어 「프로폴리스 덕분에 목숨을 건졌습니다」하고 말하면서 활기찬 생활을 되찾고 있다.


### ⑧ 살암(殺癌)작용

프로폴리스의 성분에 암세포를 죽이는 작용을 하는 것이 함유되어 있다는 것은 과학적으로도 입증되고 있다. 특히 그 성분은 세포가 분열해서 증식할 때에만 작용하기 시작한다는 연구 보고가 있지만 이것은 활발한 증식을 되풀이하는 암세포에만 선택적으로 큰 손실을 주고, 한편 정상적인 세포에 대한 영향은 적다는 것을 말하고 있다.

또 암 치료법의 하나로서 면역요법이라는 것이 있지만 이것은 인간의 몸에 본래 구비되어 있는 면역력을 높이고 환자 스스로의 저항력에 의해서 암과 싸워나가려고 하는 것이다. 현재는 바이오테크놀로지의 기술에 의해서 인터페론이나 모노크로날항체(암세포만을 직접 공격하는 미사일요법에 사용되는 것), TNF(종양괴사인자)와 같은 BRM(생물학적 응답 조절물질)이 만들어지고 있으며 암에 침해당한 쪽에 투여하는 시도가 계속되고 있다.

## ▼ 프로폴리스에 함유된 대표적인 생리활성물질의 작용

| | 癌關係의 生理活性 | | |
|---|---|---|---|
| | 發癌<br>予防作用 | 殺癌作用 | 免疫<br>增强作用 |
| 플라보노이드 | △ | △ | ? |
| 카페산유도체 | △ | △ | ? |
| 테르페노이드 | ✕ ? | ◎ | ? |

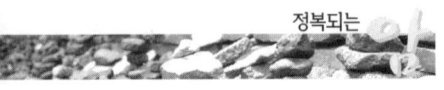
이러한 물질의 투여에 의한 면역요법은, 특히 화학요법이나 방사선치료와 상승적으로 작용하여 살암(殺癌)효과를 높이는 것으로서 기대되고 있다. 프로폴리스가 암세포의 발육을 저지 한다고 말하는 것은 면역작용을 강화함으로 인해 이들 BRM과 동등한 작용을 하기 때문이라고도 말할 수 있겠다.

### ⑨ 항암제의 부작용을 경감하는 작용

항암제에는 암세포에 직접 작용해서 손해를 주는 타입인 것 과 몸의 면역을 강화해서 간접적으로 항암 효과를 생기게 하 는 BRM이 있다. 그러나 모두 강력한 작용을 나타내는 약제이 기 때문에 암세포 뿐만 아니라 정상적인 세포에까지 영향을 주어버리는 것이 많다는 결점이 있다.

더구나 항암제를 사용한 화학요법에서는 다제병용(多劑倂 用)을 일상적으로 하는 일이 많기 때문에 각 항암제가 불러일 으키는 부작용도 상승적인 것이 되어 환자의 �·오브· 라이프(QOL)에 심각한 그림자를 떨어뜨리게 된다.

항암제와 병용해서 프로폴리스를 복용하고 있으면 본래에 당연히 일어나는 부작용이 경감된다던가 혹은 전혀 일어나지 않았다는 체험담이 있다. 그보다도 프로폴리스를 복용하고 있 는 암환자에게 이러한 경험을 않은 사람 쪽이 이상하다고 말 할 수 있을지도 모른다.

　　프로폴리스와 항암제를 병용해서 높은 살암 효과를 얻었다는 체험담이 많기 때문에 프로폴리스가 항암제의 작용을 저지시킨다는 일은 있을 수 없는 것이다. 따라서 이러한 부작용의 경감작용은 프로폴리스가 지닌 진통작용이나 세포활성작용, 조혈(造血)작용, 그리고 기타 많은 작용이 종합적으로 작용하여 온몸의 상태를 개선시켰다고 하는 것이 자연스러운 사고방식일 것이다.

### ⑩ 유전자 손상을 방어하는 작용

　　유전자 손상이 우리에게 큰 영향을 미친다는 것은 더 말할 것도 없다. 손상을 받은 유전자는 정상적인 형태와는 다른 세포나 단백질을 낳으며, 그들은 우리의 건강을 크게 위협하는 존재가 된다. 그 대표적인 예가 악성 암을 비롯한 종양이다.

　　악성 암이나 종양의 발생에는 여러 가지 원인을 생각할 수 있겠지만 정상적인 세포가 암으로 변해버리는 계기는 모두 세포의 핵에 있는 유전자 DNA가 손상되는 것임을 알게 되었다. 양성의 종양은 그 손상의 정도가 적은 것이고, 한편 악성도가 높은 암세포는 이러한 손상이 거듭 쌓이는 몇 단계인가의 악성화 과정을 경과한 것으로 생각되고 있다.

　　일반적으로 암의 원인이라고 생각되고 있는 것, 즉 담배, 식품첨가물 등에 함유된 발암성 물질이나 활성산소, 방사선이나

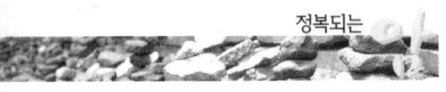

환경오염의 영향 및 약해(藥害), 스트레스 등은 모두 이 유전자에게 손상을 주는 작용을 하는 것으로 생각되고 있다. 이러한 원인에 의해서 손상을 받은 유전자가 적정하게 수복되지 않고 그 상처가 세포분열을 할 때마다 증폭하게 되면 암화의 과정이 시작되는 것이다.

프로폴리스는 활성산소 등 유전자에게 악영향을 주는 물질의 생성을 억제함과 동시에 세포를 활성화 및 강화해서 그러한 물질의 영향을 최소한으로 그치게 하는 작용을 가지고 있다. 이러한 활동에 의해서 「프로폴리스를 복용하고 있으니까 암이 재발하지 않았다」는 체험담이 나오고 있는 것으로 생각되며, 또 건강한 사람이 암과 같은 질병에 걸리지 않는 대비책으로서도 프로폴리스는 큰 의미를 가지고 있다고 생각된다.

## (10) 프로폴리스 속의 성분

프로폴리스가 도대체 어떠한 성분으로 구성되어 있느냐에 대해서는 동유럽이나 러시아 등 프로폴리스 연구의 선구자들에 의해서 일찍부터 연구하고 있다.

약리학, 생화학, 면역학 등의 전문분야에서 프로폴리스가 생물에 어떻게 작용하고 있느냐는 것을 해명하려고 하고 있다. 프로폴리스가 어떠한 성분으로 되어 있느냐에 내해서는 녹일 키일대학의 허브스켄 교수가 발표한 것이 참고가 된다.

프로폴리스의 조성을 크게 분류하면 가장 많은 것이 나무의 진 종류와 수지이며 50~55%까지 이것이 차지하고 있다. 그리고 밀랍이 약 30%, 정유(精油) 등의 유분이 8~10%, 화분 등의 에스테르 종유가 5~10%, 기타 유기물질이나 미네랄이 5%라는 비율로 되어 있다. 숫자가 일정하지 못한 것은 프로폴리스가 천연의 산물이기 때문이다.

이것은 어디까지나 대략적인 분류이다. 프로폴리스는 천연의 합성물질이다. 전나무 하나를 보더라도 여러 가지 물질이 함유되어 있는데, 자신의 주위에 있는 것을 여러 가지 모아서 거기에 자신의 몸에서 이 또한 복잡한 분비물을 섞어서 정성껏 만들어낸 것이다. 정말 많은 물질이 함유되어 있는 것은 상상하기에 어렵지 않을 것으로 생각된다.

1989년에는 가스크로마토그래피라고 하는 분석기를 사용해

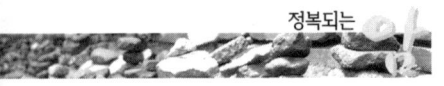

## ▼ 생 프로폴리스의 대표적인 항암 성분

### 아르테필린 C

암세포에 대해서 선택적으로 작용한다. 또 성장해버린 암세포를 괴사시킨다는 것이 동물 실험에서 확인되고 있다.

### 카페인산 페네틸 에스테르

정상적인 세포를 손상시키는 일없이 암세포만을 손상시킨다. 화학 발암제로 만들어진 피부암이나 대장암의 증식을 억제한다는 것이 동물 실험에서 확인되고 있다.

### 클로레단계 지테르펜

간암세포, 자궁경암세포, 파키트 임파종세포 등에 가해서 배양하면 2~3일 후에 암세포가 사멸한다. 세포가 유전자를 복제할 때에 작용하는 효소 「DNA폴리메라제a」의 활성을 저해한다는 것이 알려졌다.

### 켈세틴

플라보노이드의 1종이다. 세포가 증식할 때에 유전자를 복제하기 전의 단계에서 증식을 정지시키는 작용이 있으며 동물 실험에서 발암 억제작용이 확인되고 있다.

서 104종류의 성분을 분석했다는 결과도 발표되고 있다. 극히 미량으로 함유되어 있는 성분까지 넣으면 그 수는 아마도 무한으로 함유되어 있을 것이 분명하다.

그 중에서도 지역이나 환경에 따라 달라서 변화가 심한 것은 유기물이나 미네랄 물질이다. 동 · 망간 · 마그네슘 · 칼슘 · 알루미늄 등의 미네랄, 각종 비타민류, 아미노산, 지방, 유기물, 플라보노이드 등 헤아리기 어려울 정도의 다종 다양한 성분으로 성립되어 있는 것이 프로폴리스이다.

꿀벌에게 있어서 벌집은 필경 신체의 일부일 것이다. 그 벌집을 지키기 위한 물질이 프로폴리스이기 때문에 복잡하지 않을 이치가 없다. 그것은 인간의 몸 구조와 비슷해서 그야말로 신이 만들었다고 생각할 수밖에 없을 정도로 정교한 것일지도 모른다.

예컨대, 뇌빈혈이나 뇌혈전(腦血栓) 등으로 뇌의 일부에 장해가 발생했을 때 사람은 뇌라는 것의 존재를 의식하고 뇌가 지닌 큰 힘을 느낀다. 혹은 뒹굴어서 골절했거나 했을 때 인간의 몸이 얼마나 정교하게 되어 있는가를 알 수가 있다. 그와 같은 과장된 고장은 아닐지라도 잘못하여 칼로 손가락을 다쳐서 붕대로 감았을 때라도 손가락 하나가 부자유스러운 것이 얼마나 불편한가를 실감할 것이다. 불필요한 것은 무엇 하나 없다는 것, 그리고 하나하나의 기관이 서로 관련되어서 살아가는 것이라고 생각된다.

프로폴리스의 효과도 이와 같이 서로 복잡하게 얽힌 복수의 생리활성물질이 복합되어서 서로 영향을 주며 효력을 발휘하고 있는 것 같다.

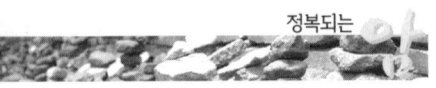

### (11) 프로폴리스에 대한 의학계의 반응

동양의학과 같은 경험주의 의학이 인정을 받게 되어, 서양 의학을 이수한 의사 중에도 적극적으로 이를 수용하려는 사람이 증가해가고 있다. 과학으로는 헤아릴 수 없는 것이 있다는 말인지, 프로폴리스에 주목하는 의사도 많아졌다고 생각된다. 언젠가는 약으로서 처방되는 날이 올지도 모른다.

온 세계의 꿀벌 사육업자와 꿀벌의 연구자들이 모이는 "국제양봉회의"에서는 정보교환이나 연구발표를 하고 있으며 제1회 회의는 1897년에 벨기에에서 개최되었다.

그런데 매일 꿀벌과 함께 생활하는 양봉업자도 프로폴리스에 주목하는 사람은 하나도 없었다. 꿀벌의 벌집에 달라붙어 있는 먼지 정도로밖에 인식하지 않았던 것이다. 그 먼지의 산더미가 국제양봉회의에서 소개된 여러 정보에 의해서 별안간 보물의 산더미로 탈바꿈하게 되었다. 그것이 양봉 관계자나 새로운 건강식품을 찾고 있는 관계자의 높은 관심을 모아서 프로폴리스는 널리 알려지게 되었던 것이다.

이 국제회의에서는 프로폴리스에 대한 연구 성과나 의학적인 임상실험이 많이 보고 되어 그 여러 가지 약효를 공적으로 소개하게 되기에 이르렀다. 연구발표의 중심이 된 것은 프로폴리스 선진국인 동유럽제국의 연구자들이었다. 예를 들면, 어느 불가리아 의사는 「프로폴리스가 함유된 밀랍으로 어깨나 팔꿈치 및 무릎의 관절에 장해가 있는 환자 36명의 치료를 한 결과 20명이 거의 완치되었고 14명이 절반 정도의 회복을 나타냈으며 변화가 없었던 것은 2명뿐이었다」는 보고를 하고 있다.

헝가리 의사는 「헝가리에서 생산된 프로폴리스를 사용해서 항(抗)세균, 항염증, 모세혈관 저항성의 증강효과에 대해서 쥐를 사용하여 연구한 결과 그의 약리학적 효과는 모두 높은 것이었다」는 발표를 하고 있다.

또한 폴란드의 의사는 화농증의 원인이 되는 균의 하나로 치료가 어려운 것으로 알려진 녹농균(綠膿菌)에 화상 후 감염된 피부에 대해서 프로폴리스의 치료 연구를 한 성과를 보고하고 있다. 그에 따르면 녹농균에 감염시킨 쥐에게 프로폴리스 연고를 발라준 결과 딱지가 떨어져서 7~13일 후에는 85%가 완치되었다고 한다.

이 프로폴리스연고는, 항 세균활성이 확인되고 있는 프로폴리스를 3% 넣고 밀랍이나 콩기름 등을 섞어서 만든 것이었다고 하는데, 그 약효에는 놀라울만한 것이 있었던 것으로 생각된다.

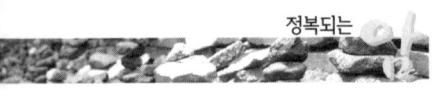
(12) 왜 「생(生)」이라고 할까?

프로폴리스의 뛰어난 성능, 성분, 강력한 항암작용 등에 대해서는 알게 되었으리라고 생각되지만, 프로폴리스가 아무리 우수한 것일지라도 우리 인간의 체내에 흡수하기 쉬운 형태로 수용되지 않으면 효과는 오르지 못한다.

가능한한 자연에 가까운 형태로 100% 유효성분을 흡수할 수 있는 것이 이상적이다.

양봉가가 채취할 수 있는 순수한 프로폴리스 원괴(原塊)는 3~5만 마리의 꿀벌이 사는 벌통에서 하루에 불과 0.5g이라고 함으로 대단히 귀중한 것이다.

희미하게 향긋한 냄새가 있고 입에 넣어보면 맛은 없다. 중국산인 것에는 코를 톡 쏘는 냄새도 없고 혀를 찌르는 듯한 자극도 없다.

천연의 생약인 프로폴리스는 그 속에 함유된 모든 성분을 섭취하는 것이 이상적이다. 모든 성분에 의한 상승효과의 방위체계야말로 프로폴리스 본래의 역할이다. 그러나 원괴 그대로 가지고는 물에 잘 녹지 않으며 체내 흡수도 잘 안되는 것이다. 또 먼지나 불순물도 섞여있어서 그대로 먹을 수는 없는 것이다.

그래서 대부분의 경우, 알코올 등의 용매(溶媒)에 프로폴리스의 원괴를 녹여서 농축액을 추출하고 있다. 용매로서는 알

코올이나 물, 액화이산화탄소 등이 사용되고 있으며, 용매의
종류에 따라서 다음과 같은 것이 있다.

① 알코올추출

② 미셀화추출

③ 물추출

④ 임해(臨海)추출

그런데 어느 방법이나 300여 종류라고 하는 프로폴리스의
성분을 전부 추출되는 것이 아니며, 제품화 과정에서 몇 퍼센
트인가의 성분이 추출되지 않고 아깝게도 버려지고 있는 것
이다.

세계 각국에서 어떻게든 100% 섭취할 수 있는 방법은 없을
까해서 그것에 관한 연구를 하고 있지만 프로폴리스 원괴는
알코올 등의 유기용매 이외는 그리 쉽게 녹지 않는다.

그런데 놀랍게도 중국에서는 「생물환원기술제법」이라는 획
기적인 방법으로 프로폴리스의 성분을 100% 함유한 「생(生)
프로폴리스」가 제품화되고 있었던 것이다. 이것이 수많은 상
을 수상하고 세계에서 인정받은 「생 프로폴리스」인 것이다.

생물환원기술제법이란, 간단히 말하면 「꿀벌이 프로폴리스
를 만들 때에 분비하는 특수 효소로 프로폴리스를 녹인다」고
하는 방법이다.

꿀벌은 모아온 수액(樹液)과 자신의 타액을 혼합해서 천연
의 프로폴리스를 만든다. 그렇다면 꿀벌이 분비하는 타액의

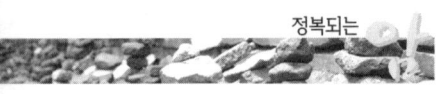

효소 힘으로 단단하고 잘 녹지 않는 프로폴리스를 녹여버린다
는 것이다.

효소란 「촉매(觸媒) 기능을 가진 단백질」을 말한다. 촉매 기
능이란 그 자체가 변화하지 않는데도 어느 하나의 화학반응을
현저하게 촉진시키는 작용을 말한다. 시험관 안에서는 몇 시
간이고 걸리는 화학반응이 효소를 가함으로서 원만하게 또한
스피디하게 이루어지는 것이다. 세제 등의 광고 선전에서 "효
소 파워"란 말을 들었을 것으로 생각된다.

생물환원기술제법을 고안해 낸 것은 양봉경력 50년인 중국
의 생물학자 오딘사 박사이다.

오딘사 박사는 꿀벌이 프로폴리스를 끈적끈적한 액상(液狀)
물질로서 취급하고 있는 데에 착안하여 「꿀벌이 수액을 녹이
는 효소를 분비하고 있다」는 것을 알았다.

그러나 프로폴리스를 간단히 녹이는 효소는 작은 꿀벌에게
서 극히 미량밖에 분비되지 않았고 더구나 항상 분비되고 있
는 것도 아니다. 채취하기란 지극히 어려웠던 것이다.

하지만 끈기 있게 꿀벌을 계속 관찰한 박사는 이 효소가 벌
꿀과 동시에 분비되고 있다는 것을 포착하고 마침내 꿀벌에게
효소를 분비시키는 방법을 세계에서 최초로 발견했으며, 또한
생물행동학 원리에서 그 일을 벌에게 학습시키는 데에 성공했
던 것이다.

이렇게 해서 생긴 「벌의 천연효소들이 벌꿀」에 프로폴리스
의 원괴를 담가서 알코올 등의 용매를 일체 사용하지 않고

「성분을 100% 녹인 생 프로폴리스」를 만드는 데 세계에서 최초로 성공했던 것이다.

생 프로폴리스 제법의 발견은 세계적으로도 획기적인 일이었다. 1992년 벨기에의 "제41회 브뤼셀·유리카 세계발명박람회"에서 금상을 수상했을 뿐만 아니라 벨기에왕국 1등 기사훈장(騎士勳章)을 수상하고 있다. 이때 오딘사 박사는 효소들이 벌꿀에 프로폴리스의 원괴를 넣어 실제로 녹여서 보여 회장에 모인 사람들을 놀라게 했다.

제33회 세계국제양봉대회(1993년·북경·국제양봉협회연합주체)에서는 금상을 수상하였고, 1997년 국제연합 UN·TIPS에서 「발명신과학기술의 광상(光賞)」을 수상하는 등 세계 각국에서 기술이 높이 평가되었다.

많은 상을 수상한 생 프로폴리스는 그야말로 세계가 인정한 세계 최고 레벨의 품질인 프로폴리스라고 말할 수 있을 것이다.

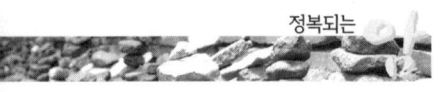

## (13) 먹기도 쉽고 흡수도 잘 되는 생 프로폴리스

생물환원기술제법으로 만들어진 프로폴리스는 원괴가 모두 100% 녹는 그야말로 생 프로폴리스이다.

현재 시장에 나돌고 있는 프로폴리스는 90%이상이 알코올로 추출된 제품이다. 그런데 알코올로 추출된 프로폴리스는 코를 톡 쏘는 자극 냄새와 혀에 찌릿한 자극이 있어서 도저히 먹기가 어려운 것이었다. 그래서 복용하기가 싫어서 오래 계속하지 못하는 사람이 많았던 것이다. 그런데 생 프로폴리스는 향긋하고 달콤하며 자극도 없어서 먹기에 아주 좋은 것이 특징인 동시에 장점이다.

알코올을 싫어하는 사람은 알코올로 추출한 것은 먹을 수도 없고, 또 먹는다 해고 알코올이 위의 점막을 침해할 위험성이나 간장에 부담을 줄 우려도 있었다. 그러나 생 프로폴리스에서는 그런 걱정이 전혀 없는 것이다. 또한 수용성이기 때문에 체내에 흡수가 잘 되는 것도 장점인 동시에 특징이다.

## (14) 최대 메리트는 전(全) 성분 섭취

생 프로폴리스의 최대 메리트는 이제까지 추출할 수 없었던 모든 성분을 섭취할 수 있게 된 것이지만, 또 하나 잊으면 안 되는 것이 그것의 농도이다.

생 프로폴리스는 프로폴리스 30%, 벌꿀 35%, 물 35%의 비율로 만들어져 있다. 생 프로폴리스의 농도는 에누리 없는 것으로 대단히 고농도이기 때문에 다른 제품에서 말하는 50%표시와 동등 이상의 것이라고 생각해도 될 것이다.

알코올 추출에서는 한 번 추출한 후 프로폴리스의 원괴에서 두 번째 달이고 세 번째 달인 농도가 낮은 프로폴리스가 나돌고 있다고 한다. 이것은 알코올로 추출한 후의 원괴가 신선한 것과 구분이 잘 안되기 때문에 악용되는 일이 있다고 한다.

생 프로폴리스는 효소의 파워에 의해서 원괴가 그대로 벌꿀 속에서 녹아버리기 때문에 그러한 속임수가 불가능하다.

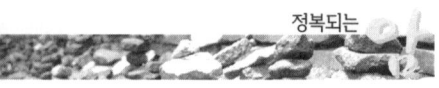
### (15) 프로폴리스의 효과는 산지에 따라 다를까?

현재 시판되고 있는 프로폴리스제품은 액체, 과립, 분말, 캡슐 등 여러 가지 형상이 있다. 그러나 비생산국가에서는 원산국에서 만든 원액을 수입하여 국내에서 가공하여 제품화하고 있는 것이 대부분이다. 원산국으로서는 브라질이 가장 많고 이어서 중국, 오스트레일리아 등으로 되어 있다. 프로폴리스를 크게 나누어 다음의 두 종류가 있다.

① 유칼리계 프로폴리스 — 남미, 오스트레일리아, 뉴질랜드산
　　　　　　　　　　　　등

② 포플러계 프로폴리스 — 유럽, 중국, 일본산 등

생플로폴리스는 최상 질의 포플러계 프로폴리스를 원료로 하고 있다. 중국 내륙부의 산서성(山西省), 하남성(河南省), 호북성(湖北省), 사천성(四川省), 감숙성(甘肅省)의 대자연에서 특별한 방법으로 채취된 고품질의 프로폴리스를 중국 중부의 공장에 모아서 제조하고 있다.

꿀벌의 행동반경은 한정되어 있어서 그리 멀리까지는 날아가지 못한다. 벌집 주변에 어떠한 식물이 분포되어 있느냐에 따라서 모아오는 프로폴리스의 성분도 달라지는 것이다. 그러나 브라질의 꿀벌이든, 중국의 꿀벌이든, 온 세계의 어느 지역에 사는 꿀벌이든 프로폴리스를 「자신의 벌집을 지키기 위해서」 가져오는 것에는 변함이 없다.

프로폴리스를 과학적으로 분석하면 알코올에 녹기 쉬운 부분에서 산지에 차이가 있는 한편, 진한 알코올 밖에는 녹지 않는 부분에 공통성이 있다는 것을 알게 되었다. 식물의 종류에 관계없이 벌꿀의 체내에서 합성되는 공통된 성분이 있다는 것이다.

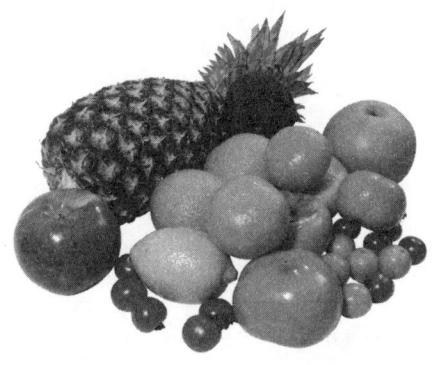

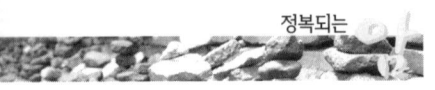
## (16) 왜, 중국산이 주목을 받고 있을까?

프로폴리스는 브라질산이 좋다는 설이 있지만, 큰 이유로서는 「브라질의 대지(台地)에 여러 가지 박테리아가 많기 때문에 항균력이 강할 것 같다」는 데에서 비롯되었다고 한다. 그러나 실제로 프로폴리스가 세계에서 주목받고 확인된 물질은 「천연 플라보노이드」인 것이다.

이 천연 플라보노이드에 관해서는 중국산 포플러계 프로폴리스 쪽이 종류나 양에 있어서 많으며 또한 약리활성력(藥理活性力)이 강하다는 것이 연구 보고에 의해 밝혀졌다. 브라질산에 있어서는 알레크린계의 것은 활성이 강했지만, 기타는

### ▼ 생프로폴리스(액체 30/200타입)의 영양성분

| 성분(成分) | 함유량(含有量) |
|---|---|
| 수분(水分) | 514mg/g |
| 단백질(蛋白質) | 1mg/g |
| 지질(脂質) | 25mg/g |
| 회분(灰分) | 0 |
| 탄수화물(炭水化物) | 460mg/g |
| 에너지 | 2.07kcal/g |
| 나트륨 | 41μg/g |

중국산 프로폴리스 쪽이 브라질산보다도 활성이 강했다고 하는 설도 있다.

어쨌든 산지에 따라서 성분이 다르다 하더라도 프로폴리스가 벌집을 지키는 기능은 똑같다. 프로폴리스의 품질을 좌우하는 것은 산지가 아니라, 오히려 「성분을 100% 채취할 수 있느냐 없느냐」, 「첨가물의 유무」, 「수용성의 유무」, 「천연 효소가 함유되어 있느냐 없느냐」 등 모든 것이 제법에 달려있다고 말할 수 있을 것이다.

천연의 생약이라고 하는 산지의 조건은 공해가 없는 자연환경이 보존되어 있느냐 아니냐가 중요하다. 다행히 생 프로폴리스의 원산지인 중국은 아직도 인간의 손이 미치지 않은 광대한 자연의 삼림이나 식물이 남겨져 있어서 프로폴리스의 산지로서는 더할 나위 없는 조건을 갖추고 있다.

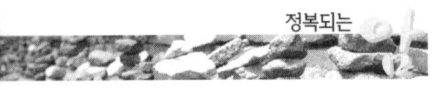

## (17) 생 프로폴리스의 장점과 특징

생 프로폴리스의 특별한 장점, 즉 특장(特長)은 꿀벌의 타액인 활성효소가 함유되어 있는 점이다. 이것은 종래의 추출법에 의한 것에서는 없었던 일이다.

꿀벌은 모아온 수지에 타액인 효소를 가하여 프로폴리스를 만든다. 이제까지 프로폴리스 효과의 원천은 플라보노이드인데 이 효소에 대해서는 이제까지 해명되어 있지 않았다. 그것은 아무도 이 효소를 채취할 수가 없었기 때문이다.

그러나 꿀벌이 분비하는 이 효소에는 놀랄만한 작용이 숨겨

**▼ 생 프로폴리스의 자외선 흡수파형**

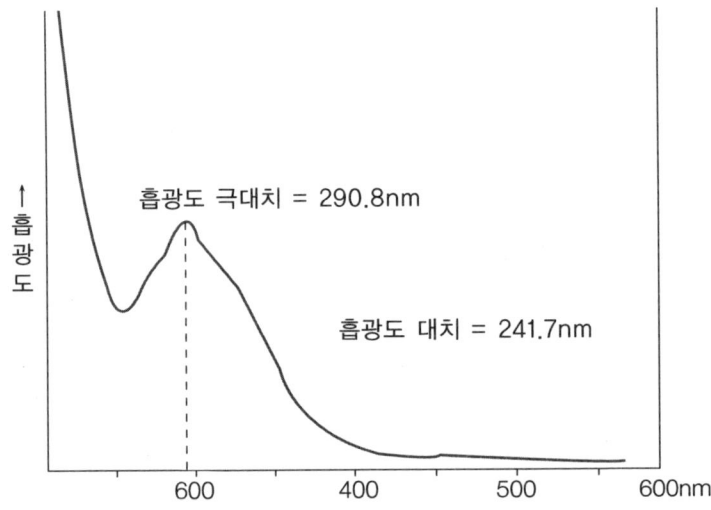

져 있었던 것이다. 꿀벌에 의한 독특한 화학적 성질을 가진 효소는 단단하고 잘 녹지 않는 프로폴리스를 알코올을 사용하지 않고 녹여버리는 것도 그 작용의 하나이다.

1985년에 프랑스의 라비에라고 하는 연구원이 「프로폴리스의 항균작용」에 대해서 발표를 하였다. 라비에씨는 「알코올로 추출한 프로폴리스」와 「벌에게서 직접 채취된 항생물질(활설 효소가 든 프로폴리스)」의 양자에 대해서 항균작용의 비교 실험을 했던 것이다.

그에 따르면 알코올로 추출한 프로폴리스는 고초균(枯草菌), 심상변형균(尋常變形菌), 바칠루스균의 일종, 살모넬라균의 일종, 트리티프스균에 대해서는 효과가 반감하였고, 대장균, 녹농균(綠膿菌)에서는 전혀 효과를 나타내지 않았다고 한다.

그런데, 벌에게서 직접 채취한 물질(활성효소가 든 프로폴리스)은 고초균, 대장균, 초(超)티프스균에 대한 효과는 거의 같았지만, 살모넬라균의 일종과 트리티프스균에 대해서 dikr 2배, 또한 이상변형균과 바칠루스균의 일종에 대해서 4배나 되는 효과를 나타내어 큰 차이가 나왔던 것이다. 이 결과에서 「벌에게서 채취되는 항생물질은 인공적 추출을 한 프로폴리스의 그것과는 다른 특성이 있다」고 결론짓고 있다.

식물이나 수액에 함유된 플라보노이드는 당류(糖類)와 결합된 배당체라는 형태로 존재하고 있다. 그런데 프로폴리스에 함유된 켈세틴 등의 플라보노이드에는 당류가 함유되어

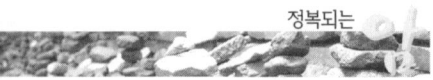

## ▼ 생 프로폴리스의 원료

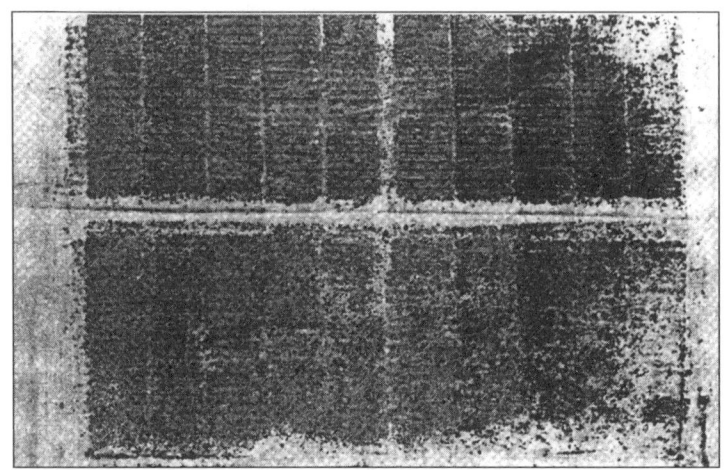

▶ 상부 천정 부분만을 원료로 하고 있다.

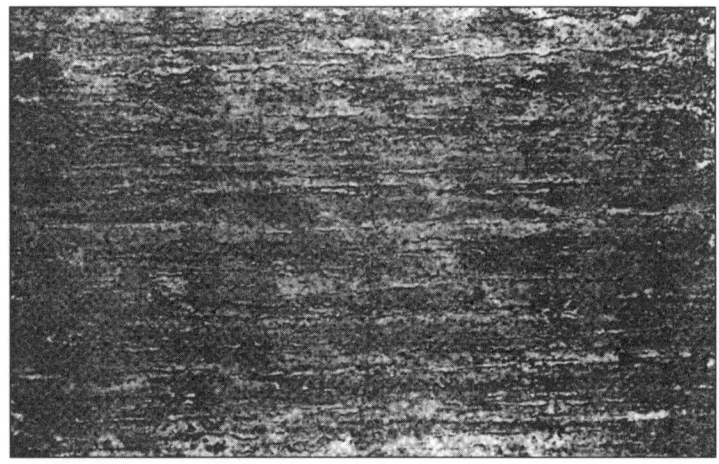

▶ 순수하게 100%의 프로폴리스 원료. 잡균, 먼지 등은 일체 들어가
지 않도록 되어 있다.
(다른 나라들의 원료채취 방법과는 전혀 다르다)

있지 않다. 꿀벌은 식물에서 모은 플라보노이드를 자기 복수의 활성 요소에 의해서 자기들이 사용하기 좋도록 고쳐 만들어서, 프로폴리스에 벌집의 방어능력을 주고 있는 것이라고 생각된다.

라비에 씨의 연구 데이터에 따르면 알코올을 추출한 후의 프로폴리스는 알코올의 화학 살균작용에 의해서 활성효소 및 플라보노이드의 활성이 저하되어버려 벌이 벌집 방위에 사용하는 프로폴리스로 성질이 변화해버리는 것이다.

필경 항균효과 뿐만 아니라 프로폴리스의 여러 가지 약리작용도 종래의 인공화학 용제 등에 의한 추출로는 효과가 약해져버리는 것으로 생각된다. 프로폴리스는 벌이 이용하고 있는 상태, 즉 벌이 지닌 활성효소를 함유한 상태 쪽이 자연스럽고 효과도 높다고 말할 수 있을 것이다.

그러고 보면 이제까지 산지에만 구애되고 있던 프로폴리스의 품질은 실상은 "산지"보다도 "제조법"이 문제였다고 말할 수 있을지도 모른다.

세계에서 유일한 방법에 의해서 제조된 생 프로폴리스에는 활성효소가 살아있는 채의 상패로 들어가 있어서 보다 높은 프로폴리스의 상승 효과를 실현하고 있는 것이다.

한방 의약의 기본에는 「모든 것을 자연 그대로」란 철학이 있다. 또 예를 들어, 한 마리의 물고기라도 머리에서부터 꽁지까지 모두 깡그리 먹는 「일물전체식(一物全體食)」이라는 사고 방식도 있다.

## ▼ 생 프로폴리스의 플라보노이드

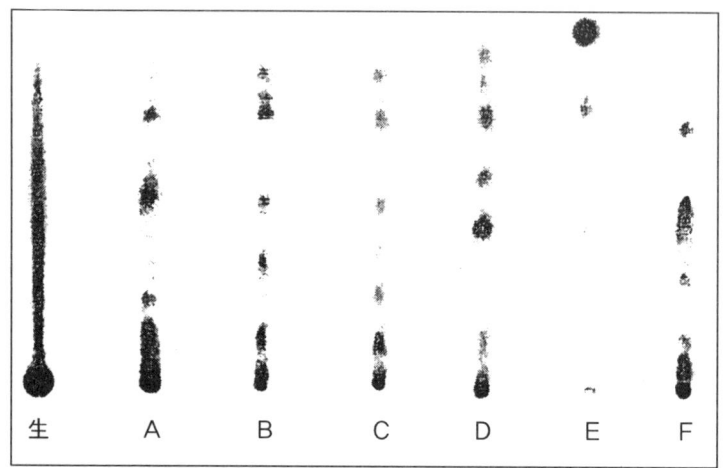

生　A　B　C　D　E　F

▶ 박층 크로마토그래피(TLC)로 분리한 플라보노이드.
생프로폴리스는 1개의 띠처럼 구석구석까지 분포하고 있다.

## ▼ 플라보노이드 함유량의 비교

단위: μg/mg

| 플라보노이드 | 브라질산의 일종 | 중국산의 일종 |
|---|---|---|
| 켈세틴 | 5.76 | 81.4 |
| 루테올린 | 6.57 | 98.0 |
| 피노센블린 | 3.8 | — |
| 라무네틴 | — | 47.3 |
| 글리신 | — | 360.0 |
| 가랑긴 | — | 11.8 |

생 프로폴리스는 이러한 사고방식에 합치된 한방철학에서 생겨난 「한방 프로폴리스」이다. 장점을 추려보면,

① 플라보노이드를 포함한 전 성분이 100% 함유되어 있다.

② 활성효소가 함유되어 있다.

③ 물에 100% 녹는다.

이 3가지를 들 수 있다. 이것이 바로 벌이 만드는 천연 프로폴리스 본래의 모습인 것이다.

생 프로폴리스의 원료가공 공장은 중국의 중부에 있는 국영 공장이다. 중국에서 반가공된 원료를 구입해서 제품화 하게 된다. 엄선된 중국산 프로폴리스 원괴를 세정하여 원(遠)적외선으로 건조시킨다. 다음으로 프로폴리스와 꿀벌의 벌집을 혼합해서 가열 처리한 후 천연수를 가한다.

다시 여과한 것을 저온 농축시켜 무균 상태라는 것과 농도 등의 품질검사를 거치면 원료의 완성이다. 이렇게 해서 만들어진 원료가 여과 충전(充塡)되어서 제품화되고 있다.

생 프로폴리스는 농도가 30% 이상으로 높고 플라보노이드의 성분이 자연 그대로 100% 함유되어 있다. 또 활성효소가 함유되어 있으며 더구나 물에 녹기 쉽기 때문에 체내로 흡수되기 쉽다는 장점을 가지고 있다.

또한 인공 첨가물을 사용하고 있지 않고 수지 같은 것도 부착되지 않았기 때문에 낭비가 없어 이용률이 100%이다. 따라서 종래의 것보다 적은 양으로도 동일하거나 그 이상의 효과

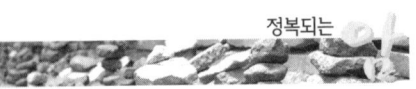

를 기대할 수 있다.

 감기에 걸리기 시작했을 때 등에는 조금 양을 많이 하고, 암 등에는 보통량의 2~5배 복용하면 좋을 것이다. 여기까지로서 프로폴리스의 뛰어난 효과를 충분히 알았으리라고 생각된다.

 최근까지 암은 일반적으로 「불치의 병」이라고 생각하고 있었다. 그러나 현재에는 서양의학에만 의존하지 않고 여러 가지 면역요법 중에서 자신이 치료법을 선택하여 자신의 병을 자기가 치료한다는 사고방식이 주류가 되어가고 있다. 이 책에서 소개한 생 프로폴리스는 그 유력한 선택지(選擇肢)의 하나이다.

 특히 오딘사 박사가 40년에 걸쳐 거듭된 연구 끝에 발견한 「생 프로폴리스」는 수많은 상을 수상한 것을 보더라도 알 수 있듯이 매우 뛰어난 건강 보조식품이다.

 종래의 프로폴리스로는 불가능했던 것 모두를 「생 프로폴리스」가 가능하게 했다고 말할 수 있다. 이 책을 읽어보고 생 프로폴리스의 경이적인 효과를 체험해서 질병과는 거리가 먼 인생을 걸어갈 것을 빌어마지 않는다.

## 2. 의사들이 말하는 프로폴리스의 효능

(1)  프로폴리스의  살암(殺癌)효과

프로폴리스는 암의 치료 효과를 증명하는 많은 실험 결과가 보고 되고 있다. 프로폴리스의 항종양(抗腫瘍)작용에 관한 실험은 1993년에 미국 콜롬비아 대학에 의한「프로폴리스의 발암 억제작용 · 카페산(酸) 페네틸에스텔」등이 보고 되었고, 근년에 그 효과가 더욱 기대되고 있다. 그 결과 프로폴리스에는,

① 암의 발생을 예방한다.

② 암화(癌化)를 억제한다.

③ 암세포를 사멸시킨다.

④ 암세포가 전이하는 것을 억제한다.

⑤ 암 치료의 부작용을 억제한다.

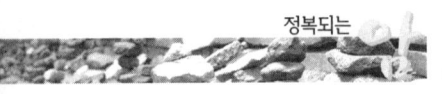

이상의 5가지 항암작용이 있다는 것이 현재까지 알려지고 있다. 프로폴리스에서 항암 성분의 중심으로 생각되고 있는 것은 카페산 페네틸에스텔, 켈세틴, 클레로단계 지테르펜 등의 성분이다.

이들은 각각 단독으로 효과가 있을 만큼 프로폴리스에 많이 함유되어 있는 것은 아니다. 그러나 실험에서는 프로폴리스의 복용에 의해 암을 죽이는 임파구의 값이 증가하여 위암인 사람이 3주간으로 정상적인 사람과 같은 값이 되었다는 결과가 보고 되고 있다.

프로폴리스에는 활성산소 제거작용이나 면역 증강작용, 항종양 작용이 있다. 가령 미량일지라도 그들이 종합적으로 작용하기 때문에 암 치료의 효과를 올려서 치유되기 쉽게 할 가능성이 있는 것으로 기대되고 있다.

## (2) 프로폴리스는 암을 예방한다.

암화(癌化) 예방의 메커니즘 해면이 기대되고 있다. 암은 정상세포가 돌연변이에 의해서 암화하여 증식하기 때문에 일어난다. 그때 정상세포가 별안간 암화하는 것이 아니라 먼저 전암(前癌)세포가 형성되고 그것이 암화하는 과정을 거친다.

일단 암화한 세포가 다시 정상세포로 되돌아가는 일은 없다. 그러나 전암세포의 단계라면 정상세포로 되돌아가는 것도 가능하다.

이러한 전암세포를 정상세포로 되돌리는 작용을 하는 것이 프로폴리스에 함유된 플라보노이드나 카페산화유도체와 같은 항산화제(抗酸化劑)이다.

활성산소는 그 강한 공격력에 의해서 건강한 세포를 손상시켜 전암세포를 만들어 내고 있지만 항산화제에는 그것을 막는 작용이 있는 것이다.

입으로 프로폴리스를 채취했을 때에 들어가는 구조에 대해서는 아직 확실한 것은 알려져 있지 않다. 하지만 경구 투여에 의해 증상이 개선되었다는 보고는 많으며 메커니즘에 대한 앞으로의 연구가 기대되고 있다.

### ① 암의 통증을 감소시키는 작용

암 환자의 걱정과 불안의 하나에 "통증"이 있다. 특히 말기 암인 환자의 통증 완화는 의사에게 있어서 큰 문제가 되고 있다. 흔히 사용되는 것은 모르핀이지만 항암제를 투여했을 경우에는 모르핀 부작용의 구역질, 변비, 불면증, 무력감이나 절망감, 집중력의 결여 등이 항암제의 부작용과 겹쳐서 환자의 고통이 증가한다.

그런데 프로폴리스를 복용하고 있는 환자는 암의 통증을 느끼지 못했다는 예가 많다.

왜 프로폴리스를 복용하고 있으면 통증이 감소되느냐 하면, 그것은 프로폴리스가 생체(生體)내에서 통증을 유발하는 「프로스타글란딘」의 생산을 저지하기 때문이다. 이것은 강력한 정보전달 물질로 통증을 발생케할 뿐 아니라 발암, 궤양, 염증, 노화 등에도 관계가 있다고 하는 악당이다.

프로폴리스는 이 통증이 발생하는 근본을 차단하는 물질을 함유하고 있는 것이다. 프로폴리스를 복용하여 암의 통증을 완화한다는 것은 투병 의욕을 높여서 증상의 개선이나 치료에 이어지는 것이다.

### ② 국부 마취작용

진통작용과 함께 연구된 것이 프로폴리스에는 마취작용이

있다는 실험이었다. 유명한 것은 러시아와 불가리아의 과학자
가 토끼와 양 및 개를 사용해서 알코올로 추출한 프로폴리스
액을 묽게 해서 피부에 바르거나 혹은 입으로 투여하는 등 실
험을 한 바 다음과 같은 결과가 나왔다고 보고하고 있다.

토끼의 각막에 점안(點眼)했을 경우에 프로카인이라고 하는
국부 마취와 같은 정도의 마취작용을 나타냈다고 한다. 양과
개의 개복수술 때에 입으로 투여한 바 2～3분으로 마취 효과
가 나타나 노보카인이란 마취제와 동등 정도의 효과가 나타났
다고 보고하고 있다.

### ③ 약의 부작용 경감

항암제 등 다른 약과 병용해서 복용해도 해가 없고 오히려
상승효과로 그 약의 효과를 높이며 거기에 그 약의 부작용도
경감시킨다는 것도 프로폴리스의 큰 특징이다.

약과 병용해서 복용하고 증상이 악화했다는 등의 보고는 없
다. 프로폴리스가 어째서 약의 부작용을 경감시키는지 그 이
유는 지금 현재는 불명하지만 300종류나 된다고 하는 프로폴
리스의 유효성분이 상승 및 상호작용에 의해서 이와 같은 효
과를 나타내고 있는 것에는 틀림이 없다.

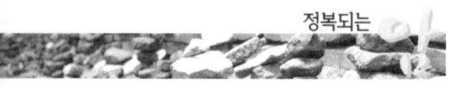
#### ④ 위궤양의 유발 방지작용

프로폴리스에 함유되어 있는 플라보노이드가 위궤양이나 십이지장궤양과 같은 소화기성 궤양에 효과가 있다는 것이 밝혀지고 있다. 프로폴리스의 생리 및 약리 작용에 대해서 연구하고 있는 학자에 따르면 프로폴리스에 함유되어 있는 플라보노이드에는 강한 항종양 작용이 있으며, 특히 헬리코박터ㆍ빌로리균에 의한 위궤양에는 의약품에도 뒤지지 않을 정도의 효능이 있을지도 모른다는 것이다.

서양 의학에서는 위염 등으로 발생한 빌로리균이 위의 점막에 달라붙어 부스럼처럼 되어서 활성화하고, 그것이 위암이 되는 것이 아니냐는 생각을 하고 있다. 이 균을 제거할 수가 있으면 위염, 위궤양, 위암 등의 예방과 치료에도 이어지는 것이 아니냐며 그의 연구에 열중하고 있다.


#### ⑤ 항균(抗菌)과 항윌스 작용

프로폴리스이 항균과 항윌스 작용에 대해서의 약리 작용은 동유럽 제국에서 상당히 진전되어 있어서 임상 응용도 하고 있다는 보고가 있다.

그에 따르면 항균작용이 명확해져 있는 것은 백선균, 포도구균, 트리코모나스균, 대장균 등에 대해서이며 그것들의 증식을 저지한다는 것이다.

그밖에 프로폴리스가 식품의 방부(防腐)나 상처의 치료 등 민간약으로서 사용되고 있다는 기록도 있는 것 같다.

또, 항생물질도 효과가 없다고 하는 MRSA(메티시린 내성 포도구균)에 대해서, 프로폴리스에 함유되어 있는 성분이 항 MRSA 활성물질이라는 것이 최근에 알게 되었다는 것이다. 프로폴리스의 주성분인 플라보노이드류나 유기산류가 그와 같은 효과를 가져다주고 있는지도 모른다.


## ⑥ 윌스에 효과적인 약의 대용이 된다.

현대 의학으로서는 지금 현재 윌스에 효과적인 약이 없다. 감기 윌스도 왁친이 그때마다 개발 투여되지만 완벽하게 이겨내지는 못한다.

그런데 프로폴리스를 장기간 복용하고 있는 사람일수록 감기에 잘 걸리지를 않는다. 프로폴리스에 항윌스 작용이 있다는 것의 증명이라고 말할 수 있겠다.

유럽의 임상보고 중에도 감기 이외에 류마티, 근(筋)스트로피, 파킨슨병과 같은 믿을 수 없는 병에 사용되고 있는 예가 소개되어 유효한 예도 있는 것 같다.

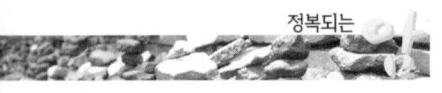

### ⑦ 항염증 작용과 정장(整腸)작용

프로폴리스의 생리작용 중 임상예가 많은 것이 항염증 작용이다. 예컨대 구내염, 편도염, 치주(齒周)병, 위염, 기관지염과 같은 질병에 유효한 예가 많고 실제로 의사들도 「프로폴리스는 염증이 있는 질병에 효력이 있다」고 말하고 있다. 치과의사가 발치(拔齒)한 후의 치료에 프로폴리스의 원액을 환부에 바르는 예도 증가하고 있다.

프로폴리스를 복용하게 되고 나서 「변비가 해소되었다」거나 「항암제의 부작용 때문에 일시적으로 변비 증상이 나타나 고통스러웠지만 변통이 있었다」거나 하는 예가 보고 되고 있다.

변비가 해소되었다는 것은 프로폴리스의 항균작용 등이 장의 연동 운동을 활발하게 시켰거나 장내의 선옥균(善玉菌)이 유해한 물질을 제거했다는 것도 생각할 수 있다.


### ⑧ 항산화(抗酸化) 작용

프로폴리스에 함유되어 있는 성분의 하나인 플라보노이드에는 산화를 억제하는 항산화작용이 있어서 몸에 유해한 활성산소의 발생을 억제하고 소거하는 작용이 있는 것으로 생각하고 있다.

인간은 호흡을 해서 산소를 체내로 끌어들이고 있지만 산소 자체에는 약한 독성밖에 없기 때문에, 그것만으로는 체내에 발생하거나 침입한 세균이나 월스 및 기생충 등의 이물을 박멸할 수가 없다.

그래서 산소를 운반해 온 혈액 속의 호중구(好中球)라고 하는 백혈구의 일종이 보다 활성이 강한 산소를 내보내어 세균이라던가 월스를 공격하려고 한다. 이 활성산소에는 프리라디칼이란 더욱 강한 독성을 가진 동료가 있다.

활성산소나 프리라디칼은 얌전할 때는 문제가 없지만 지나치게 증가해버리면 손쓸 수 없을 정도로 난폭한 망나니로 변신해버린다. 산화력을 강화시켜 체내의 단백질, 지방질, 산소나 유전자까지도 차례차례로 파괴해버리는 것이다.

이렇게 되면 질병에 걸리거나 노화가 일찍 오거나 한다. 특히 암 환자나 고령자처럼 체내에서 프리라디칼 소거능력이 쇠약해진 사람은 프리라디칼을 소거하는 작용이 강한 것을 외부로부터 흡수하는 것이 질병의 회복을 빠르게 하고 건강 유지에도 필요하다는 것이 된다.

그밖에도 아직 프로폴리스에는 뛰어난 작용이 많이 있지만 다음으로 플로폴리스의 성분 중에서 가장 주목받고 있는 성분인 플라보노이드에 대해서 조금 상세하게 알아보기로 한다. 이제까지의 설명에서도 가끔 등장한 말하자면 인기선수가 「플라보노이드」인 것이다.

수목 등의 식물은 항상 자외선으로부터 강한 산화스트레스를 받아 광합성에 의해서 동물의 몇 배가되는 활성산소를 발

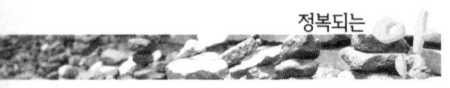

생케 하는 위험에 놓여 있다. 그 위험을 피해서 살아남기 위해
항산화 기구(機構)를 발달시켜 대항해 나가지 않으면 안 된다.
그 주역이 되는 것이 플라보노이드인 것이다.

# 3. 프로폴리스에 대한 질의 응답

## Q1 프로폴리스를 분별하려면 어떻게 해야 하나?

프로폴리스를 선택하는 포인트는 분명히 말해서 프로폴리스가 본래에 지닌 유례없는 여러 가지 성분이 얼마만큼 함유되어 있느냐에 있다.

현재 프로폴리스의 대부분이 방법에 차이는 있겠지만 어느 것이나 모두 성분을 추출한 제품이다. 추출이란 프로폴리스의 다종 다양한 성분 중 일부를 뽑아내는 것을 말한다.

그에 비해서 생 프로폴리스는 그 이름 그대로 프로폴리스의 원괴(原塊)를 생채로 꿀벌이 지닌 효소의 힘을 빌려서 녹인 것이다. 프로폴리스 효과의 근원이라고 말하는 천연 플라보노이드 성분이 100% 함유되어 있다.

최근에 이르러 알코올 추출의 결점을 보완하기 위해서 만들어진 물로 추출한 프로폴리스에도 항암 성분이 확인되고 있지

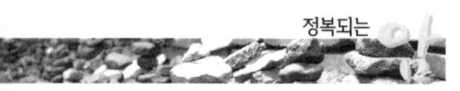

만 물론 그들의 물질도 함유되어 있다.

생 프로폴리스의 등장으로 인해서 알코올로 하느냐 물로 하느냐, 추출 방법을 가지고 갈팡질팡할 필요도 없고 양쪽을 마실 필요도 없어졌다.

아래의 표는 종래의 추출 방법과 생 프로폴리스의 특장을 비교한 것이다. 이것을 보면 생 프로폴리스의 탁월한 성능을 이해할 수 있을 것으로 생각된다.

### ▼ 프로폴리스 제품의 비교

| 비교항목 ＼ 제법 | 생프로폴리스 | 알코올 추출 | 물 추출 | 미셀화 추출 |
|---|---|---|---|---|
| 프로폴리스의 원료 이용률 | ○ | △ | △ | △ |
| 플라보노이드의 함유량 | ○ | ○ | × | △ |
| 활성효소 (活性酵素) | ○ | × | × | × |
| 수용성 (水溶性) | ○ | × | ○ | ○ |
| 인공첨가물 (人工添加物) | ○ | △ | ○ | △ |

## ◎2 프로폴리스는 브라질산이 좋다고 하는데———?

브라질이나 남태평양에서 채취되는 프로폴리스를 「유칼리계 프로폴리스」라 하고, 중국, 독일, 한국, 일본 등의 프로폴리스는 「포플러계 프로폴리스」라고 한다.

양자를 비교해 보면 약리 작용이 확인된 플라보노이드의 함유량은 중국산의 프로폴리스 쪽이 높다는 연구 데이터가 보고되고 있으며, 생 프로폴리스는 중국산의 포플러계 프로폴리스를 원료로 하고 있다.

원괴(原塊)의 품질은 벌이 날아다니며 모으는 식물상(植物相)에 의존하기 때문에 다종 다양한 식물이 남아있고 인간의 손이 미치지 않은 자연이 있어야 하는 것이 필요하다. 중국 대륙이든 브라질이든 벌이 자라는 환경으로서는 더할 나위 없다고 말할 수 있겠다.

일반적으로 브라질 산이 좋다는 설이 나돌고 있지만 기본적으로 세계 어느 나라의 프로폴리스든지 벌이 자신의 집을 지키기 위해서 만드는 물질이라는 데에는 변함이 없다. 품질의 좋고 나쁨을 결정짓는 것은 오히려 프로폴리스의 미량 성분을 많이 뽑아내느냐, 즉 제법의 차이에 따른 차이가 크다고 생각된다.

브라질산 중에는 한 번 추출한 원괴를 사용해서 두 번 다리고(煎), 세 번 다리는 조악품(粗惡品)인 가짜가 나돌고 있다는 것이 지적되고 있다. 그러나 생 프로폴리스는 원괴를 그대로

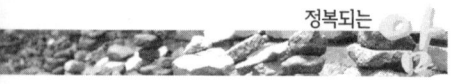

녹여서 만든 제품이기 때문에 그러한 가짜는 나올 수가 없다.


### Q3 프로폴리스의 최대 특징은?

프로폴리스는 본래에 인간에게 구비되어 있는 균과 대항하는 힘(즉, 면역력)을 높이기 위한 작용이 첫째가는 특징이라고 말할 수 있다.


### Q4 암 예방에 정말 효과가 있는 것일까?

프로폴리스에 의해서 저항력이 높여지는 것은 건강한 세포가 보다 더 강해지고 그와 동시에 각종 세균과 대항하는 힘이 붙기 위해서이다. 프로폴리스를 애용함으로서 암 환자라도 면역계 세포의 수가 증가되어 증상이 개선된 사례도 많이 보고 되고 있다.


### Q5 프로폴리스는 어떠한 암에 유효한 것일까?

프로폴리스를 복용함으로서 개선 효과가 보고 되고 있는 암에는 다음과 같은 것이 있다.

【소화기의 암】
위암, 직장암, 대장암, 간장암, 췌장(膵臟)암

**【호흡기의 암】**

폐암, 인두(咽頭)암, 후두(喉頭)암

**【조혈기의 암】**

백혈병, 급성 임파성(淋巴性) 백혈병, 악성 임파종(淋巴腫)

**【생식기의 암】**

자궁암, 유방암, 난소암, 전립선(前立腺)암

**【비뇨기의 암】**

신장(腎臟)암, 방광암

**【기타 암】**

뇌종양(腦腫瘍), 골육종(骨肉腫), 골수종(骨髓腫), 피부암, 갑
상선(甲狀腺)암

## Q6 질병의 예방 이외에 어떤 작용이 있을까?

신진대사를 활발하게 하고 노화(老化)를 방지하며 피부미용
효과도 있다. 또 항산화(抗酸化) 작용이 동맥경화를 예방하고,
항균(抗菌), 진통작용이 각종 염증을 진정시키는 탁월한 효과
를 기대할 수가 있다.

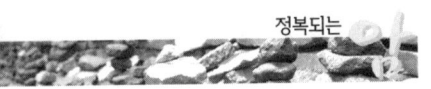

## Q7 생 프로폴리스에는 부작용이 없는 것일까?

생프로폴리스는 세계 각 국에서 발매하게 된 이후 부작용이 보고 된 일이 없다. 다만 계란이나 우유에 알레르기를 일으키는 있는 것과 마찬가지로 극히 드물게 알레르기를 일으키는 사람이 있을지도 모른다. 만약에 프로폴리스로 알레르기와 비슷한 증상이 나타날 경우에는 사용을 일단 중지하는 것이 좋을 것이다.

## Q8 생 프로폴리스의 효과적인 복용 방법과 분량은?

건강을 유지하기 위해서 복용할 경우에는 하루에 15～30방울(滴)을 냉수나 미지근한 물에 묽게 해서 3～3회로 나눠서 복용한다. 또 암의 대체요법으로서 대량으로 섭취할 경우에는 이의 3～5배로 분량을 증가시킨다. 이 양은 어디까지나 대중이다. 자신의 건강 상태에 맞춰서 가감하기 바란다. 가장 효과적인 복용 방법은 양과 시간을 정하고 매일 빼놓지 말고 복용해야 한다는 것이다.

생 프로폴리스에는 이빨에 진이 달라붙는 일이 없기 때문에 스포이트(spuit)로 직접 혀 위에 떨어뜨려서 복용할 수도 있다.

### Q9 병원약과 함께 생 프로폴리스를 복용해도 될까?

생 프로폴리스에는 부작용이 없을 뿐만 아니라 병원의 약으로 인한 부작용을 억제하거나 병원 약의 효과를 높인다는 보고도 있는 것 같다. 어쨌든 의약품에서 볼 수 있는 것 같은 「약의 혼용」에 대해서는 걱정할 필요가 없다.

### Q10 생 프로폴리스 싱분의 특싱은? 제법의 특허는?

생 프로폴리스는 중국 보건당국에서 정식으로 인가된 건강식품 및 건강 보조식품이다.

그의 성분 표시에는 플라보노이드가 $200 \mu g/g$와 $1000 \mu g/g$이 있지만, 이 플라보노이드는 어디까지나 중국 보건당국이 인정한 약리작용·임상 데이터에서 검증된 「면역 약리작용」 부분만의 성분이다. 즉, 「면역력 증강」에 관해서 유효성이 인정된 플라보노이드만을 표시하고 있는 것이다.

생 프로폴리스에는 면역력 활성 이외의 플라보노이드나 과학으로 해명되어 있지 않은 것도 대량으로 함유되어 있기 때문에 성분 표시를 훨씬 초월한 경이적인 건강식품이라고 말할 수 있다.

또, 특허에 관해서는 오딘사 박사가 고안한 프로폴리스의 제조법은 정말 획기적인 것이다. 특허를 따서 공개되자 세계 각지에서 대량 생산으로 인한 질의 저하도 생각할 수 있고, 유

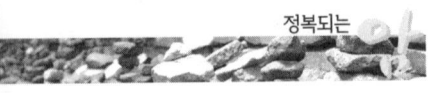
사품이 나올 우려도 있다. 그래서 세계 각국에서의 특허신청
은 하고 있지 않다.

특허신청은 누구나 할 수 있는 시대가 되었다. 특허는 간단
히 받을 수 있지만 오딘사 박사가 40년 이상이나 걸려서 연구
해 온 생 프로폴리스는 그야말로 세계의 재산이라고도 할 수
있는 것으로 그 제조법의 비결은 소중히 해야 할 것으로 생각
된다.


### Q11  호전반응이란? 부작용과의 차이는?

약의 부작용은 약을 계속해서 복용하는 동안에 증상은 일어
난다. 그에 대해서 생 프로폴리스의 호전반응(好轉反應)은 회
복하는 과정에서 생기는 일과성(一過性)의 증상이다. (물론 호
전반응이 없는 사람도 많이 있다.

따라서 호전반응이라고 생각되는 증상이 나타났을 경우에
놀라서 프로폴리스의 사용을 중단하거나 하지 말고 좋아지는
징후라고 기억해 두는 것이 좋을 것이다. 다만 증상이 너무 심
할 경우에는 일단 사용을 중지했다가 증상이 가라앉으면 양을
줄여서 재개하도록 한다.

일반적으로 호전반응은 건강상태가 좋지 않은 사람일수록
중한 증세로 나타나게 된다.

## Q 12  생 프로폴리스를 보관하는 방법은?

상온에서 어두운 곳에 보관하기 바란다. 생 프로폴리스는
효소가 들은 벌꿀과 프로폴리스로 되어있다. 벌꿀과 프로폴리
스는 본래 방부제로서 사용되고 있었을 정도로 항균효과가 강
한 물질이기 때문에 상온에서 보관해도 부패하거나 곰팡이가
생기거나 하는 일은 없다. 품질유지 기간은 제조연월일로부터
2년으로 되어 있다.

## Q 13  생 프로폴리스의 타입은? 그리고 값은?

생 프로폴리스에는 「초농축 생 프로폴리스(액상 타입)」 외
에, 새로이 개발된 초강력한 「고농도 프로폴리스(소프트 캡슐
타입)」이 있다.

소프트 캡슐타입의 「고농도 프로폴리스」는 응축한 액상의
생 프로폴리스를 100% 수용성인 캡슐 속에 넣은 것이다. 한번
에 많은 프로폴리스의 유효성분을 섭취하고 싶은 사람이나 대
량 섭취할 필요가 있는 사람에게는 이상적이다.

소프트 캡슐타입의 특장으로서, 「초수용성 100%」, 「무첨가
물」, 「무유화제(無乳化劑)」, 「무응고제」, 「무알코올」, 「초고농
도 50%」, 「면역 플라보노이드 10,000 $\mu g$/g(액상 타입의 50배 이
상)」, 「천연효소들이」 등을 들 수 있다.

「액상타입」과 「소프트캡슐타입」, 어느 것이나 높은 효과를

바라볼 수 있지만 굳이 분류한다면 암 기타의 중한 질병인 사
람은 고농도의 캐슐 타입이 좋을 것으로 생각된다.

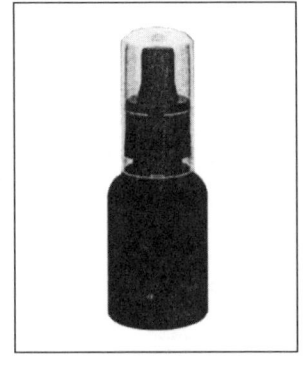

▶ 액상타입

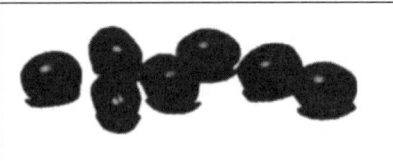

▶ 소프트캡슐 타입

　그러나 후두암이나 중증의 목구멍의 질병으로 소프트캡슐을 삼키기가 어려운 사람은 액상타입 쪽이 먹기가 쉬울 것임으로 컨디션이나 목적 및 병상에 따라서 분별해서 사용하면 좋을 것이다. 물론 양쪽을 병용할 수 있다면 그것이 이상적인 것이다.

　건강 유지나 자양강장(滋養强壯)을 위해서 먹고 싶은 사람이나 증상이 그다지 나쁘지 않은 사람에게는 액상타입이 좋을 것으로 생각된다.

　생 프로폴리스의 값은 초강력 소프트캡슐 타입의 「고농도 프로폴리스」는 보통 60알로 30～60일분이 약 30만원 정도, 120알로 60～120일분이 약 60만원 정도이다.

　액상타입의 「초농축 생 프로폴리스」는 20㎖들이 1병이 약 98,000원 정도이고, 건강 유지 목적으로 먹는 경우에는 이 20㎖병이 약 1개월분이다.

　암 등의 중한 질병일 경우는 증상에 따라서 서서히 분량을 증가시켜가도록 한다.

### Q14 프로폴리스가 들어간 제품이 있다는데――?

　그러한 제품이 있다. 예를 들면, 프로폴리스 치약이 있다. 이것은 프로폴리스를 주원료로 했으며, 예로부터 소독약으로서도 사용되어 온 오스트레일리아의 수목 티툴리의 오일을 ·배

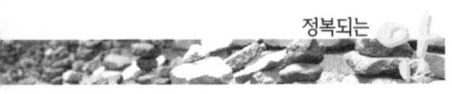
합한 천연의 튜브타입 치약이다. 치육염(齒肉炎), 치주염(齒周炎), 치조농루(齒槽膿漏) 등에 효과가 있다.

그리고 프로폴리스 비누가 있다. 피부에 순한 천연 비누이기 때문에 민감하고 트러블이 많은 피부나 세제로 인간 습진이나 무좀 및 뾰루지로 고민하는 사람에게 권유한다.

다만 이러한 제품은 일반적으로 시판되고 있지 않다.

### Q 15 생 프로폴리스에 많은 「플라보노이드」란?

플라보노이드는 대부분의 식물에 함유되어 있고 널리 자연계에 분포되어 있다. 자연계의 플라보노이드는 인간에게 있어서도 정말 유익한 것이 된다. 그 대표적인 작용으로서 다음과 같은 것을 들 수 있다.

① 항(抗)산화 작용 — 활성산소 등의 합성이나 작용을 억제하고, 발암 물질이 잘 생기지 않게 한다.

② 항 알레르기작용, 진통 · 지혈 · 소염작용, 자외선 억제작용을 한다.

③ 암 기타의 윌스에 잘 침해당하지 않는 결합 조직을 만든다.

④ 세포만을 강화하고 세포의 활동을 활발하게 한다.

⑤ 면역 기능의 활성화 — 윌스 등에 대한 저항력을 높인다.

즉, 이와 같은 플라보노이드가 가진 여러 효력이 서로 영향을 주어서 인간의 질병 증상을 완화시켜 주는 것이다.

생 프로폴리스에는 벌이 지닌 효소의 강력한 파워와 천연의 플라보노이드 성분이 100% 함유되어 있기 때문에 암에 대해서도 효과를 기대할 수 있는 것이다.

플라보노이드는 그의 화학구조 차이에 따라서 많은 종류로 분류되고, 4000종 이상이나 되며 현재도 새로운 것이 차례차례로 발견되고 있다. 대부분의 사람이 「반 건강인」이라고 하며 건강하게 사는 것이 어려워지고 있는 현대인에게 있어서 플라보노이드의 중요성은 앞으로 더욱 증가할 뿐인 것으로 생각된다.

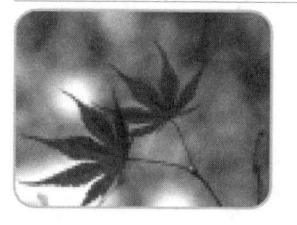

# III부

암(癌) 치료의 포인트
"프코이단편"

# 1. 프코이단과 프로폴리스

생물은 항 산화작용을 몸에 지니고 진화해 왔다.

지구가 탄생하고부터 약 50억 년, 지구상에 생명이 탄생한 것은 약 37억 년 전이라고 한다.

지구상에 산소가 넘쳐 흐르고 있었을 무렵의 일이다. 모처럼 탄생한 생명체에 있어서 핀치가 찾아온 것이다. 그것은 산소가 존재하지 않았던 지구 초창기에 탄산가스가 많은 세계에서 탄생한 생명체에게 있어서, 새로운 바다의 남조류(藍藻類)에 의해 발생한 산소는 생명을 위협하는 해독물에 지나지 않았던 것이기 때문이다. 그래서 생명체는 살아남기 전술로서 생명체내에 항(抗)산화물질을 간직하게 되었던 것이다.

항산화물질의 제1호는 멜라토닌이었다.

수년 전 미국에서 젊음을 되돌리는 호르몬으로서 붐을 일으

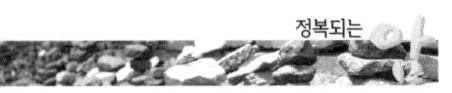

컸던 이 멜라토닌을 생명체내에서 생산할 수 있었던 것만이 살아남을 수가 있었던 것이다.

그러므로 현재 지구상의 생명체 99.9%가 멜라토닌을 지니고 있다.

멜라토닌에 의해 생명의 위기를 벗어난 생명체는 먼저 광대한 바다를 무대로 여러 가지 생명체를 낳고 다시 바다에 있어서 조류(藻類)와 식물 플랑크톤 등 태양의 빛과 산소를 이용해서 광합성을 하는 식물을 탄생시킨다.

이리하여 바다에서는 이들을 포식(捕食)하는 생명체도 생겨나고 다이내믹한 세계가 펼쳐진다. 그리고 항산화물질로서 멜라토닌 이외에 각 생명체가 수많은 뛰어난 항산화물질을 진화의 과정에서 양성(釀成)하고 있다.

그 후 바다의 식물은 육지로 올라가 육지에서 군생(群生)하고 지구는 그러한 식물류의 광합성으로 방출되는 산소의 양이 자꾸만 증가하여 오늘과 같은 대기(大氣)가 형성되었다.

이어서 동물들도 육지로 올라간다. 육지로 올라간 생명체도 멜라토닌 이외에 다양한 항산화작용을 갖게 된다.

이렇게 해서 동식물들이 체내에 다양하게 갖게 된 황산화물질이 근년에 이르러 우리 인간에게 대해서 영양을 초월한 체내의 생리활성을 가져다준다는 것이 발견되었으며, 그리고 20세기말에 걸쳐 그 연구가 가속화되고 충실해진 것이 현재 구미제국, 한국, 일본, 중국(中醫) 등에서 침투하고 있는 서플러먼트(supplement)나 건강 식품이란 것이 된다.

## (2) 프코이단과 프로폴리스의 선물

지구에 있어서 생물들이 성장해 나가는 가운데, 육지에서는 꿀벌이 탄생하여 『프로폴리스』를 우리에게 가져다주었다(프로폴리스편 참조).

그러는 한편, 바다에서는 해조(海藻)류가 계속 살아남아서 그 중의 하나인 「큰 실말」이, 생리활성물질인 『프코이단』을 우리에게 가져다주세 되었다.

큰 실말의 프코이단은 프로폴리스와 함께 정밀도가 높은 항 산화작용을 가진 물질이다. 질병의 예방이나 개선(회복) 및 노화의 억제, 생체 리듬의 항상화(恒常化), 그리고 면역의 강화 등 우리들의 생체조절 기능을 조정해 주고 건강을 유지해 준다.

그 중에서도 우리들의 체내 세포에 이변을 가져다주는 「암(癌)」에 대하여 여러 가지 생리활성을 가져다주고 있다.

암은 우리뿐만 아니라 이웃나라인 일본이나 중국 등, 서양화된 식생활을 하는 곳에서는 우리와 마찬가지로 대장암이나 유방암 등이 증가해가고 있다는 것이다.

그러기 때문에 암 의료기술의 진보와 동시에 암의 예방이나 개선 등에서 예상을 초월하는 활성을 가져다주는 항산화물질의 소중함을 크게 인식하게 된 것이다.

지구상의 생물이 살아남기 위해 몇 10억 년에 걸쳐 획득한

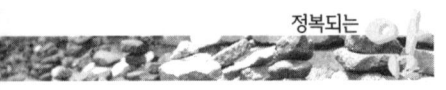

항산화 작용 물질인 것이다.

우리 인간도 많은 항산화 작용 물질을 체내에 가지고 있지
만, 실은 4000만 년 전의 인류 탄생과 함께 식(食)이라는 형태
로 육류나 물고기, 곡물류, 엽채(葉菜), 근채(根菜), 과일 등에
서 다른 생물의 항산화 물질을 영양과 마찬가지로 자연의 형
태로 저도 모르는 사이에 섭취하고 있었던 것이다.

다만 항산화작용에는 무지했기 때문에 많이 섭취하는 사람
이 있는가 하면 조금밖에 섭취하지 않는 사람도 있는 등 균일
하지 못했다.

하지만 근년에 이르러 항산화물질 활성의 중요함을 알게 된
우리들은 이 항산화물질을 안정적이고 효율적으로 그리고 의
식적으로 섭취함으로서 체내 조절기능을 향상시키고 정상화
하는 것을 모색하기 시작했다.

## (3)  상상을 초월한 파워를 지닌 해조(海藻)

지구에 내린 비는 바다를 형성했을 뿐 아니라 육지에서도 하천을 만들어냈다.

하천은 바다로 흘러 들어가고 육지에서의 광물질(鑛物質)을 대량으로 바다에 유출시켜 간다. 그 대표적인 것이 염소(鹽素)나 나트륨이며, 바다에는 염분이 축적해 가서 점점 짙어져 마침내 현재와 같은 농도가 되었다.

그밖에 유황, 칼륨, 칼슘, 인(燐), 마그네슘 등 생명에 필요한 미네랄이 유출되고 있다. 또한 스트론튬(strontium), 붕소(硼素), 불소(弗素) 등 영양이 풍부한 바다가 되어간다.

스트론튬이나 인과 인체와의 관련은 납득이 잘 안될지 모르지만 최근의 연구에서는 이러한 미량의 원소도 인체에 빼놓을 수 없는 영양소라는 것이 알려지게 되었다.

그것들을 흡수하고 자란 해조류는 영양소가 다채롭고 또한 양도 많은 것이 당연하다고 말할 수 있다. 다시마나 미역, 녹미채(鹿尾菜), 대황(바닷말), 김, 청각채, 그리고 큰실말 등 모두가 그러하다.

최근에 해조에는 영양소뿐만 아니라 새로이 생리활성작용(특히, 항암작용) 물질이 함유되어 있다는 것이 판명되었다.

바닷물이라고 하는 생식(生息) 영역에서 해조가 체내에 간직하게 된 항산화물질이 인간의 체내에도 뛰어난 활성을 가져

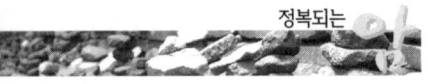

## 프코이단의 원료

| 미역 포기 | 다시마 |
|---|---|
| 큰 실말 | 바닷말 |

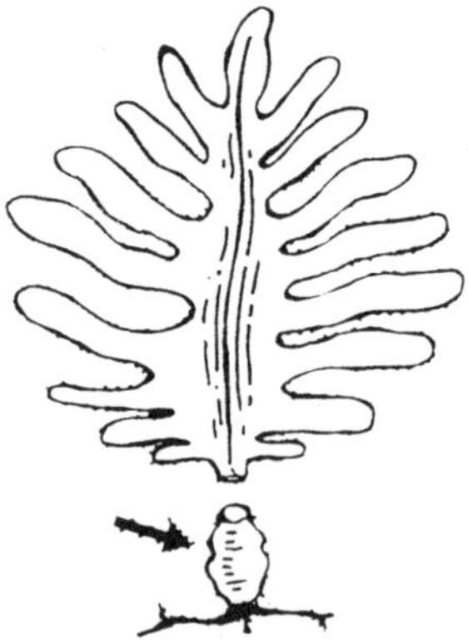

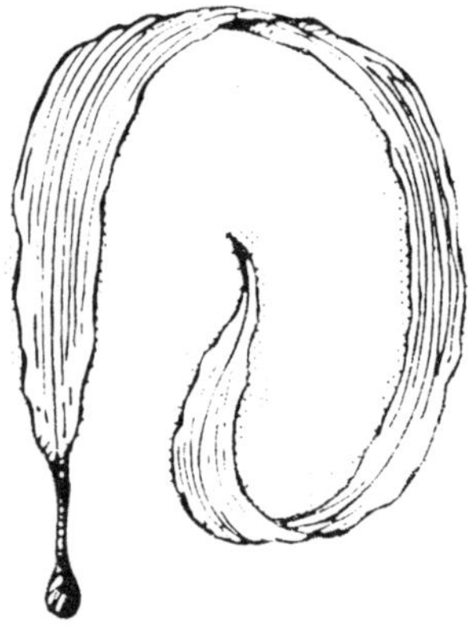

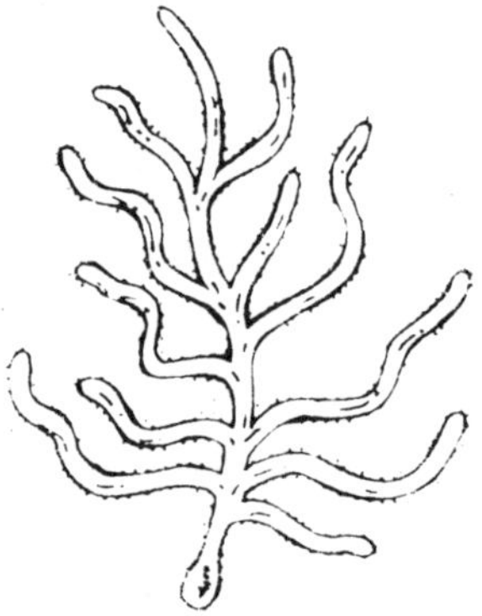

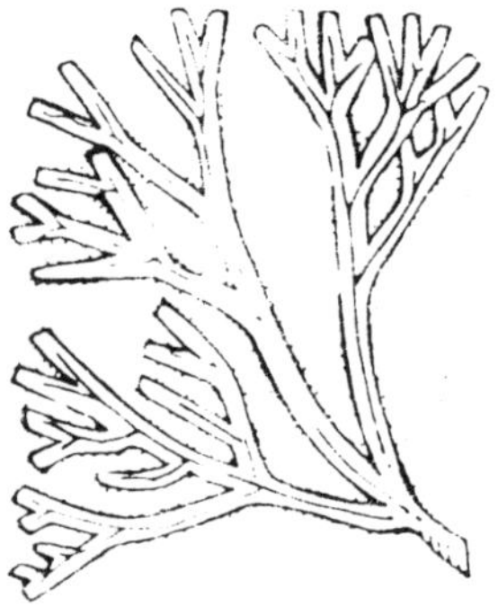

온다는 것이 밝혀지게 되었던 것이다.

그 하나에 큰 실말에 함유된 프코이단의 활성이 발견되어 대단한 주목을 받고 있다. 그러한 뜻에서 『큰 실말』(프코이단)은 바다의 보물이라고도 말할 수 있을 것 같다.

## (4)  벌과 프로폴리스

프로폴리스에 대해서는 『프로폴리스편』에서 상세하게 말했지만, 그 탁월한 작용을 생각해서 다시 한 번 간단하게 짚고 넘어가기로 한다.

육지에서는 바다에서 상륙한 포자류(胞子類)의 식물이 지구 표면을 덮는 등의 드라마틱한 전개가 펼쳐져 간다.

오늘날까지 오래 살아 내려온 지상의 포자 종류라 하면 버섯 종류일 것이다.

유구한 세월을 거쳐 종자식물이 탄생하여 현재와 같은 수목이나 화목이 세력을 뻗는다. 육지는 삼림으로 덮여버린다. 그와 함께 바다에서 상륙한 생물이 진화해 간다. 그 중에서도 곤충류는 눈부신 발전을 하여 살아남기 전략으로 여러 가지 형태를 취해 나간다. 그 종류는 수 천억 종이라고 말하고 있다.

꿀벌이 탄생한 것은 곤충 중에서는 비교적 새롭지만 그래도 4천만 년 전이라고 하며 현재의 꿀벌 형태가 되기까지에는

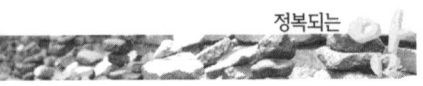
## 프로폴리스란 무엇일까?

꿀벌은 벌집을 만들기 위해 복부에서 밀랍, 입에서 타액을 낸다.

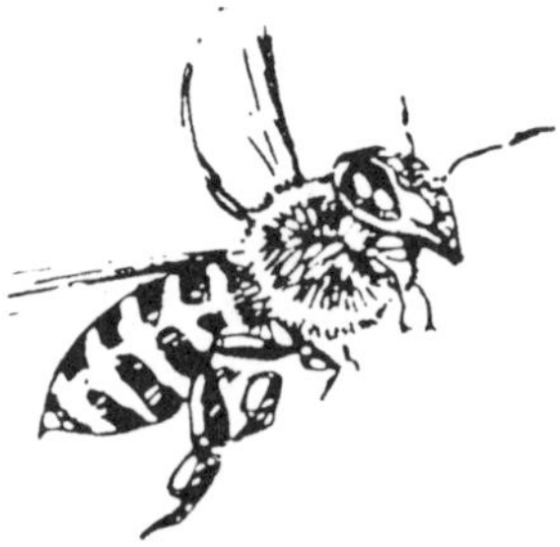

유칼리, 포플러, 소나무, 떡갈나무, 전나무, 너도밤나무, 버드나무 등의 수지를 모아온다.

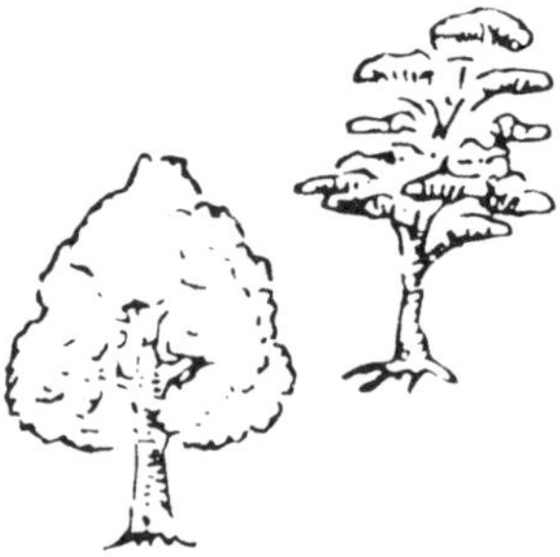

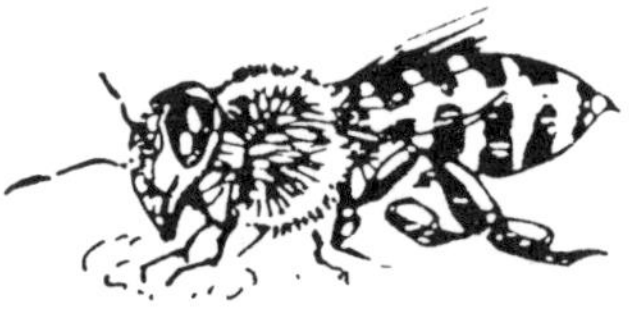

이것을 효소작용에 의해 혼합한다.

프로폴리스

1000만 년을 요하였고 그 후 오늘날까지의 3000만 년 동안에 별로 형태의 변화도 없이 당당하게 살아왔다. 그러한 뜻에서는 육지의 살아있는 화석이라고 말해도 될지 모른다.

꿀벌에게서는 고대로부터 벌꿀을 채취하였고, 20세기에 들어서자 여왕벌을 위한 먹이라고 하는 이른바 로열젤리가 인체에 좋다고 해서 건강 식품으로 사용하기에 이르렀다. 이른바 민간요법과 같은 사용방법이다.

또한 최근에 이르러 과학적으로 판명된 『프로폴리스』의 활성이 크게 주목을 끌고 있다(상세한 것은 "프로폴리스편" 참조). 꿀벌이 삼림의 수목에서 살아남기 전략의 도구로서 벌집으로 가져오고 있는 것이 프로폴리스이다.

프로폴리스란 꿀벌이 삼림의 수목에서 채취한 수액(樹液)을 꿀벌 자신의 타액(唾液)으로 정교하게 섞어서 만들어낸 것으로 그 목적은 벌집을 만들 때의 접착제이다.

애당초 수목은 해충이나 곰팡이로부터 자신을 지키기 위해 여러 가지 자기 방위력을 보유하고 있다. 각종 수목이 방출하는 냄새도 그의 하나라고 하며 또한 그의 수액도 강한 항균(抗菌)작용을 한다. 대부분은 수지(진) 모양이며 우리들이 알고 있는 대표적인 것은 송진이다.

그러므로 꿀벌들이 수액에서 만들어내는 프로폴리스는 수지 모양으로 아교처럼 끈끈한 물질로 되어 있는 것이다.

꿀벌은 벌집을 만들 때 이 프로폴리스를 접착제로 하여 벌집 속을 코팅함과 동시에 그 수목의 항균력(抗菌力)을 활용하

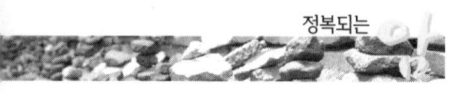

여 자기들 벌집의 항균이나 방부(防腐) 및 해충 제거로 이용하고 있는 것이다.

또한 벌집 입구에도 프로폴리스를 칠하여 꿀이나 화분의 채집 활동에서 돌아온 일벌들의 몸에 외부에서 붙었을지도 모르는 세균이나 윌스를 프로폴리스에 의해 방어하고 있는 것이다. 예를 들어 말하면 약품이나 식품공장, 또는 병원이나 컴퓨터의 클린 룸 등에서 무균실로 들어갈 때 입구에 비치된 샤워 장치와 비슷한 것이라 하겠다.

### (5)  자연염, 해양심층수, 해조에까지 주목되고 있다.

최근에 이르러 주목을 끌고 있는 것이 바다의 산물이다. 해
양심층수 등은 그 하나일 것이고, 또 프코이단이란 항산화물
질도 그러하다. 독자에게 있어서는 이들에 대하여 다소 생소
할 것 같아 우선 첫머리에서 바다의 산물에 대하여 설명하고
자 한다.

해수(海水) 즉 바닷물에는 낳은 미네랄이 함유되어 있으며,
그 다양한 미네랄을 손쉽게 섭취할 수 있는 것으로서 자연염
이 있다.

소금은 지난날에는 전매품이었다. 따라서 공장에서 화학 정
제된 화학염이 대부분이었지만 규제 완화에 의해 현재는 옛날
부터의 바닷물에서 정제된 천연염이 보급되고 있다. 당연히
바닷물에 함유된 바다의 영양소가 듬뿍 함유되어 있다.

최근에 바닷물의 미네랄을 보다 순수한 형태로 남겨져 있는
데에 착안하게 된 것이 해양심층수(海洋深層水)이다. 바닷물에
함유된 미네랄은 당연히 바닷물에서 자라난 해조(海藻) 등에
도 마찬가지로 많이 함유되어 있다. 미네랄워터(천연수)의 미
네랄이 주목받고 있지만 바닷물이나 해조에 함유된 미네랄은
더욱 다기(多岐)에 걸쳐 있다는 것이 확인되고 있다.

또 생선이나 패류(貝類)도 인체에 미치는 효능이 여러 가지
로 밝혀져 가고 있다. 예컨대 등푸른생선(靑魚)이나 붉은생선

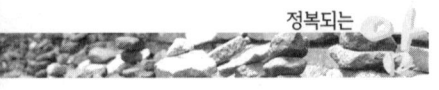

의 어유(EPA나 DHA 등을 함유)는 혈전(血栓)을 저지하는 작용이 있다. 이것은 고도불포화지방산인 EPA(에이코서펜타엔酸), DHA(독사헥사엔酸)에 의한 것이다.

이들 항혈소판응집(抗血栓)의 물질도 큰 실말 등의 해조에 함유되어 있다. 혈전을 막을 수 있으면 동맥경화나 뇌혈전 및 심근경색(心筋梗塞)을 예방할 수가 있다.

또 EPA나 DHA는 노화나 노망의 방지, 암 억제 등에 효과가 있다는 것도 알려져 있다. 조개에서는 바지락조개 등이 암을 억제하는 작용이 있다고 한다.

## (6) 해조류는 생리활성물질의 보고(寶庫)

그러한 가운데에서 바다의 식품이 지닌 활성도가 높은 것은 궁극적으로 해조류일 것이다.

3면을 바다에 둘러싸인 우리 나라는 유사 이전부터 해조류를 먹어왔다고 한다. 현재 우리가 흔히 먹고 있는 미역이나 다시마를 비롯하여 김 등은 양식을 해서 시장에 출하되어 일반 가정의 식탁에 오르고 있다. 그밖에도 녹미채, 대황, 청각채나 큰 실말도 식탁에 오르는 해조류이다.

그 중에서도 큰 실말에 함유되어 있는 프코이단은 요즘 특히 주목되고 있는 생리활성물질이다.

# 2. 바다의 선물 프코이단

(1) 큰실말이란 어떤 해조(海藻)일까?

해조에는 갈조(褐藻), 홍조(紅藻), 녹조(綠藻), 남조(藍藻) 등 눈으로 보는 색에 의해서 분류되어 있다. 그리고 해조는 대형인 것이나 단세포(單細胞) 등 현미경으로 보지 않으면 알아볼 수 없는 작은 것까지 있지만, 우리가 식용으로 하고 있는 것은 디세포로 거시적인 갈조의 다시마, 미역, 녹미채, 대황, 그리고 홍조의 김, 우뭇가사리, 녹조의 파래, 김, 남조의 김 등이다.

큰실말을 한자로는 수운(水雲), 중국어로는 해온(海蘊)이라고 표기한다. 온(蘊)은 난사란 뜻이다. 다른 조에 붙어서 자란다.

큰실말은 갈조류에 속하며 바다의 온화한 내만(內灣)에서 자라는 해조로 형상은 30~40cm의 길이이고, 실 모양의 가느

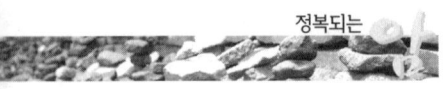

다란 가지가 무수하게 갈라져 있다. 잎 모양으로 된 부분의 표면에는 점착물(粘着物)이 많고 미끈미끈한 점액이 있다.

먹는 방법은 식초와 갖은 양념으로 무쳐서 생으로 먹으며 보존 방법은 소금에 절이는 일이 많지만 건조시키는 수도 있다.

### (2) 프코이단의 항암작용은 과학적으로 증명되었다.

큰실말은 다른 해조류와 마찬가지로 칼로리가 적은 것이 특색이며 영양가는 비타민류가 적기는 하지만 카로틴이나 해양미네랄을 함유하고 있다. 그래서 다이어트 식품으로 권장하는 의사나 영양사도 있을 정도이다.

기능성 효능에서는 큰 실말의 미끈거림의 대부분을 차지하는 프코이단이란 성분에 의한 항암작용(암의 억제, 개선, 예방)이나 혈액정화작용, 콜레스테롤 저하작용, 선옥(善玉) 콜레스테롤 증가, 간장강화, 체중 증가억제, 면역력강화, 생리조절작용 등이 과학적으로 밝혀지고 있다.

### (3) 큰실말 등 해조류가 각광받고 있다.

해조나 등푸른생선 등 바다의 해산물을 많이 먹는 지역의 사람들은 혈액이 싱싱하여 뇌혈전(腦血栓), 뇌졸중, 심근경색 등의 혈관성 질환이 적으며 암에 걸리는 사람도 적다는 것은 여러 연구기관에 의해서 밝혀지고 있다.

그래서 근년에 해조가 지닌 효력(생리활성작용)에 대해서 언구기 추진되고 해조에는 대제로 공통된 유효한 화학물질이 함유되어 있다는 것을 알게 되었다.

왜 큰실말이 그러냐 — 에 앞서 해조에는 인체에 좋은 어떤 "생리활성화물질(화학성분)"이 들어 있는가를 대충 알아보기로 한다.

프코이단, 라미나런 등 생소한 말이 등장하게 될 것으로 생각되지만 이것들은 모두 해조에 함유된 활성물질이다. 각각 유효한 생리적 활성(약리작용)을 가지고 있다.

해조가 장수와 결부되는 것은 이러한 함유 물질에 의한 것이다. 옛날에 비해서 소비가 적어졌다고 하는 다시마, 미역, 그리고 큰실말, 녹미채 등에 다시 눈길을 돌려보기 바란다.

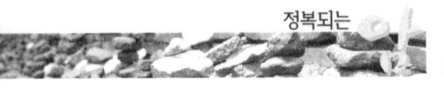

## (4) 해조에 공통된 인체에 유효한 화학성분

현재 해저의 성분으로 인체에 유효하다고 하는 화학 물질이라고 하면 이제까지는 옥소(沃素)나 클로로필, 타우린, 각종 미네랄이나 식물섬유를 들고 있었다.

또 여성의 다이어트 붐을 배경으로 미네랄과 식물섬유가 많은데도 논칼로리에 가깝다고 해서 특히 미역을 생야채와 함께 샐러드 식으로 만들어 먹는 것이 널리 퍼져 정착하고 있다.

그러나 최근의 연구에서 해조에는 해조단백질, 지방질(프코스테롤), 페놀류, 탄수화물이 함유되어 있고, 식물섬유인 다당류(多糖類) 등의 인체에 대한 유효성이 다음으로 밝혀져 가고 있다.

그 중에서도 갈조(褐藻)의 다당류가 크게 주목받고 있다. 다당류에는 알긴산(Alginic Acid), 칼라기난(홍조류의 일종인 아일리쉬 모스 (이끼) 추출물), 한천(한천은 우뭇가사리나 꼬시래기처럼 세포벽 구성성분이 점질성(粘質性) 다당류로 된 홍조식물(紅藻植物)을 뜨거운 물로 끓여서 추출시킨 액을 여과/응고시킨 뒤 동결/융해/탈수/건조의 과정을 여러 차례 반복하여 만든 식품), 프코이단, 라미나민, 플세런 등이 있다.

또한 다당류란, 글루코오스나 갈락토오스, 크실로스와 같은 단당류(單糖類)가 수 개 이상 모여 글리코시드 결합에 의해 서로 연계(連繫)되어서 만들어진 당을 말한다. 다시 다당류에는 우론산, 에스텔황산을 많이 함유한 「산성 다당류」와 중성당(中性糖)만으로 성립된 「중성 다당류」가 있다.

따라서 글루코오스만으로 연계된 전분이나 세룰로오스는 단순 다당류라는 것이 된다. 또 우론산과 아미노산으로 구성된 것은 프로테오글리칸이라 부르고 있다.

생리활성물질로서 잘 등장하는 것은 산성 다당류가 된다. 큰실말의 프코이단은 바로 그 다당류 자체이다. 또 당질과 단백질이 결부된 것을 당 단백질이라 부른다. 당 단배질은 우리들의 세포 여기저기에 존재하고 있으며 대개는 점성(粘性) 물질의 주체를 이루고 있다.

사람에게서 타액과 위액 등의 분비물, 혈액, 소화관 점액 등에 함유되어 있으며 식물에도 함유되어 있는 물질이다. 꿀벌이 로열젤리나 프로폴리스를 생성하는 데에 사용하는 타액에는 이 당 단백질이 함유되어 있다.

그럼 여기서 큰실말을 포함한 해조의 다당류에 대해서 간단히 알아보기로 한다.

### ① 알긴산

해조의 라틴어 「알가」에서 이름 지어진 알긴산은 해조인 갈조가 지닌 미끈한 것 속에 함유되어 있는 물질이다.

다른 미네랄과 결합하기 쉬운 성질을 가지고 있으며 이 특

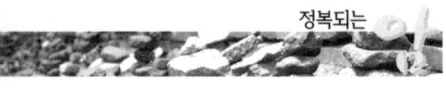

## 큰실말의 성분 분석(냉동 큰실말의 경우)

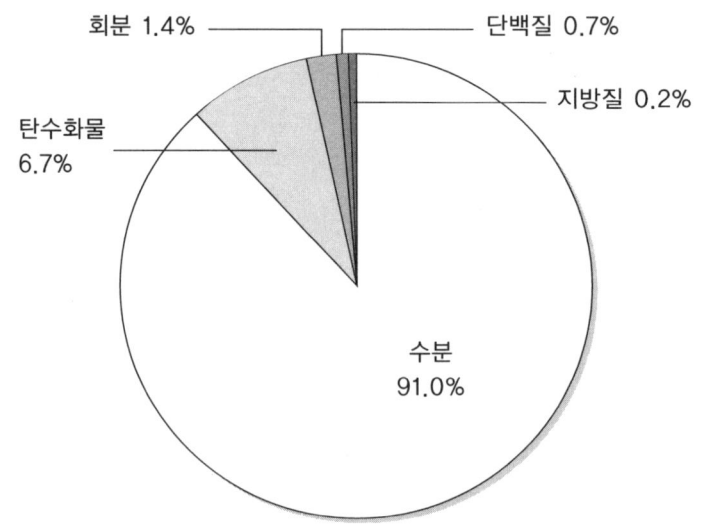

회분 1.4% ——————————————— 단백질 0.7%

탄수화물
6.7%

지방질 0.2%

수분
91.0%

## 프코이단의 약리 효과

| 1. | 저콜레스테롤 작용 |
|---|---|
| 2. | 정장작용 |
| 3. | 혈액응고 방지작용 |
| 4. | 항알레르기 작용 |
| 5. | 항종양 작용(암세포의 네크로시스, 또는 아포트시스 효과에 대해 검증중 |
| 6. | 항 HIV 작용(항에이즈 윌스) |

## 큰실말에서 분리한 프코이단의 화학분석

```
                0                        50      %(W/W)
프 코 이 단
수량(收量)    ■ 1.7
              (주
전      당    ────────────────────────── 67.2
우  론  산    ──── 13.5
황  산  기    ─── 11.9
회      분    ────── 23.0
수      분    □ 3.2          주)습윤 조체당수량
```

## 프코이단의 분자구조

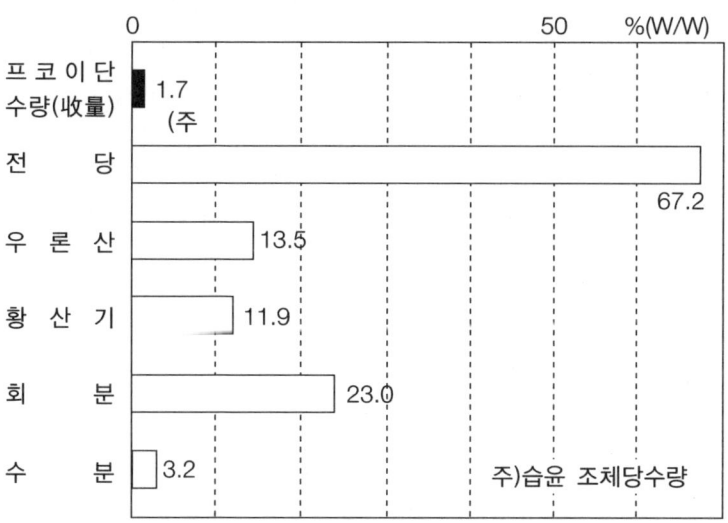

★ 거대한 다당분자인 것이 특징.
주) R은 H 또는 SO$_3$

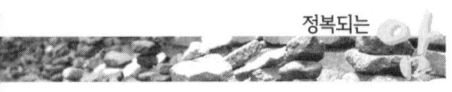

성을 살려서 의외로 우리들의 신변에서 여러 가지로 이용되고 있다. 그 방법은 주스음료, 아이스크림의 형상 붕괴 방지 등 여러 곳에 이용되고 있다. 물론 안전성 식품으로서 인지되어 있기 때문에 첨가되어 있어도 아무런 문제가 없다. 생리 활성 에서는,

정장작용(整腸作用) — 위의 소화액으로 분해 되지 않고 장내 세균으로 분해되기 때문.

코레스테롤치 저하작용 — 알긴산 나트륨이 섭취한 음식 속의 코레스테롤을 몸 밖으로 배출하기 때문.

혈압강하 작용 — 혈중 나트륨을 배출하기 때문.

유해원소나 해독물질의 체외 배출작용 — 스트론튬, 카드뮴과 결합하여 체내에서 배출하기 때문에. 니코틴도 배출하는 것으로 판명.

암(癌)억제작용 — 쥐를 사용한 실험에서 알긴산 주사로 암세포 생육이 저지되었다는 것이 밝혀지고 있다.

알긴산은 해조류에 널리 함유되어 있다는 것은 이미 말했지만 갈조(褐藻)인 다시마나 모자반, 큰실말 등의 수용성 알긴산 하나하나에 있어서도 암의 종양 증식이 저지되었다는 것이 동물 실험에서 판명되고 있다.

### ② 컬러기년

구조는 다르지만 산성다당인 알긴산과 같다고 생각해도 될 것이다. 생리활성으로서는,

**위나 십이지장궤양에 효과** — 펩신(pepsin)을 저지하기 때문에 (항 펩신작용).

**혈액응고 저해작용** — 다만 농도가 높은 경우로, 그 경우에서 는 혈액이 굳어지는 것을 방지하는 헤퍼뤼 모양의 작용을 나타낸다는 것이 인지되고 있다.


### ③ 프코이단

지금 해조의 성분 중에서 가장 크게 주목받고 있는 물질이 다.

갈조인 다시마, 미역, 큰실말에는 공통된 미끈거리는 점액 (粘液)이 있다. 이 점액은 앞에서도 말한 알긴산과 함께 프코 이단이 다량으로 함유되어 있다.

갈조에게 있어서 프코이단은 자신을 보호하고 방어하기 위 한 물질이며 조의 엽상(葉狀)에 있는 점액관에서 방출되고 있 다. 그리고 그것은 잎이나 줄기에 상처가 생겼을 때 그곳으로 부터 병균이 침입하지 못하도록 방어하는 작용이나, 간조(干 潮)인 썰물 때 대기에 노출된 조체가 마르지 않도록 방어하는 작용을 하고 있다.

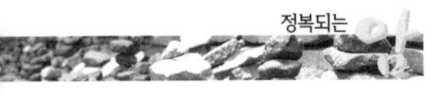

그러기 때문에 깊은 해역에서 자라는 갈조보다 얕은 곳에서 무성한 갈조 쪽이 대기에 노출되는 확률이 높아서 프코이단 함유량이 많다고 한다.

다시마나 미역보다도 얕은 바다에 있는 큰실말이 더욱 미끈 미끈한 것은 당연하다고 말할 수 있다. 점액의 점도가 높다는 것은 그만큼 많은 프코이단이 함유되어 있다는 말이 된다.

그러나 같은 점액 성분이라도 알긴산과는 달리 계절에 따라 산생(産生)의 양이 달라진다. 프코이단의 점질 함량은 가을에서 겨울에 걸쳐서 높으며 그 양은 20%이고, 봄에는 5%로 감소된다.

그리고 생리활성은,

**항혈액응고 작용** — 헤퍼린의 2배에서부터 때에 따라서는 수십 배라는 효과가 있다.

**지혈청징(脂血淸澄) 작용** — 동물 실험에서는 헤퍼린의 2배 효과가 있고, 또 고지혈증(高脂血症)인 쥐에서의 실험에서도 활성이 확인되었음이 판명되고 있다. 또한 고콜레스테롤 상태인 쥐에게 투여한 실험에서도 혈액이 깨끗하게 맑아지고 콜레스테롤이 배제되었다는 것도 보도되고 있다. 이것은 동맥경화나 뇌경색, 심근경색 등의 예방도 된다는 것을 의미하고 있다.

**항종양 활성** — 종양을 일으키게한 쥐에게 프코이단 같은 물질을 투여한바 현저하게 종양증식 억제작용이 확인되었다.

즉 암 종양의 억제를 기대할 수 있다는 말이 된다. 프코이
단은 아무래도 암에 대한 효능이 최고인 것 같다. 프코이단
에 대해서는 나중에 더욱 상세하게 해설하기로 한다.

### ④ 라미나란

이 물질은 저장성 다당(多糖)이라고도 하며 육상 식물의 전
분에 해낭된다는 것을 알게 되었다.

실은 이 성분에서도, 항혈액응고 항고지혈증의 작용이 있으
며, 특히 후자에 있어서 현저한 활성이 있다는 것이 판명되고
있다. 콜레스테롤 값은 명확히 저하된다.

### ⑤ 프코스테롤

콜레스테롤의 저하 작용에 대해서는 이미 말했다. 그래서
같은 작용을 가져다주는 해조의 지질(脂質)인 프코스테롤에
대해서도 알아보기로 한다.

영계에게 콜레스테롤 1%를 섞은 모이(사료)와 프코스테롤
1%를 첨가한 모이를 준 동물 실험이 있었다. 그리고 혈장(血
漿)을 조사해 본 결과 프코스테롤을 섞은 모이로 사육한 영계
쪽이 56.8%나 콜레스테롤 값이 낮다는 것이 판명되었던 것이
다. 그러한 뜻에서 해조(海藻)는 프코이단, 라미나란, 프코스테

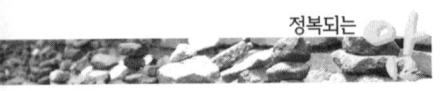

롤과 함께 2중 3중의 혈액 정화작용을 가지고 있다는 것이 된
다.

그밖에 해조에 함유된 옥소(沃素)나 EPA(에이코서펜타엔산)
에도 콜레스테롤 저하작용이 있고, 크로로필에 있어서도 간접
적이지만 같은 작용이 있는 것이기 때문에 자칫하면 혈액이
짙어지는 식사를 하고 있는 현대인에게 있어서 해조는 빼놓을
수 없는 식품이라 말할 수 있겠다.

### (5)  해조의 색소는 항산화물질로 암을 예방한다.

해조는 다음과 같이 많은 물질로 만들어져 있다. 프코이단
은 그 중의 하나이다. 해조에 함유된 물질에 대해서는 앞에서
말했지만, 다시 한 번 해조를 형성하고 있는 물질에 대해서 알
아보고자 한다.

먼저 해조의 색을 구성하고 있는 클로로필이다. 해조도 육
상의 식물과 마찬가지로 기본적으로 초록의 색소를 가지고 있
다. 그 녹색을 정하고 있는 것이 클로로필이다.

육지의 식물과 마찬가지로 바다 속의 해조도 대부분이 태양
의 광에너지에 의한 광합성으로 성장과 생육을 하고 있다. 그
래서 대개의 해조는 바다 속에서도 태양빛이 닿는 수심이 20
~60미터인 표층(表層)에서 생육하고 있다. 그리고 바다 속에

서도 태양광선을 잘 흡수하려고 녹색의 색소(클로로필)를 가지고 있는 것이다.

바다에서 육지로 올라온 광합성으로 자라는 식물(화초나 수목 기타)이 예외 없이 잎을 초록으로 하고 있는 것은 그와 같은 이유에 따른 것이다. 오랜 진화의 과정에서 초록의 색소(클로로필)가 가장 효율적으로 광합성을 할 수 있다는 것을 깨달았기 때문일 것이다.

하지만 해조는 반드시 추록은 아니다. 다시마나 미역은 갈색이고 김은 바다 속에서는 붉은(紅)색이다. 이것은 어째서일까? 바다의 생식하는 영역(수심) 등에 따라 각 해조가 광합성의 작용을 보다 효율적으로 하기 위해 기본 색소인 클로로필에 추가하여 플러스 보조 색소에 의해 각각 적합한 색으로 바꾸고 있기 때문이다.

진화하는 과정 속에서 바다 속에 머문 해조류는 육지의 식물처럼 잎을 모두 초록으로 물들이지 않고 깊은 곳, 얕은 곳으로의 분류 서식하여 갈색이나 홍색으로 해서 효율적으로 살아남으려고 했던 것이다.

다시마, 미역, 큰실말 등 갈조(褐藻)의 색은 지용성(脂溶性) 카로티노이드인 푸코크산틴, 카로틴 등의 보색(補色)물질에 의해 기본인 초록을 갈색으로 변색하여 광합성하기 좋게 진화했던 것이다. 이 중에서 카로틴은 당근의 주황색을 구성하고 있는 카로틴과 아주 똑같은 색소 물질이다.

이러한 해조로 자라는 다소 얕은 바다의 깊이에서는 갈색

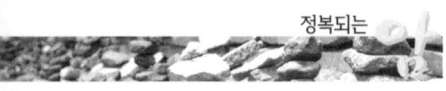

쪽이 태양광선을 많이 받을 수가 있기 때문이다. 홍조(紅藻)의 김과 같은 홍색은 보조 색소인 피코빌린이라고 하는 선홍색(鮮紅色)의 피코스닌, 청색인 피코시아닌, 남청(藍靑)색인 아로피코시아닌에 의해 바다 속에 있어서는 역시 초록을 기본으로 해서 적자색(赤紫色)으로 보이게끔 색채를 연출하고 있는 것이다.

갈색이나 홍색은 해조의 잎을 강한 태양광으로 햇볕에 타는 것을 방지하기 위한 것으로 보이고 있다.

녹조(綠藻)는 클로로필에 추가하여 다시 태양광선으로부터의 녹색광선을 보다 흡수하기 쉽게 하기 위한 시호나크산틴이란 보조 색소를 가졌으며, 이로 인해 진한 녹색을 하고 있는 것이다. 녹조는 깊은 곳에 살기 때문에 빛을 더욱 효율적으로 흡수하는 이유에서 진하게 하고 있다는 것이다.

또한 이들 색소에 관련된 물질은 모두 강한 항산화작용을 가지고 있다는 것이 알려졌다. 육지의 식물이 강력한 태양광선을 하루 종일 쪼이면서 잎의 세포가 자외선으로 파괴되지 않는 것은 이 색소 화합물의 항산화작용 때문인 것이다.

예컨대 양배추 등을 보면 심(芯)에 가까운 곳보다도 태양광선을 강하게 받는 바깥 쪽의 잎이 항산화작용이 강한 것이다. 바깥 쪽의 잎은 안쪽의 잎보다 초록이 진하게 되어 있다. 그러나 해조는 그 육지의 초록보다 더한 항산화작용을 가지고 있다.

초록이 아닌 갈조(褐藻)인 다시마, 미역, 큰실말은 클로로필

과 동시에 함유되어 있는 카로티노이드(색소화합물)가 항산화
력을 보조하고 있기 때문이다.

그리고 이러한 색소는 인간의 체내에서 생산되어 노화나 생
활습관병, 암을 일으키는 요인이라고 하는 과잉 활성산소를
억제하는 작용이 있다. 그 중에서도 주목되고 있는 것이 암 유
인 등을 억제하는 작용이다.

## (6) 해조 단백질은 콩보다 양질의 건강식

지구상에 살아 있는 생물은 동물 뿐 아니라 식물도 단백질
을 함유하고 있다. 해조는 약 10 ~ 20%의 단백질을 함유하고
있다. 이것은 육상의 식물(야채)과 거의 비슷한 양이다. 단백
질은 아미노산의 집합체(폴리펩티드도 같다)지만 그 아미노산
의 조성은 알라닌, 아스파라긴산, 글루타민산, 글리신, 프롤린
이 높은 것도 육상식물과 같다.

다만 해조가 육지의 것과 조금 다른 것은 야채에는 적은 아
르기닌이 많다는 것이다.

또 해조의 식물성 단백질은 매우 양질인 것이다. 단백질의
질을 나타내는 계란의 알부민을 100으로 한 퍼센트인 스코어
로 비교하면 시금치 23에 대해서 갈조의 다시마나 큰실말 등
은 67로 동물성 단백질의 80(쇠고기)에는 미치지 못하지만 상

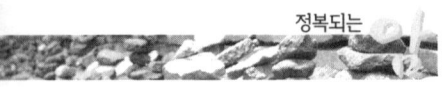
당히 높은 수치를 나타내어 영양적으로는 양질의 단백질이라고 말할 수 있다.

식물성 단백질로는 양질이라고 하는 콩의 퍼센트인 스코어는 56임으로 분명히 67은 "우수한 단백질"이라고 말할 수 있겠다.

또한 최근의 연구에 따르면 해조는 장(腸) 등에 있어서의 소화 흡수율도 높다는 것이 판명되고 있다. 이제까지 해조는 애써 먹어도 모두 영양분은 몸 밖으로 배출된다고 인식되고 있었지만 그것이 잘못된 생각임을 알게 되었다.

### (7) 자외선에서 피부를 보호하는 해조 탄닌

해조에는 다음과 같은 생리활성도 있다.

해조는 태양에서의 강한 자외선을 막기 위해 색소 이외에 탄닌계 물질을 함유하고 있다. 탄닌이라 하면 육지에서는 엽차(葉茶)가 잘 알려지고 있지만 탄닌에는 항암 및 항 윌스 작용이 있다. 다시마나 미역 녹미채, 큰실말에도 이 탄닌계 물질이 함유되어 있다.

해조 탄닌은 플로로그루시놀이란 물질로 만들어졌다고 해서 플로로 탄인이라 불리고 있지만 이 물질에도 강한 항 산화 작용이 있다는 것이 최근에 밝혀졌다.

녹미채나 대황을 건조시키면 검게 변색하는 것은 산소를 필사적으로 흡수하여 태양으로부터 몸을 지키려고 하기 때문이다. 즉 열심히 항산화작용을 작용시키고 있는 것을 의미한다. 이것도 탄닌에 의한 작용이다.

다시마나 미역, 큰실말도 태양에 노출시킨 채 놓아두면 역시 검게 된다.

또 해조 탄닌에는 강한 태양광선에 함유된 자외선을 대량으로 흡수하는 작용이 있다. 이것은 해조에 함유된 UV334라고 하는 물질에 의한 것이다.

최근에 오존층의 파괴로 인하여 지구(특히 남반구)에 내려 쏟는 자외선 양은 전보다 증가하고 있다고 한다. 그것을 말해 주듯 남방에서 자란 해조는 UV334의 함유량이 전보다 증가하고 있다는 것이 보고 되고 있다. UV334가 있으면 자외선 대책이 되는 것일까?

그것은 태양광선이 강한 아라비아의 여성들이 검정 옷을 입는 것과 똑같은 이유에 따른다. 검정은 자외선을 보다 많이 흡수하기 때문에 자외선으로부터 피부를 지키는 것이다.

아라비아의 여성들은 종교적인 이유도 있겠지만 오랜 세월의 생활 지혜에서 백색보다도 검정 옷 쪽이 피부를 보호한다는 것을 터득했을 것으로 생각된다.

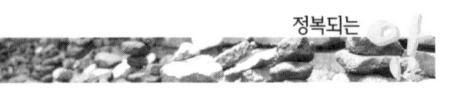
(8) 해조의 지질은 혈전과 노망을 방지한다.

해조는 야채보다 지질(脂質)은 적지만, 굳이 해조의 불포화 지방산에 주목하는 연구자도 있다. 오레인산, 리놀산, 리놀렌산 외에 고도의 불포화지방산인 아라키돈산, EPA, DHA 등은 혈전(血栓)을 예방함과 동시에 고콜레스테롤혈증(高cholesterol 血症) 및 고지혈증(高脂血症)을 억제하는 효과가 있다.

역시 혈전을 억제하고 혈중의 중성지방을 감소시키는 EPA 나 DHA와 상승하여 혈액의 정화와 혈액의 노화방지를 보다 더 안진(昻進)하고 있다고 보아도 될 것이다.

나이가 들면 혈관도 피폐하고 혈액도 곤죽 같아지고 혹은 끈적끈적해진 느낌이 짙어진다. 혈전의 전조인 것이다. 이것을 해조를 섭취함으로서 피할 수 있는 것이다. 모세혈관도 강화되고 혈구(血球)도 유연해져서 바슬바슬해지기 때문이다.

또 뇌에 있어서는 뇌혈관을 활성화하기 때문에 혈관성 노인의 노망을 방지할 수가 있다. 그와 동시에 리놀렌산의 또 하나의 효과인 뇌신경 세포의 회춘 작용에 의해서 알츠하이머형 노망의 해소도 기대할 수 있을 것으로 생각된다.

실제로 큰실말을 빈번하게 먹고 있는 해변의 노인들이 노망을 회피하고 건강하게 늙어가고 있는 상황을 보면 그거야말로 "해조의 파워"라고 생각하지 않을 수 없는 것이다.

## (9)  해조의 미네랄과 비타민

바다는 지구 창성(創成)기에 바다에서 증발하는 대량의 수증기가 비가 되어 지구상에 내리고 이 과정에서 육상의 미네랄이 바다로 흘러 들어가 바다는 미네랄을 풍부하게 함유하기에 이르렀다.

바다에서 살고 있는 해조는 당연히 바다에 녹아 있는 풍부한 미네랄을 흡수하여 생체 내에 함유하고 있다. 칼슘이나 마그네슘, 철, 아연, 나트륨, 칼륨, 옥소와 같은 것에서부터 셀렌, 불소(弗素), 크롬, 망간, 코발트 등까지 함유하고 있다.

또한 셀렌 이하의 미네랄도 생체의 유지에 불가결한 것이다. 하지만 현대인은 다소 편식을 하고 있는 탓인지 이들이 부족한 현실이다.

예를 들면 젊은 여아에게 많은 미각(味覺) 장해는 분명히 아연(亞鉛) 부족이다. 크롬이 부족하면 지질(脂質)이나 단백질의 대사가 원만하게 이루어지지 않아 체지방의 축적과 직결되어 비만의 원인이 될 수도 있다.

한편 비타민으로서 김에는 비타민 A 효력, 비타민 $B_{12}$ 등은 많이 함유하고 있지만 해조 전체에서 보면 일반적인 것은 별로 함유되어 있지 않다.

비타민에 한해서 말하면 역시 녹황색야채, 담색(淡色)야채 등 각종 야채를 고르게 잘 섭취하는 것이 중요할 것이다.

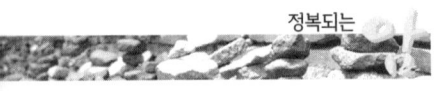
또한, 다소 이야기가 빗나가지만 의학계통 학자들의 연구에
따르면 대부분의 야채는 가열하는 편이 생리 활성물질인 색소
물질 등이 체내에 흡수하기 쉽다는 것이 판명되고 있다. 또 가
열하는 편이 항산화작용을 강하게 가져다 준다는 것도 연구에
의해 밝혀졌던 것이다.

다만 이것은 야채에 국한된 이야기다. 또 연구 결과에 따르
면 야채 중에서도 버섯류나 마늘은 가열하면 오히려 활성이
감소했다는 것도 부기해 둔다.

또, 가열한 야채 쪽이 다이어트에 효과적이었다는 사실도
새로이 알려지게 되었다. 이제까지 여자들에게 절대적이었던
생야채 신화도 무너지고 말았다. 더구나 가열하더라도 비타민
류가 줄기는 줄지만 결정적으로 감소한다는 것은 아니라는 사
실도 알게 되었다.

## (10) 체내의 대사촉진과 암 억제 효과가 있는 옥소

미네랄 중에서 바다의 것이 아니면 안 되는 것은 옥소(沃素
=요오드)이다.

우리들의 몸속에는 요오드가 갑상선에 많이 함유되어, 갑상
선호르몬, 티록신(Thyroxine)이나 요오드티록신이란 물질을 형
성하고 있다.

갑상선호르몬은 체내 조직의 대사를 촉진하는 호르몬이다. 구체적으로는 몸의 각 조직 산소의 대사를 증가시킨다. 어린 이가 정상으로 성장해가기 위해서 필요한 호르몬도 되고 어른 에게는 머리털이나 치아, 피부, 손톱 등의 건강에 필요하다.

미역 등을 많이 섭취하면 대머리에 효과가 있다는 것도 이 작용에 의한 것으로 생각된다. 실제로 대머리 방지가 된다는 보고는 아직 없지만 머리털이 빠지는 것은 방지될 가능성이 있다.

또한 요오드에는 체지방 연소를 돕는 작용도 있다. 해조에 는 식물섬유도 많아 요오드와 함께 다이어트 식품으로서 미용 기관이나 그 관계자 사이에서 적극적으로 채용하고 있는 것은 그러한 이유에서일 것이다. 또 요오드는 신경계에 작용하여 감각이나 뇌신경 및 운동신경 등의 활동을 활발하게 한다.

티록신은 단백질이나 당질, 지방질의 대사를 촉진하고 교감 신경을 자극하는 작용이 있다. 또한 세계적으로 보았을 경우 에 개발도상국 등에서 요오드 부족으로 인한 갑상선기능 저해 가 문제되고 있다. 바세도병(Basedow's病) 등은 그의 한 예일 것이다. 부족하면 정신이 몹시 불안정해진다.

특히 인도 북부는 현저하게 유라시아, 아프리카 등 큰 대륙 내륙부의 벨트형상 지대에서는 만성적인 요오드 부족이 발생 하고 있다. 이러한 나라에서는 정부가 식염에 일부러 요오드 를 첨가시켜서 대책을 강구하고 있을 정도이다.

우리는 해조류나 양파 및 어패류에서 섭취하고 있기 때문에

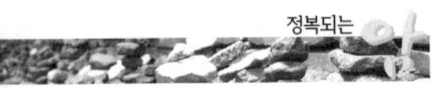
요오드 부족은 적다고 하지만 최근에 젊은 세대나 어린이들 사이에서는 야채와 해조류의 만성적인 부족으로 인하여 요오드 부족을 우려하기 시작하고 있다.

어린이의 경우는 심신이 건전한 성장에도 관련되어 있기 때문에 요오드는 여러분이 생각하고 있는 것 이상으로 중요한 미네랄이라고 말할 수 있다. 여성의 경우는 이것이 부족하면 유방암, 난소암, 갑상선암의 요인이 된다. 또 지방의 연소도 나빠져서 비만의 방아쇠가 되기도 한다.

다만 요오드는 과잉으로 섭취하면 오히려 갑상선 기능의 저하를 가져오게 된다.

### (11) 요오드에 유방암의 종양증식 억제 작용이 있다.

요오드에는 이러한 생리활성이 있다. 그것은 암 억제작용이다. 실제로 유라시아대륙의 내륙부 옆에 띠 모양으로 된 지역의 요오드 부족 벨트지대에서는 유방암의 발생률이 높다는 것이 보고 되고 있다.

그밖에 난소암, 갑상선암 등도 타 지역보다 많다는 것이 조사 결과 밝혀지게 되었던 것이다.

유방암을 일으키게 한 쥐에게 요오드(이 경우는 미역 추출물)를 투여한 결과 종양의 크기는 놀랍게도 약 5분의 1로 억

제할 수 있었다고 한다. 또한 조양증식 억제 효과에서는 요오
드의 농도가 낮은 쪽이 보다 현저한 효과가 있었다고 보고하
고 있다.

또한 요오드는 앞에서도 말했지만 과잉 섭취하면 갑상선에
이상이 나타날 가능성이 있기 때문에 밸런스를 고려해서 섭취
하도록 하고, 다시마 국물 등은 매일 먹을 경우에는 농도가 너
무 진한 것은 피하도록 하는 것이 좋을 것이다. 다만 큰실말의
경우라면 1팩에서 2팩 정도의 분량을 매일 먹이도 과잉이 뇌
는 일은 없음으로 걱정할 필요가 없다.

## (12) 해조의 당질에 암 억제와 개선의 효과가 있다.

마침내 해조의 성분 차례가 왔다. 암 억제 효과가 바로 해
조 전체의 가장 특징적인 생리 활성이라고 말해도 될 것이다.
그것은 해조의 당질(糖質)에 의한 것이다.

해조의 당질에는 두 가지가 있으며, 하나는 골격다당류(骨
格多糖類)이고 다른 하나가 점질(粘質)다당류이다. 전자는 셀
룰로오스나 헤미세룰로오스, 만난 등의 불용성 식물섬유가 된
다.

해조가 다이어트 효과를 가져다 준다고 해서 젊은 여성에게
인기가 있는 것은 칼로리가 낮다는 것과 함께 이 양질의 식물

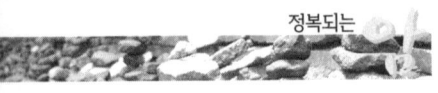

섬유에 있다고 말할 수 있을 것이다.

애초에 식물섬유는 1970년 이전에는 사람에게 유용하다고 는 생각하지 못하고 있었다. 하지만 1971년에 식물섬유는 사람의 소화효소의 작용을 받지 않는 식물 세포막의 하나라고 정의되어 장에서 장내 세균에 의해 1그램에 1킬로칼로리의 에너지가 된다는 것이 판명되고 있다. 그러므로 사실상 식물 섬유는 전혀 넌칼로리가 아니고 저칼로리 물질이라고 하는 것 이 옳을 것 같다.

그리하여 식물섬유는 비타민, 미네랄 다음가는 제3의 영양 소라고 말하게 되었다. 그리고 식물섬유를 제대로 섭취함으로 서 장의 연동 운동이 활발해져 변비 등을 해소한다는 것도 알 에 되었다. 물론 식물섬유가 장의 활동을 활발하게 한다는 것 은 오늘날에는 누구나 알고 있어 건강의 상식이라고 말해도 될 것이다.

또한 최근에는 지방 섭취량이 급증하고 야채나 해조를 먹는 양이 상대적으로 적어짐에 따라 식물섬유 섭취 부족이 생겨 결장(結腸)암의 사망률이 높아지고 있다는 것이다. 이와 같이 식물섬유는 인체에 필요하다는 것을 인식하게 되었다.

## (13) 프코이단의 놀라운 기능성 효능

그건 그렇다 치고 여기서 특필할 것은 후자인 점질다당류(粘質多糖類)이다. 점질 다당류란 해조의 대부분이 지닌 표면의 끈적끈적한 그 물질이다.

왜 미끈미끈하냐는, 해조생체 자체의 역할에 대해서는 "해조의 다당류"란 곳에서 이미 말했다. 또 다당류가 구성하는 물질(알긴산, 프코이단 등)에 대해서노 이미 설명했다.

해조가 미끈미끈한 것은, 다시마는 물에 담가두면 표면이 즉시 진득진득해지며, 미역 등의 줄기를 잘게 썰면 마치 발효된 메주처럼 미끈미끈해지는 것으로 알고 있다. 그 중에서도 큰실말은 금방 채취한 원형 자체가 더욱 미끈미끈하다.

또한 점질다당은 해조 전체에 존재하고 있으며, 녹조인 파래에도 전문적으로 말하면 당(糖)에 황산이 결합한 형태로 함유되어 있다. 홍조인 우뭇가사리 등에서는 우무라는 형태로 함유되어 있다.

그런데 갈조인 다시마, 미역, 큰실말 등의 점질다당은 이미 여러 번 설명했기 때문에 산성다당인 알긴산, 프코이단과 라미나란으로 구성되어 있다는 것은 알고 있을 것으로 생각된다. 그와 동시에 이것들은 수용성의 성질을 가진 물질이 된다. 다시 좀 더 이해하기 위해 다른 각도에서 설명해 보도록 한다.

다당류란 단당(單糖)이 다수 글리콘드 결합으로 결부된 것

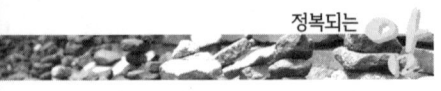

을 말하며, 식물에서는 세포를 결합하는 세포간 물질이 된다. 식물섬유의 하나라고 말해도 될 것이다.

그 다당류는 육지의 생물에도 존재한다. 버섯에 있는 글루칸으로 암 억제 등의 생리 활성작용을 가졌다는 것이 널리 알려져 있다.

알긴산과 프코이단, 라미나란은 알기 쉽게 말하면 버섯의 글루칸의 해조판(海藻版)이라고 생각하면 될 것이다.

이것들은 어느 물질에나 정도의 차이는 있을지라도 항종양 활성(암 억제작용), 항월스 작용 등의 강한 생리활성을 가지고 있다.

그렇지만 해조는 물론 버섯과는 다른 독자적인 효력이 된다. 그 중에서도 프코이단은 글루칸의 효력을 어쩌면 초월하는 것일지도 모른다며 요즘 크게 눈길을 끌고 있다.

## (14) 각 연구기관에 의한 프코이단의 활성 추구

프코이단의 항종양 활성이나 그 밖의 생리활성에 대해서는 이제까지 프코이단 단독으로 채택되어 많은 연구가 이루어지고 있다.

우선 해외의 연구에 대해서 알아보면, 프코이단상(狀)의 다당(多糖)을, 사르코마 고형종양(固型腫瘍)을 이식한 쥐에게 투여한 실험을 했다. 그리고 약 60%의 종양증식 억제율이 있다

## Molt-4에 대한 프코이단의 영향

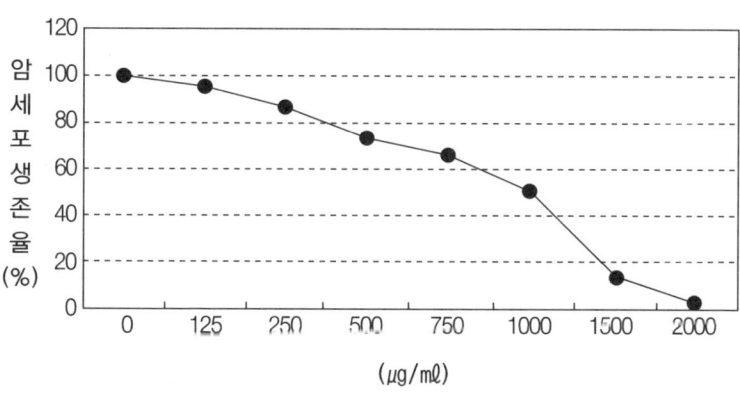

〈 항종양 활성 〉 예로부터 내려오는 종양 세포인 Molt-4(급성 淋巴芽球性 백혈
병)에 대한 프코이단의 영향을 WST-1 assay에서 확인했다. 그
결과 암세포의 생존율은 농도 의존적으로 억제되었다.

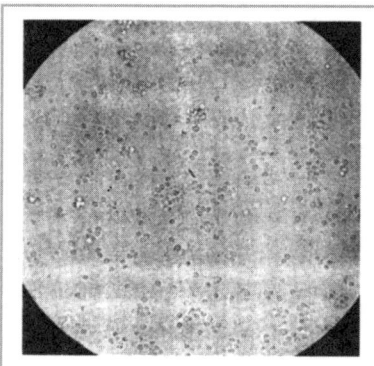

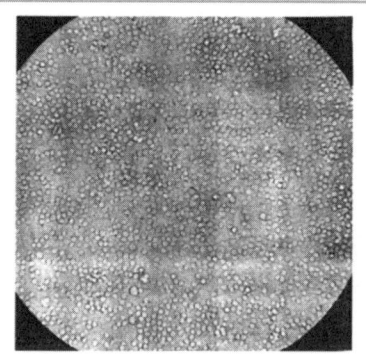

| 프코이단 무첨가 | 프코이단 첨가 |
|---|---|
| 프코이단을 첨가하지 않은 케이스 에서는 암세포가 증식했다. | 암세포에 프코이단을 $1500\,\mu g/m\ell$ 를 첨가한 경우에서는 암세포의 증식이 억제되었다. |

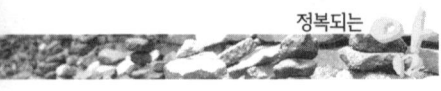

는 것이 발표되고 있다(1976년).

대황에서의 프코이단에 대해서도 1983년의 동물 실험에서 종양의 전이 저지와 함께 면역기능의 향상이 확인되었으며, 다시마의 조(粗)프코이단의 암 억제 효과도 역시 쥐의 실험에서 1988년에 판명되고 있다.

더구나 이러한 실험 과정에서 동일한 효능을 가진 알긴산의 생리활성보다 프코이단 쪽이 훨씬 강하다는 것도 밝혀지고 있다. 그리고 고순도의 해조 프코이단 및 각종 다시마에서의 프코이단을, 암을 이식한 쥐에게 투여한 결과 암세포의 증식저지 및 연명 효과 등이 확인되고 있다.

또 다른 연구에서 다시마의 프코이단에 세포성 면역을 증강한다는 것의 발견이 보고 되고 있다. 암세포를 이식한 쥐에게서 비장임파구(脾臟淋巴球)를 적출하여 이식한 암세포와 같은 암세포의 환경에서 배양하고 여기에 다시마의 프코이단을 첨가한 결과 암을 방어하는 세포성 면역(B세포 · T세포 · NK세포 기타)이나 마이크로파지가 활성화되었다는 것이다. 면역력의 향상은 필연적으로 암의 억제에 연결된다.

## (15) 프코이단의 체세포 장해 수복작용

또 다시마의 프코이단을 사용하여 다른 시점, 즉 체세포 장해 수복작용을 실험했다.

간장의 30%를 인공적으로 절제하여 간장에 장해를 갖게 한 쥐에게 하루에 2회, 산소 분해한 프코이단 500㎎/㎏을 경구투여를 했다.

그러지 몸에 징해가 생겨 수복이 필요한 때에 산생되는 HGF(간세포 증식인자)가 혈장(血漿)에서 계측하자 프코이단 투여 후 24시간에서 2배로 높아지고 72시간 후에 겨우 본래의 레벨로 되돌아갔다고 한다.

이에 의해 알게 된 것은 해조 프코이단은 체세포 장해의 수복을 가져다주고 또한 수복을 촉진한다는 것이었다. 만약에 하루뿐만 아니라 계속 투여한다면 수복작용은 이어진다는 것을 생각할 수 있다.

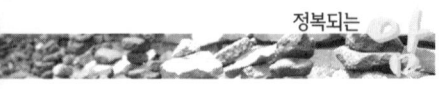

## (16) 프코이단이 알레르기를 억제했다.

협동 유업(乳業)의 연구(동물 실험)에 따르면 다시마의 프코 이단에게 알레르기를 억제하는 작용이 있다는 것이 밝혀졌다 는 것이다.

알레르기를 유발하는 소의 혈청 알부민(BSA)을 쥐에게 피하 투여를 하고 1.5개월 사육한 후 채혈(採血)했다. 그 후 쥐의 혈 중 알레르기 관련 물질량을 측정한바 그러한 물질이 감소되었 다는 것을 알게 되었던 것이다.

즉 BSA를 투여하기 전 1주일간 혹은 BSA투여와 병행해서 다시마 프코다인을 쥐에게 경구 투여하면 "BSA에 대한 항체 IgEsk 인터로이킹 4 등이 알레르기 유발시에 작용한다"고 생 각되는 물질이 감소한다는 것이 판명되었던 것이다.

이로 인해 알레르기를 억제하는 것도 상정할 수 있다는 것이 다. 알레르기 질환은 아토피성 피부염이나 봄철에 걸쳐서의 화분증(花粉症) 등이 요즘에 급증하고 있다.

알레르기 질환이 급증하고 있는 배경으로서는 생활환경의 변화나 현대 스트레스 사회와의 관련이라고도 말하지만 그것 에 걸린 사람들에게 있어서는 매우 심각하다. 또 근본적인 치 료가 어렵다고도 말한다. 왜냐하면 현재 있는 치료법은 대부 분이라고 말해도 될 정도가 대증요법(對症療法)이 된다.

그러므로 근치(根治)가 가능한 사람과 그렇지 못한 사람으

로 갈라지는 현상이 생겨나고 있다. 참고로 말하면 항산화작
용에 의한 방법으로는 어느 정도 성과가 오르고 있는 것 같다.

그러한 뜻에서 해조 프코이단의 알레르기 억제는 낭보(朗
報)라고도 말할 수 있다. 해조에는 플러스 항산화작용이 있음
으로 2중의 활성을 기대할 수 있다.


(17) 프코이단에는 피부미용 효과도 있다.


생화학에서 프코이단의 생리활성은,

① 암 증식억제

② 암 전이억제

③ 암에 걸려도 담암(擔癌)동물 연명효과 · 암 증식억제효과

④ 암 이외로는 「항 혈액응고(피를 잘 흐르게), 혈압저하(고혈압의 개
   선), 혈중 지질저하 (지혈청징〈脂血淸澄〉, 고지혈증〈高脂血症〉
   의 개선), 항 월스(월스감염 억제)」

등을 들 수 있다.

또한 1998년에 연구한 다음과 같은 보고가 있다. 그것은 여
성에게 있어서 반가운 정보인 피부미용 작용이지만 참고로 알
아보고자 한다.

프코이단의 미끈거림이 지닌 소수성(疎水性)과 여러 가지

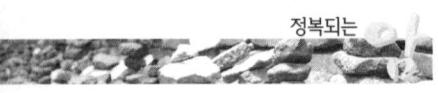

생체 물질에 대해서 지닌 친화성(親和性), 친수성(親水性)에 착안하고서의 피부미용 작용이다.

본래 자연계에 있는 해조가 미끈미끈한 상태인 것은 해조 몸의 일부가 간조(干潮), 즉 썰물일 때 해면 위의 대기에 노출되어서 강력한 태양광선을 받아 건조하지 않도록 프코이단을 대량으로 산출한다는 것은 이미 말했다.

즉 건조를 방지하여 자연적인 보습(保濕)을 하고 있는 셈이 된다. 이 천연의 보습을 인간의 피부에 화장품으로 이용할 수 없느냐는 발상이다.

그리고 미끈미끈한 것은 갈조의 단백질과 결합하기 때문이며, 그와 동시에 콜라겐(Collagen)이나 젤라틴(gelatin) 분자와도 결합하여 끈적끈적해지는 것이다.

프코이단 용액을 우리의 피부에 바르면 미끈미끈한 느낌이 드는 데에서 이의 친화성(親和性=親水性)이 증명되었다고 한다. 그것은 프코이단이 지닌 소수성과 피부의 각질층(角質層)의 소수성과 상호작용이 있기 때문에 일어난 현상이며 소수성과 친화성이 상반하는 성질이 잘 작용한 것이라고 분석하고 있다.

또한 프코이단에는 유지류(油脂類)를 유화(乳化)시키는 작용이 있으며, 이것은 사람의 경우 피부로부터의 수분 증발을 방지해준다. 그리고 프코이단은 대양의 메틸기(基)를 함유하고 있다. 프코이단은 산성 다당류이면서 또 수용액 속에 유지류를 분산시키는 성질을 가지고 있다.

## 큰실말 프코이단은 위의 불쾌감 개선 경향이 있다!!

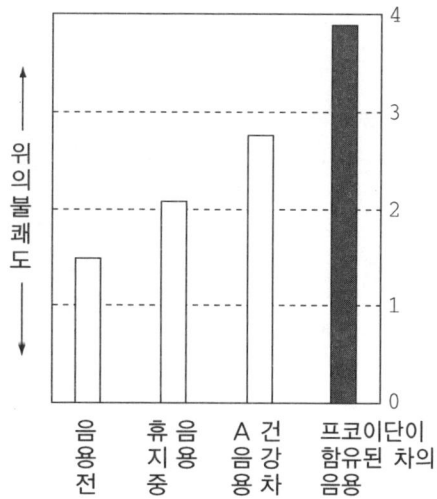

위의 불쾌감이 항상 따라다니는 사람 20명에게 프코이단이 함유된 차를 2주간 계속 마시게 했다. 그 결과 프코이단이 함유하지 않은 차를 마실 때보다 상부 소화관의 불쾌감이 해소되고, 또한 위궤양과 피로리균 감염이 개선되는 경향이 나타났다.

## 세포성 면역을 증가시키는 다시마 프코이단

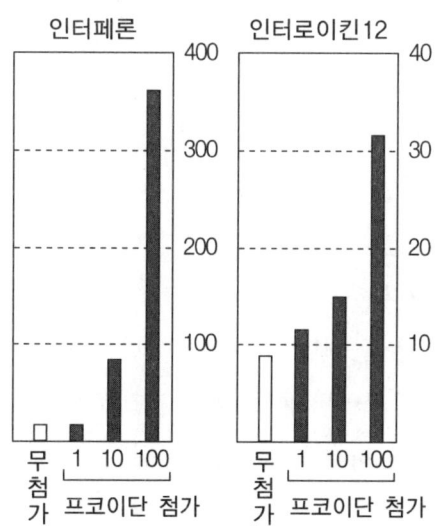

암세포를 이식해 둔 쥐의 비장에서 임파구를 적출하여 이식한 세포와 같은 암세포의 존재하에서 배양했다. 거기에 프코이단을 첨가한 결과 암 등에서 몸을 지키는 세포성 면역과 마크로파지의 활성작용 외에 알레르기를 억제하는 인터로이킨12나 인터페론양의 증가도 나타났다.

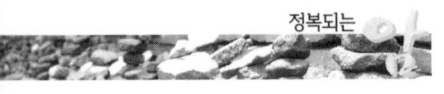

세계에서 최초로 등장했다는 천연형 프코이단이 들어간 건조피부용 화장품은 프코이단이 지닌 천연의 보습력과 친화성(친수성), 그리고 후자의 유지 유화작용을 채용해서 탄생한 것 같다.

프코이단이 지닌 높은 친화성이 인간의 피부일 경우, 순식간에 흡착한다. 예컨대 당해 화장품에 사용되고 있는 팜오일(palm oil)이 프코이단(의 메틸基)으로 용해되어 사람의 피부를 촉촉하게 해준다고 연구발표용 자료에서 설명하고 있다.

## (18) 프코이단의 암 억제효과

프코이단은 주로 갈조(褐藻) 등에 함유되었으며 최근에 크게 주목을 끌고 있다.

큰실말에 함유된 프코이단의 생리활성이 각 연구기관에서 밝혀져서 보고 되고 있다. 프코이단은 갈조류(다시마, 미역 등)에 특유한, 그리고 공유하고 있는 성분이라는 것은 이미 충분히 알고 있을 것으로 생각된다.

실제로 다시마나 미역 등은 큰실말보다 프코이단의 함유량이 훨씬 적을 뿐만 아니라 프코이단의 구성 성분으로서 다른 당도 함유하고 있다는 것이 알려졌으며 순도도 뒤떨어진다는 것이 판명되고 있다.

그런데 큰실말의 프코이단이 우리 인체의 궤양이나 암에 대하여 얼마만큼 강한 생리활성이 있는지 명확하게 밝혀진 최전선의 연구 결과에서부터 알아보기로 한다.

## (19) 프코이단의 궤양 예방

1988년에 연구 발표된 쥐에게 있어서의 큰실말 프코이단의 궤양성 작용 실험에 대해서 알아보기로 한다.

생후 8~9주가 된 쥐 수컷을 18시간 단식시키고 2시간의 단수(斷水)를 한 후에 큰실말 추출액을 경구투여 하고 그 2시간 후, 인도메타신이란 용액을 다시 경구투여해서 인도메타신 살해인 위궤양을 일으키게 했다. 그 3시간 후 계측한 궤양의 면적은 약 31.3㎟으로까지 되었다고 한다.

같은 수컷의 생후 7~8주되는 쥐를 18시간 단식시킨 다음 마취 상태에서 위에 30% 초산을 주입하고 기타 절차를 밟아 위의 점막에 초산궤양을 일으키게 했다. 그 후 보통사료 및 수돗물을 자유로이 섭취시킨 다음 5일째부터 초산궤양을 일으킨 쥐에게 큰실말 프코이단 6mg을 1일 1회, 5일간 투여하고, 최종투여 후 단식을 시킨 상태에서 다음날 궤양의 면적을 측정하는 실험을 시도하였다.

이 결과 어느 것이나 모두 궤양에 대해서 생리활성이 있다

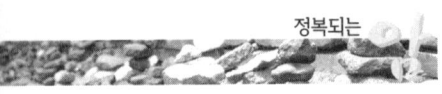

는 것이 확인되었다고 보고하고 있다. 성과는 다음과 같다.

인도메타신으로 상해를 일으키게 한 모델 쥐의 경우, 상해 (위궤양)가 생기기 전에 큰실말 프코이단을 투여한 관계로 상해의 예방 작용을 기대할 수 있다는 것이 판명되었다고 한다. 또한 1mg, 5mg 25mg의 큰실말 프코이단을 투여한 결과 어느 분량에 있어서나 그림과 같이 상해 억제 효과가 있다는 것이 수치로 나타나고 있다.

미량일지라도 예방이란 차원에서는 효과를 가져다주는 것 같다.

조금 전문적인 표현이 되지만 이 연구에서는 큰실말의 항궤양(궤양억제)의 메커니즘은 비피지스균 세포벽에서 확인된 EGF조직 함유량의 항진(亢進)작용에 의한 것으로 분석하고 있다. EGF란 위궤양수복 촉진인자를 말한다.

위의 피부점막 최상부는 피부와 마찬가지로 항상 대사를 하고 있다. 즉 인자에 의한 작용으로 벗겨져 나가면 새로운 상피(上皮)가 형성되고 있는 것이다. 그러나 위벽을 손상시키는 이물의 혼입 및 만성적인 위산과다나 위 점막의 혈류가 심하게 악화되면 인자(因子)의 활동이 약해지고 상피 증식활동이 약해져 마침내는 궤양으로 진전해 간다.

그럼으로 위궤양이 개선되기 위해서는 인자가 항상 활발해야 한다는 것이 중요해진다.

그 인자(EGF)를 항진시키는 것으로서 큰실말의 프코이단이 큰 역할을 하고 있다는 것이 이 연구에 의해 증명된 셈이다.

## 프코이단의 효과

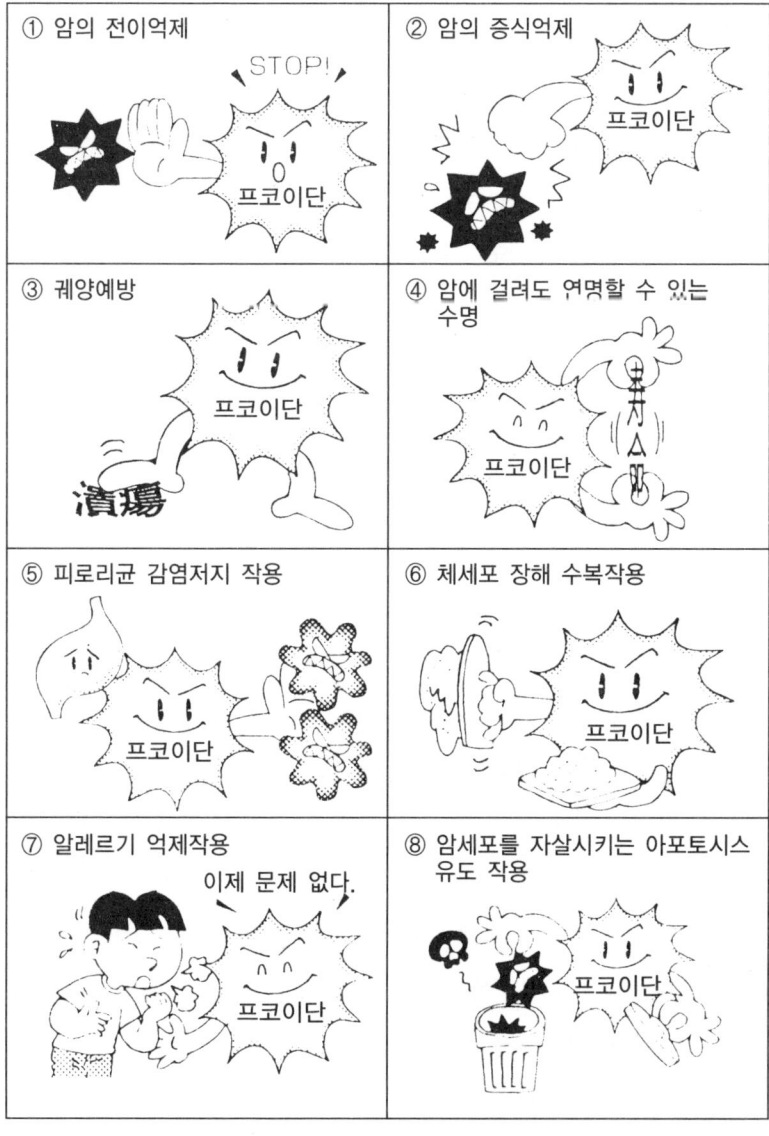

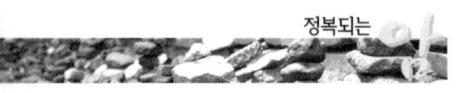
참고로 말하면 발표되고 있는 이 실험에서는 위궤양이지만, 궤양은 암에 있어서도 똑같은 세포의 파괴라고 말할 수 있기 때문에 암의 궤양 예방에도 효과를 미칠 것으로 상정된다.

### (20) 프코이단의 궤양증식 치유작용

또 초산궤양인 모델 마우스에게 궤양이 생긴 후 연속해서 프코이단을 투여한 경우에서는 궤양치유 촉진작용이 있다는 것을 확인할 수 있었다고 발표하고 있다.

또한 3mg 투여에서 궤양치유 촉진 경향이 나타났고, 30mg 에서는 약 50%의 치유 성과가 나타났다고 한다. 불과 5일간의 투여 결과인데도 상당한 성과 나타난 것임으로 좀더 긴 기간에 걸쳐 1주간이고 2주간을 투여해 나간다면 더욱 좋은 성과가 얻어질 것으로 예측할 수 있다.

우리가 기능성 식품을 채용할 경우 일반적으로 최소한 3주간 정도 이상 사용해보지 않으면 좀처럼 결과가 얻어지지 않는 것으로 보고 있다.

혈압이나 혈당치, 콜레스테롤치, 간장에 있어서의 GOT치 등 수치로 측정할 수 있는 것 등을 보면 2주간, 3주간, 혹은 그 이상 의 이용에 있어서 기능성 식품이 지닌 효능이 겨우 나타난다고 말한 바 있다.

질병은 아니지만 다이어트 등 체지방 연소 작용을 가진 다이어트식품(기능성 식품)의 도입에서도 사용하는 즉시가 아니라 2주간, 3주간 느긋하게 사용하고서야 비로소 살이 빠지는 경향이 나타나는 일이 적지 않다.

다만 종양이나 암은 우리가 알 수 있는 수치로 나타내기는 좀처럼 어렵지만 종양이나 암세포의 면적을 측정하면 장기간 사용에 의해 면적이 보다 작아져 있다는 것을 기대할 수 있다.

즉, 큰실말의 프코이단은 경솔하게 말할 수는 없지만 어써면 5일이 아니라 2주간이나 3주간 이상 연속해서 사용하면 그 나름의 성과는 바라볼 수 있을 것으로 생각된다.

그럼 그 분량에 대해서 생각해 보면, 예컨대 이 실험에서 투여한 분량 1일에 1회 25mg으로 해서 사용한 쥐의 체중이 250～280g임으로 사람의 체중을 평균 60kg(남성의 경우)으로 환산하여 21～25배로 하면 5.25g에서 6.25g이라는 것이 기준이 될 것이다.

## (21) 피로리균 감염저지 작용

소화성 궤양, 일반적으로 위궤양이라는 질병이 최근에 헬리코박터 · 피로리(피로리균)와 깊이 관련되어 있다고 하며 실제로 위궤양 환자에게서는 높은 비율로 발견되고 있다.

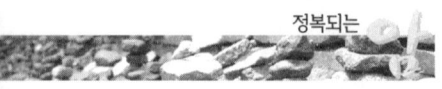

이 피로리균을 된장이 억제하는 등 피로리균에서 잡은 위궤양의 기능성 연구가 여러 가지로 이루어지고 있다. 그런데 큰실말 프코이단에게 놀랍게도 "피로리균의 위 정착을 저해"할 가능성이 있다는 것이 발견된 것이다.

저해한다고 하면 위궤양으로 인한 위염이나 위통은 경감될 것이며, 본래 프코이단에는 항궤양작용이 있으므로 궤양도 스피디하게 개선될 것으로 본다. 피로리균은 다소 전문적인 설명이 되지만 위 점막에 있는 루이스 b형당쇄(b型糖鎖)와 결합함으로서 위에 정착한다고 한다.

그래서 루이스 b형당쇄를 꺼내어 여기에 항 궤양작용이 판명된 큰실말 프코이단의 첨가를 시도한 결과 그 농도를 증가시킬 때마다 결합하는 피로리균은 감소하기에 이르렀다고 한다. 헬리코박터·피로리를 프코이단이 피막(被膜)하기 때문이다.

(22) 아포토시스(세포의 자살) 유도작용

아포토시스란 생소한 말이지만 우리의 세포와 크게 관련되어 있는 것이기 때문에 나중에 설명한다. 그런데 그 아포토시스 유도(誘導)작용이 프코이단에 있다는 것이 판명되었다.

전골수성(前骨髓性) 백혈병세포, 급성임파아구성(急性淋巴芽球性) 백혈병세포, 위암세포, 결장암(結腸癌)세포에 프코이단을 첨가하면 암 생존 세포가 감소되어 한없이 제로에 가까 워진다는 것이 연구결과 보고 되고 있다.

거기에 감소하는 과정에서 암세포의 DNA가 잘게 절단되며, 그럼에도 정상 세포는 아무런 변화가 없는 것도 확인되었다고 한다. 이것은 의학적인 견지에서 말하면 아포토시스의 유도 작용이 일어났기 때문이 아니냐고 분석하고 있다.

### 그럼 앞에서 말한 아포토시스란 도대체 무엇일까?

우리들의 몸은 뇌세포를 제외한 모든 체세포는 항상 매일 대사하고 분열 활동을 하고 있지만 다른 한편으로 아포토시스 와 같은 메커니즘을 가졌다는 것도 근년에 알려지게 되었다.

아포토시스란 세포의 자살이다.

예를 들어 세포가 상처를 입었다고 친다. 그러면 부상한 세 포가 몸에 불필요하다고 판단되었을 때 세포는 분열하지 않고 스스로 깨끗이 자살해버린다. 이 세포 자살에 의해 또 다시 세 포는 정상화된다. 세포 자살행위는 우리들의 DNA의 프로그램 에 짜 넣어져 있어서 체세포에 뭔가가 일어나면 유해세포를 제거하려고 아포토시스 기구(시스템)를 활동시킨다. 즉 세포의 항상성 유지를 위한 시스템이라고 말해도 될 것이다.

만약에 이 시스템이 작동하지 않게 되거나 뒤따르지 못하게 되면 일반적으로 세포는 괴사(壞死=네크로시스)해버린다. 괴 사했을 경우 이제 세포는 재생하지 못한다.

또한 암세포는 세포가 변이를 가져온 것이지만 아포토시스

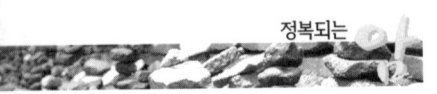

기구가 제대로 작용하고 있으면 보통의 세포 장해와 마찬가지로 스스로 깨끗이 사멸한다.

하지만 암세포는 가끔 아포토시스 기구가 지닌 세포사(細胞死)프로그램에 에러(error)가 발생한다. 그렇게 되면 암세포는 유해한 세포임에도 불구하고 불사화(不死化) 되어버려 무한의 수명을 획득한다. 죽지 않는 것이다. 그러므로 자꾸만 증식하여 마침내 정상적인 체세포를 침식하는 악성으로 변해간다.

아무래도 프코이단은 이 아포토시스 기구의 유도를 상승시키는 작용이 있는 것 같다.

# 3. 암과의 전쟁 질의 응답

> ◆ **주성분 이외 성분과의 상승효과 기대**
>
> Q1. 하루에 얼마만큼의 양을 먹으면 되나.
> ➡ A. 먹는 양은 하루에 10ml가 기본이다.

건강 식품은 원래의 소재에서 전문적인 추출법에 의해 그 소재가 지닌 주성분(생리활성물질·유효물질)을 효율적으로 집어낸 것이다.

대부분의 건강 식품은 소재를 통째로 추출하는 것이기 때문에 주성분뿐 아니라 소재에 함유된 다른 여러 가지 성분도 얻어진다. 그 속에는 수많은 미량의 성분도 함유되어 있다.

활성 면에 있어서는 주성분이 큰 작용을 하지만 그와 동시에 다른 함유된 물질과의 상승효과도 작용한다고 한다.

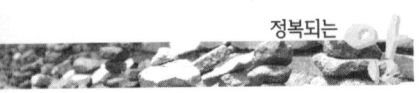

예를 들어, 큰실말은 프코이단이 주성분이고 이것이 중요한 활성을 가져다주지만 그밖에 칼라기난, 알긴산, 미량의 미네랄 등도 추출되어 있어서 그들의 상승효과도 크다고 생각할 수 있음을 알아두어야 할 것이다.

또 프코이단은 자연에 있어서는 다소 불안정한 물질이기 때문에, 가령 큰실말을 그대로 먹는 것보다도 안정적으로 추출된 프코이단의 추출물 쪽이 확실하게 섭취할 수 있다.

프코이단의 양도 추출물이면 응집되어 있기 때문에 안정적으로 섭취할 수 있다. 또 프로폴리스의 추출물에 대해서도 마찬가지이다.

### ◈ 쥐와 사람의 체중 비교에서 하루에 10ml

프코이단에서는 쥐를 사용한 암의 실험에 있어서 쥐에게 투여한 추출물의 양이 하나의 표준이 된다. 쥐의 평균 체중을 250그램으로 보고, 사람의 체중은 평균으로 남성 60킬로그램, 여성 50킬로그램에 적용시켰을 경우 그 체중 비교에서 대체적인 양을 산출할 수 있다.

물로 추출한 프로폴리스에서는 역시 암에 대한 쥐의 실험에서 100마이크로리터를 사용하고 있다. 그렇다면 쥐와 사람의 체중 비교에서 표준이 생겨날 것이다.

이상의 것을 베이스로 해서 실제로 사용할 때의 표준은 사용하는 사람의 상황에 따라서 다르지만, 예를 들어 1차예방 등에서는 하루에 10ml 정도가 좋을 것이다.

암 치료중의 병용일 경우에는 하루에 10ml 이상이 된다.

체험자들의 소리로는 사람에 따라 20ml, 30ml 등으로 다소 많은 섭취가 두드러진 것과 같다. 암 치료와의 병용에서는 가능하면 양을 하루에 10ml보다 다소 많이 음용하는 것이 좋은 효과가 있을지도 모른다.

고도의 방법으로 추출된 것이기 때문에 밀리리터 단위로의 섭취면 되는 것이다.

만약에 소재를 그대로 먹는다고(경구투여) 하면 큰실말 등을 몇 그릇이고 먹게 되며, 그렇게 되면 아무리 큰실말을 좋아하는 사람일지라도 매일이면 싫증이 나버린다.

하물며 프로폴리스는 생것이면 나무 진 냄새 때문에 1회 정도라면 먹을 수 있겠지만 이를 계속한다는 것은 무리일 것이다.

건강 식품은 유효 성분의 전문적이고 고도의 기술이 수반된 추출 방법에 의해 농축된 것이다. 그러므로 영을 적게 섭취할 수 있는 것도 하나의 특징이라고 말할 수 있을 것이다.

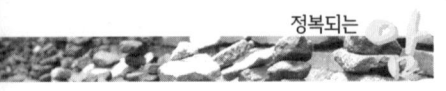
◈ **복용하는 시간대는 본인의 생활 스타일로 자유 선택**

Q2. 하루 중에서 언제 마시면 되나. 아침, 점심, 저녁,
혹은 식전, 식간, 식후 등.
➡ A. 먹는 시간대니 식전, 식후는 본인의 자유 !

기본적으로 경구에 의해 섭취한 것은 식도를 통하여 위에
당도하고, 여기서 강산성(强酸性)하에 펩신이 작용하여 각 주
성분이 잘 혼합되기 때문에 소화되기 쉬워진다. 다음으로 십
이지장으로 진행하고 여기서 췌액(膵液) 아밀라아제, 리파아
제, 트립신 등의 효소가 작용하여 글루코오스, 지방산과 모노
그리셀리드, 아미노산이 되어서 흡수된다.

이 경우도 여러 가지 장내 세균이나 효소에 의해 우리 인체
에 꼭 맞는 상태로 바꿔나간다. 예컨대 돈육을 먹었을 경우 돼
지고기 단백질은 사람의 단백질과 같은 단백질이라도 분자의
1차 구조가 다르다.

거기서 효소에 의해 순식간에 사람이 흡수할 수 있는 각 개
의 아미노산으로 변환된다.

효소는 이와 같이 놀라울 정도의 고도로 준민(俊敏)한 작용
을 가지고 있다.

사람의 체내에는 그야말로 각각의 작용을 가진 효소가 1000
개 이상 존재하고 있다(효소는 지상의 생물 모두가 각각에게

맞는 것을 가지고 있으며, 식물도 예외는 아니다).

그리고 이러한 효소 중 어느 것인가 하나의 작용을 학교의 화학 교실에서 시험하려고 한다면 교실에 가득 찬 설비가 필요해지고 거기에 화학반응의 변화도 순식간에는 안 되고 20, 30분은 걸리게 될 것이다. 이러한 것으로 미루어 생체내에 있는 여러 가지 효소가 얼마만큼 뛰어난 것인가를 짐작할 수 있을 것으로 생각된다.

효소가 들어간 세제 등은 이 생물이 지닌 효소를 이용해서 생겨난 것이다. 효소의 작용에 의해 때 빼기가 빨라지고 확실해진다는 것이 선전 문구가 되어있는 것 같다.

여하튼 입으로 들어간 건강 식품이나 약재 등은 모두 앞에서 말한 흐름으로 체내에 흡수되어 가지만 다시 장에서 혈액 속으로 들어가 몸에게 영향을 미치게 되기까지의 시간은 대체적으로 말해서 3~4시간은 걸린다고 한다.

프코이단 + 프로폴리스도 천연 식품과 같음으로 이 정도의 시간은 걸릴 것이다.

그러므로 마시는 시간에 대해서 말하면 천연 식품과 마찬가지로 언제 마셔도 체내에 흡수되기 때문에 마시는 시간의 설정이나 한정은 하지 않아도 된다.

다만 마시는 시간을 정하는 사고방식이 없다는 것은 아니다.

다음과 같은 사고방식이다.

프코이단과 프로폴리스에는 암 억제와 개선하는 작용과 함께 혈액을 잘 흐르게 하는 효과가 있다.

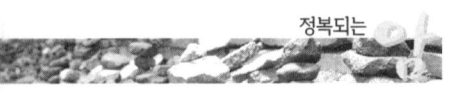
암의 예방과 아울러 혈액 농도에 대해서 걱정되는 사람은, 예컨대 사람의 혈액은 밤, 수면 후, 약 2~3시간 후에 가장 진해진다고 한다. 즉 시간으로 말하면 오전 2시경이 된다. 실제로 혈관·혈전계의 뇌혈전(腦血栓), 뇌경색, 뇌일혈, 뇌졸중, 심근경색(心筋梗塞) 등은 심야의 2시경에 많다고 한다.

아침에 일어나 보니 죽어 있더라는 급사병 등이 오전 2시에 일어나는 것도 이러한 것이 원인이 아닌가 한다. 그러나 실제로는 거기까지 신경질적으로 생각할 필요는 없으며 역시 하루의 생활 스타일을 생각해서 가장 적합할 때에 마시면 되는 것이다.

그러나 이러한 건강 식품의 종류는 계속해서 마시는 성질의 것이기 때문에 매일 아침으로 정한 사람은 그 후에도 아침에 마시는 습관을 갖는 것이 좋을지도 모른다. 하지만 이것도 엄수하라는 것은 아니며 여기에 구애받을 필요는 없다. 앞에서 말한 바와 같이 어디까지나 자신의 생활 스타일에 맞춰 자신이 사용하기 가장 쉬운 시간대에 복용하도록 하면 좋을 것이다.

### ◆ 식전, 식후, 식간에 구애받지 않아도 된다.

그런데 식전, 식간, 식후 문제인데 여기에는 전혀 신경을 쓰지 않아도 된다. 서양약(화학약품)에서, 예를 들어 감기약으로 위를 자극하는 성분이 다량으로 함유되어 있을 경우에는 식전이나 식간 등 공복일 때를 피하기 위해 식후복용이라고 면기되어 있는 것도 있다. 또 서양약에 따라서는 다른 식품의 성분과 화학반응을 일으키기 쉬운 것 등에는 식간에 복용하라고 지시되어 있는 것도 있다.

그러나 생리활성물질(프코이단, 프로폴리스)의 경우는 그러한 일이 전혀 없으므로 자신의 형편에 맞춰서 복용해도 상관 없다.

습관이 되기 위해 아침 시사 때에 반드시 마신나고 성하는 것도 하나의 방법이다.

---

Q3. 얼마 동안 복용하면 되나
　　언제부터 효과가 나타나는 것일까?
➤ A. 일반적으로 최저 3주간은 마실 필요가 있다!

---

제대로 된 건강 식품은 동물 실험 등을 거치고 있어서 인체에 대한 과학적인 뒷받침이 되어 있는 것이다. 그 중에서 하나의 표준이 되는 것은, 예를 들어 동물실험 등에 있어서의 기간이다. 실험 기간이 2주간이라는 경우도 있지만 비교적 많은 것이 3주간이다.

그러므로 건강 식품은 감기약처럼 하루 이틀 분으로 처방하는 성질의 것이 아니라 실험에서도 나타났듯이 최저 2~3주간은 계속해서 복용할 필요가 있다는 것이 된다.

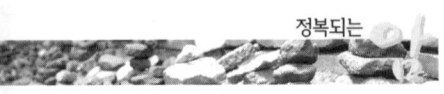

건강 식품은 함유하고 있는 생리활성물질이 체내의 산화 메커니즘이나 세포의 변질 메커니즘(이상의 이변은 가끔 암 발생에 이어지는 요인의 하나)에 대하여 그것을 억제, 저지, 정상화하는 작용을 하는 성질을 가지고 있다.

큰실말에서 말하면 프코이단, 프로폴리스에서는 당(糖)단백질 등이 주요 생리활성물질이 되지만, 그들이 2, 3주간 계속해서 체내에 들어감으로서 이른바 "생체의 구조개혁"이라는 변혁을 일으킨다.

프코이단이나 프로폴리스가 항 산화작용이나 면역력 상승작용 등을 가져온다는 것은 쥐 등의 실험에 의해 의학적으로도 해명되고 있다.

즉, 세포가 암이 되는 시스템을 멈추게 하거나 억제하거나 또 암이 되어버린 경우에는 "억제 축소"와 같은 작용을 하는 것이다. 그리고 동시에 생체내의 면역기능을 정상화하고 면역을 향상시키는 것이다(과학적으로 인지되고 있다).

그리고 서서히, 그러나 확실하게 활성을 가져다주는 것이 건강 식품의 특징이라고 말할 수 있다.

급격한 변화가 아닌 만큼 생체에 대한 부담이 적고 처방약(예컨대 항암제 등)과 같은 복용에 따르는 고통스러운 부작용도 없다.

애초에 생리활성물질(프코이단이나 당 단백질 등)은 천연 그 자체이기 때문에 자꾸만 반복하는 것 같지만 부작용의 염려가 전혀 없는 것이다.

그러기 때문에 건강 식품은 오늘날 최전선의 현장의료(現場醫療 : 암치료 등)에서 보완적으로 사용하게 되었다고 말할 수 있다. 서양약(화학약품)과는 분명히 다르다는 것을 재삼 인식해주기 바란다.

## ◈ 암의 재발 예방에서는 장기간 사용이 필요하다!

건강 식품의 생리활성물질에 의해 체내 구조개혁을 일으키는 것은 최저 2~3주간 계속하지 않으면 효과가 나타나지 않는다는 것은 모두 잘 이해했을 것으로 생각된다.

다만 그에 입각해서 말하면 변화는 일률적이 아니다. 그 사람의 현 시점의 상황에 따라 달라진다. 예컨대 1차 암의 초기 암이고 또한 비교적 가벼운 것이면 3주간으로 어느 정도의 변화하는 징후가 나타나는 수도 있다.

그러나 2차 암과 같이 좀더 심각한 암일 경우에는 2~3개월이 경과하지 않으면 효과가 나타나지 않는 수도 있다.

말기암과 같은 것은 더욱 긴 기간이 아니면 활성의 판단을 알아볼 수 없는 것도 있다. 따라서 2개월, 3개월, 반년, 1년 등 장기간 계속 필요로 하는 경우도 있다.

또 예방(2차, 3차 예방)에서는 사용하고 있을 때의 받아들이는 방식이 달라질 것이다. 자기 자신의 체내 변화는 좀처럼 실감할 수 없는 것이기 때문에 다소 당황한 것을 느끼는 수도

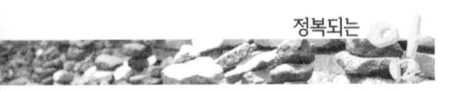

있다.

그러나 체내에서는 서서히 암 억제의 작용이나 면역력 향상의 변혁이 이루어지고 있다는 것을 알고 있도록 하기 바란다. 프코이단이나 프로폴리스의 쥐 실험 및 체험자의 소리에서 예방적인 활성이 있다는 것이 나타나고 있음으로 그것을 근거로 사용해 나가면 좋을 것으로 생각된다.

또한 암 억제를 유지하기 위해 1년이나 2년, 장기간 계속하고 있는 경우도 적지 않다. 체질적이나 유전적으로 암이 되기 쉬운 체질인 사람 등이 암 예방을 위해 장기간 계속해서 실시하고 있는 것 같다.

장기간에 걸쳐 복용할 경우에도 프코이단이나 당 단백질은 천연의 물질이기 때문에 몇 번이고 말하지만 부작용은 전혀 없다.

**◈ 복용 방법에는 규정이 없다.**

Q4. 복용할 때 다른 음료나 벌꿀을 첨가해도 되나?

➔ A. 기본적으로는 아무런 문제 없다!

일반적으로 10ml를 그대로 마신다.

그러나 마시기 좋게 연구되어 있다고는 하지만, 매일 마시게 되면 싫증이 나기도 하기 때문에 색다르게 하는 뜻에서 주스 등을 섞어서 마시는 사람도 있다.

함유된 프코이단이나 당 단백질 등의 추출된 생리활성물질은 천연의 식품이기 때문에 주스 등에 첨가해서 마셔도 아무런 문제가 없다.

시판하는 토마토주스나 오렌지주스 등을 비롯하여 집에서 만든 주스도 상관 없다. 그때 감미를 내기 위해 벌꿀이나 흑설탕 등을 사용해도 상관없다.

체험자를 보면 집에서 만든 바나나 주스나 밀크세이그에 섞어서 마시고 있는 사람이나 녹즙, 알로에 주스 등의 건강 주스에 첨가해서 마시고 있다는 사람도 있다.

다만 열을 가한 음료(커피나 홍차, 코코아, 녹차 등)에는 가하지 않는 것이 좋을 것이다. 프코이단 등은 가열로 인해서 크게 변질하는 일은 없겠지만 기본적으로는 뜨거운 음료와 섞지 않도록 하는 것이 좋을 것이다.

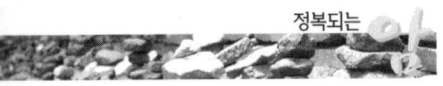

◈ **특례를 제하고는 약과 병용해도 상관없다.**

Q5. 암의 치료약과 병용해도 상관 없을까. 부작용은?
➜ A. 병용해도 상관 없고, 부작용도 없다.

암 치료를 받으면서 암 치료약과 병용해도 아무런 문제도 없다.

건강 식품은 인공적으로 만들어진 화학물질이 아니라 천연의 것에서 추출된 유효성분을 응집한 것이며, 거의 자연의 형태로 브랜드한 것이기 때문에 자연의 식품을 먹는 것과 같다.

사람들은 암에 걸려도 당연히 식사는 한다. 식사에 의해 여러 가지 물질이 섭취되지만, 암 치료약이나 암 치료와 반작용을 일으키는 일은 전혀 없다. 그와 마찬가지로 천연의 추출물도 악영향을 미치는 일은 100% 없다.

다만 예외로 임신부일 경우는 항혈전(抗血栓) 작용이 있는 추출물에서는 의사에게 상담할 필요가 있다. 예컨대 항혈전제인 키나제 못지 않은 항혈전이 강한 식품 키나제 등은 임신 시에는 피하고 있다. 특히 임신부로 와파린을 복용하고 있는 사람은 대량 섭취에는 주의가 필요하다.

프코이단이나 프로폴리스는 암 억제 및 개선의 활성 이외에 「항혈전작용」도 확인되고 있음으로 사용할 때에는 의사에게 상담해야 한다.

그래서 임신부 이외는 남녀노소 모두 폐해가 전혀 없다. 안심하고 사용할 수가 있다.

---

◈ **자신의 암이니까 자기 스스로 선택한다.**

Q6. 암 치료중일 경우 주치의에게 양해를 얻어야 하나?
➡ A. 원칙적으로 담당의사(주치의)에게 상담하라!

---

현재 암은 「인포옴드 · 콘센트」라고 하는 사고방식이 침투하여 심각한 암일 경우는 별 문제지만 특히 1차 암일 경우는 대개 환자에게 직접 알려주는 시대가 되었다.

또한 치료법에 관해서도 정보 공개가 진전되어 어떤 치료법을 해야 하는지 환자에게 알려주도록 되었다. 그리고 지금은 다시 한 발 더 나아가 「인포옴드 · 쵸이스」란 사고방식이 현장 의료에 정착되어가고 있다.

인포옴드 · 쵸이스란 의사에 의해 지시된 암의 여러 가지 치료법을 환자 자신이 자신의 책임 하에서 선택(쵸이스)한다는 것이다.

그러므로 현재는 현장 의료에 있어서 암 치료를 받으면서 한편으로 환자 측의 의사에 의해 기능성 식품(건강 식품)을 이용하는 일이 많아지고 있다. 현장 의료에 있어서 십수 년 전과는 달리 이와 같은 유연한 대응을 하게 되기에 이르렀다.

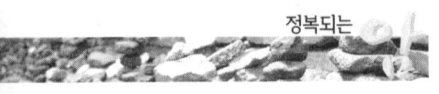

오히려 반대로 의사로부터 치료와 병행해서 건강 식품을 이용하라는 어드바이스가 있을 정도이다. 국공립 및 사립대학 부속병원이나 암센터 또는 성인병센터 등에까지도 이와 같은 흐름이 퍼져가고 있다.

그러나 기능성 식품(건강 식품)의 도입을 싫어하는 의사도 아직은 많은 것도 사실이다. 이러한 경우에는 원칙적으로 담당 주치의에게는 기능성 식품의 도입을 정직하게 말하는 것이 좋을 것으로 생각된다.

그리고 만약에 강력히 거부당했을 경우에는, 이거야말로 인포옴드 · 콘센트나 인포옴드 · 쵸이스는 아니지만, 주치의와 끈기 있게 대화를 나누어 보는 것이다.

암 치료는 바야흐로 의사만의 문제가 아니다. 실제로 암에 걸려있는 것은 환자 자신이기 때문에 자기의 문제이기도 한 것이다. 제대로 조리 있게 환자의 의사를 전하는 것이 매우 중요해진다.

"건강 식품을 병용해서 복용하고 싶은 의사"는 서로 대화를 나누면 통할 수 있을 것이다. 주치의에게 숨겨서 사용하는 것은 정신적(정신위생상)으로도 좋지 못하다. 끈기 있게 대화를 나누기를 권유한다.

암의 치료에는 환자의 의사가 크게 존중되는 시대가 되어 있다는 것을 이해하여 두기 바란다.

◈ **건강 식품의 기초지식을 알아두도록 한다.**

Q7. 사용할 때, 또는 일상생활 속에서 주의해야 할 점은?
➔ A. 암에 걸리기 쉬운 생활습관은 즉시 고치다!

앞에서도 말했지만 건강 식품은 최하 3주간은 계속해서 사용하지 않으면 기능성이나 생리활성은 가져오지 않는다. 그러므로 어느 정도의 기간 동안 사용할 필요가 있다.

또한 암 치료 중의 병용에서는 실제로 증상의 변화를 체감할 수 있고 또 병원에서 하는 것의 수치 등에서 암의 경위(추이)를 알 수 있기 때문에 예상 이상으로 빨리 회복되어 있는 등, 건강 식품을 사용하고 있다는 실감을 얻을 수 있다.

다만 1차 예방이나 2차 예방 등, 암의 예방을 위해서 사용할 때에는 체감이 없기 때문에 예방이 되어 있는지 어떤지 자신이 파악할 수 없을 것이다.

그러나 건강 식품이 지닌 생리활성물질은 암 억제 등의 활성을 가져다주고 있음으로 사용하고 있는 건강 식품에 대해 이해에 신중을 기해야 하는 것이 중요해진다. 민간요법의 영역을 넘어서지 못한 것은 과학적인 근거도 없을 것임으로 재고하는 것이 좋을 것이다.

그러므로 프코이단이나 프로폴리스처럼 연구 성과가 확인된 것을 선택하는 것이 중요해진다.

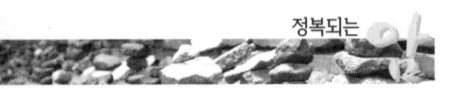

◈ 이제까지의 생활습관을 조금 바꿔 본다.

암을 예방한다는 차원에서 지나치게 신경을 쓰는 것은 좋지 않다고 생각되지만 최소한 암을 유발하기 쉬운 생활습관에 대한 체크는 필요하다고 생각된다. 특히 암에 걸리기 쉬운 집안 사람이나 암에 걸리기 쉬운 체질을 가진 사람, 또는 50, 60세 이상인 사람 등은 주의해야 한다.

또 암에 걸릴 위험성을 내리는 것은 대단히 중요한 일이다.

먼저 우리들의 생활 주위에서 신경을 써야하는 것은 식생활일 것이다. 야채 중심의 식생활로 전환하는 것 등을 비롯하여 다음으로는 운동 부족의 개선이다. 그렇다고 해서 별안간 과도한 운동은 필요 없다. 가까운 공원으로의 산책을 증가시킨다거나 TV시청 중 CM을 할 때 가벼운 스트레치(stretch)를 한다거나 직장에서의 휴식시간에 유연(柔軟)체조를 하는 정도로 되는 것이다. 특히 최근에는 짧은 스트레치가 건강에 좋다는 것이 알려져 있다.

흡연을 하고 있던 사람은 가능하면 금연하는 것이 좋을 것이다. 술도 폭음하는 경향에 있던 사람은, 맥주라면 큰 병으로 1병, 소주면 3잔, 양주면 1～2잔, 청주라면 1～1.5홉 정도로 줄이도록 하는 것이 좋겠다.

또 식생활에 관해서는 육류나 튀김 중심이었던 사람은 야채(녹황색야채, 담색야채, 뿌리야채) 등을 증가시켜 나가도록 권유한다.

또한 스트레스를 해소시키는 방법을 무엇인가 하나 찾아내도록 한다. 과잉 스트레스는 돌고 돌아서 우리들의 몸에 영향을 주어 생활습관병이나 암을 유발하는 요인이 될 수도 있다. 스트레스의 해소는 자기 자신이 즐길 수 있는 취미, 라이프워크, 볼런티어 활동 등 무엇이든 상관없다.

### ◈ 비만인 사람은 특히 생활습관을 체크한다.

비만이니까 반드시 질병(생활습관병)에 걸린다고는 말할 수 없지만, 비만은 생활습관병에 이어지는 일이 많다고 하므로 좀 지나치게 살찌지 않았나 하는 느낌이 드는 사람은 다소라도 의식적으로 다이어트에 신경을 쓰도록 해야 한다.

그 중에서 비만이라도 피하지방형 비만보다 내장지방형 비만(내장 주변에 축적한 지방)은 생활습관병을 불러일으키는 비율이 높다고 할 만큼 식생활에 대해 주의할 필요가 있다.

단순히 피하지방의 비만인 사람일 경우에는 당장 심각한 질병에 이어지는 일은 없다 하더라도 과잉 비만은 역시 생각해 보아야 할 문제이다. 지방이나 당질의 과잉 섭취에는 조심하도록 해야 한다.

내장지방의 대중은 체지방률에 의해서 어느 정도는 예측할 수가 있다. 남성이면 25이상, 여성은 30이상을 크게 초과했을

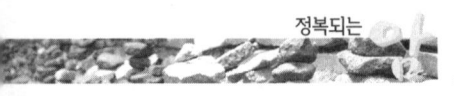

때에는 내장지방의 축적을 일단 의심해 보아야 할 것이며 전문의에게 검사라도 받아보는 것이 안전할 것이다.

또한 내장지방은 피하지방과는 달리 연소하기 쉬운 성질을 가지고 있기 때문에 적도의 유산소(有酸素) 운동을 하도록 권유한다. 속보(速步) 등도 유산소 운동의 하나이다.

특히 여성은 부인과계통 암의 유발에 이어지기 때문에 내장지방형 비만은 당연하지만 피하지방일지라도 주의할 필요가 있는 것이다.

비만과 여성호르몬과의 상관관계는 최근에 강력히 지적되고 있으며, 특히 유방암은 비만과의 관련이 있다고 함으로 비만도에 따라서는 다이어트를 하는 것도 중요해진다.

그리고 최근에 비만과는 별개의 이론으로, 칼로리를 제한함으로서 장수(長壽)에 이어진다는 사고방식이 구미의 학회에서 나돌고 있다. 실제로 쥐나 원숭이의 단계에서의 실험에서는 그것이 증명되고 있다. 칼로리를 제한하면, 프리라디칼(free radical), 그 중에서도 활성산소 중 슈퍼옥시드, 히드로시라디칼과 같은 반응성이 강한 곳이 억제되기 때문이라고 한다.

감미로운 것이나 스낵 과자, 햄버그, 프라이드치킨, 포테토칩, 스테이크 등에 있는 기름이 많은 튀김 등은 삼간다든가 간식을 없애는 등 음식에 신경 쓰고 있으면 식사의 양에는 별로 언급하지 않아도 될 것 같다. 어쨌든 우리 몸의 항상성(恒常性; homeostasis = 신체 내부의 체온 화학적 성분 등이 평형을 유지 조절되는 일)을 유지하도록 해야 할 것이다.

## ◆ 암 예방에의 스텝

암은 여러 가지 치료법이 발달하여 생환할 수 있는 확률이 크게 높아지고 있다. 특히 1차 암에 대한 치유는 놀라울 정도로 일부를 제하고는 치유되는 경우가 많다는 것이다.

그러나 무서운 것은 암의 재발이다. 이른바 2차 암, 3차 암이다. 1차 암과 같은 장소의 국부적인 암의 경우 뿐만 아니라 다른 곳으로 전이한 전이암, 원격암이 가끔 났다. 그 재발은 3년이나 5년 이내일 경우도 있고 10년이 지나고 나서의 경우도 있다.

2차 암이나 3차 암이 발생함으로 인해서 때로는 치명적인 암의 선고를 받는 경우도 있어 암은 아직까지는 무서운 병인 것이다. 그러한 가운데 우리는 의학의 전문적인 치료는 의사들에게 위임하는 도리밖에 없지만 한편으로 우리 자신의 손으로 암 박멸의 수단을 갖는 것이 중요해진다.

그의 하나가 암에 걸리지 않기 위한 1차 예방, 암의 재발을 방지하는 2차 예방, 3차 예방을 하기 위한 생활환경의 개선일 것이다.

식생활에 대한 유의는 그의 하나이고 금연 등도 그러하다. 폐암 등에서는 배기가스 규제 문제도 있지만, 이것은 개인적인 차원에서는 무리한 일이다. 그리고 다음은 적당한 운동이다. 그리고 또 하나, 개인적으로 눈을 돌리고 싶은 것이 건강

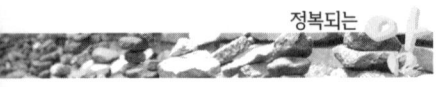

식품(기능성 식품)이 된다. 이것은 의사의 손을 빌리지 않고도 자신이 정보를 취득하고 스스로 판단할 수 있는 것이다.

### ◆ 건강 식품이 지닌 생리활성에의 주목

기능성 식품은 우리가 알고 있는 주변의 식품 중에서 그 식품에 함유되어 있는 생리활성 물질의 발견과 그 활성 물질을 인체에 대해서 효과적으로 사용하는 방법론의 모색에서 생겨난 것이다.

이 기능 식품학 분야의 탄생과 확립에 의해 이제까지의 식품영양학에서는 얻어지지 않았던 효능을 여러 가지 알게 되어 의학계에 공헌하고 있는 것은 모두가 알고 있는 바와 같다.

그리고 인체에 사용하는 방법으로서는 소재에서 유효성분을 여러 방법에 의해 추출하여 액체모양, 정제모양, 가루모양 등으로 해서 경구(經口)하기 쉽도록 한 것이 대부분이다.

그러므로 건강 식품은 영양학 시점과는 달리 우리의 세포 수준에서 생체의 활동을 유지시키기 위함과 파괴된 세포에 대해서 기능을 제대로 수복시키기 위해서 받아들이는 것이다. 그들은 미리 분자 수준에서 이루어지는 것이며, 이것은 약제(藥劑)로는 좀처럼 어려운 것이고 (건강)식품이기 때문에 가능한 것이다.

즉 건강 식품의 많은 생리활성 물질은 우리 체내에서 자주 효소의 힘을 빌리고 더 나아가 대사력(代謝力)을 바탕으로 분자 수준에서 작용해 나가 마침내 세포 수준의 생체조절 기능을 개선 및 강화해 나가는 것이다.

약제처럼 별안간 세포 수준에서 작용을 거는 것은 때로는 부작용을 수반하는 수가 있다. 그러나 건강 식품은 이와 같이 분자 수준 세포 수준으로 단계를 밟고 또한 우리의 생체 리듬을 따라서 작용하기 때문에 부작용을 가져오지 않는다.

그런데, 그 생체조절 기능에 있어서는 그의 하나로 들 수 있는 것이 항산화작용(抗酸化作用)이다. 이것은 노화의 억제나 질병의 예방 및 회복을 가져다준다.

그 항산화작용 중에서도 가장 주목되는 것이 암의 억제나 개선이며, 제대로 된 건강 식품은 연구자들이 암 세포에의 분자학상(分子學上) 실험이나 동물 실험을 하고 있다.

실제로 많은 항산화작용을 가진 물질이 밝혀지고 있다. 키토산, 프코이단, 프로폴리스 당 단백질 등이 그의 한 예이다.

또한 최근에는 분자정합의학(分子整合醫學)면에서도 그 작용이 언급되는 시대에 들어가고 있다. 다음으로 건강 식품의 유효성에서 중요한 것이 면역력의 강화 작용이다. NK세포, 매크로파지, 임파구(淋巴球) 등의 활성화이다.

면역력이 향상되면 암세포는 억제되어 암세포 등의 치유 가능성이 훨씬 크게 높아진다. 그렇게 되면 당연히 개선으로의 길도 열리게 된다.

키토산, 프코이단, 프로폴리스 당 단백질에서는 이 면역력에

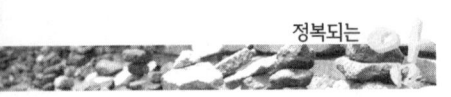

대해서도 제대로 연구가 이루어져 면역력을 높인다는 것이 판명되고 있다. 또 건강 식품의 또 하나의 작용으로서 최근에 체내 리듬의 조절도 큰 요소로 보게 되었다. 호르몬 분비의 조정, 자율신경의 밸런스 조정력 등이다.

다만, 이와 같은 것이 의학적으로도 제대로 설명할 수 있는 건강 식품은 어떤 의미에서는 한정되어 있다. 많은 건강 식품 중에는 유감스럽지만 단순히 경험을 쌓아올린 데에만 기반을 두고 등장하고 있는 것도 많은 수가 존재하고 있다.

만약에 우리가 건강 식품을 사용한다면 연구자들이 동물실험 등에 의해 확인되고 인지된 과학적이고도 의학적인 뒷받침이 제대로 되어 있는 건강 식품을 택하고 싶은 것이다.

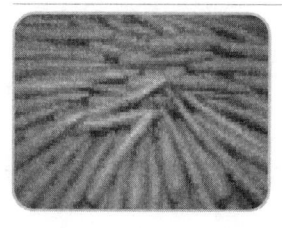

# IV부

녹황색야채(綠黃色野菜)의
신비로운 경이(카로틴편)

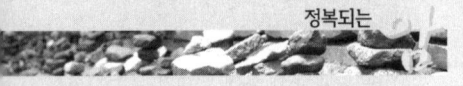

# 1. 베타카로틴 치료

### (1) 베타카로틴은 한 마디로 암을 예방한다.

암 뿐만 아니라 노화를 방지한다. 노화를 방지하는 것은 각
종 원소를 활발하게 하여 피부를 비롯하여 인체 전체를 활성
화하고 암세포를 방어한다고 할 수 있다.

지금 전 세계 의학자들은 이 녹황색야채에 대하여 새로운
시선으로 바라보고 있다. 그래서 이 카로틴은 활성산소화 등
으로 장해를 예방 및 치료 효과가 있는 그야말로 에이스 중에
에이스이다.

그렇다면 카로틴은 무엇을 말하고 있는 것인가? 녹황색야채
속에 들어 있는 카로틴을 많이 섭취함으로써 예방할 수가 있
다. 가령, 암에 걸려 있다하더라도 이를 대량 투입한다고 하면
암억제에 효과가 가장 높고 큰 것이다.

    그렇다면 녹황색이란 무엇을 의미하고 하는 것일까 푸른빛 속에 누른빛 야채 즉, 캬베쯔를 비롯해 당근 토마토 등에 적잖게 많이 들어 있다.

    이 속에는 P53유전자를 비롯하여 DCC유전자를 억제해 주기 때문이다. 또한 하루도 숨을 쉬지 않고 살 수 없는 산소(酸素) 역시 암을 유발시킨다고 한다면 놀라지 않을 사람이 없을 것이다. 우리가 마시는 산소 $O_2$가 되지 못하고 불안정 상태에 있는 것이 있다. 이 불안정 상태의 산소를 호흡함으로써 인체는 암을 유발하기 때문이다. 담배나 술 역시 유감스럽게도 프리지칼(遊離基)이라고 할 수가 있어서 암 유발에 결정적 역할을 한다.

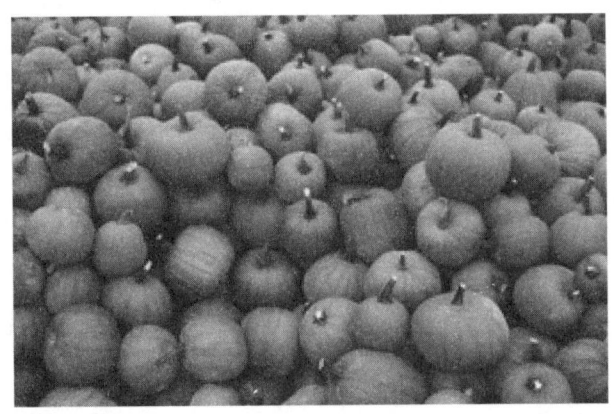

여기서는 복잡한 환경구조를 인체 면에서 설명하기는 어려우나 여하간 이런 상황이 암을 발생시키고 있다고 하는 사실만은 분명하다. 그러므로 우리는 이러한 체개선의 일종으로서 카로틴이 필요한 것이다. 어려운 말이 될지는 몰라도 여하간 이 활성산소가 체내의 지방질을 공격하면, 인체의 기능을 유지해 나가는 효소의 작용에 지장이 오고, 또한 핵산이 공격을 받으면 DNA에 변이가 생겨나 암을 부르게 되는 것이다.

그러므로 활성화산소가 사람의 몸속을 설치고 돌아다니게 되면 원군이 필요하다고 할 수가 있다. 그 원군이 바로 카로틴인 것이다.

여기서 말하려는 카로틴이란 식물 그것도 녹황색야채에만 함유되어 있는 "카로틴"은 카로티노이드라는 색소라는 물질류 중의 하나다. 다시 말하면 카로티노이드란 노랑, 빨강, 보라 등의 색소의 물질을 말하게 된다.

카로티노이드 중의 카로틴이 발견이 된 것은 1931년 와겐로더라는 과학자가 당근 뿌리에서 루비색의 색소를 축출해서 카로틴이라고 명명한 것이 최초의 일이었다.

좀 자세히 설명하자면 카로틴 중에도 알파($\alpha$), 베타($\beta$), 감마($\gamma$) 등의 세 종류가 있으나, 사람이 먹는 녹황색야채에 함유되어 있는 대부분은 베타($\beta$)카로틴이다. 이 베타카로틴이 함유한 녹황색야채를 잘 먹는 사람일수록 사람은 병에 잘 걸리지 않을 뿐만 아니라 암에도 효과가 있음이 분명하다. 이러한 사실은 일본의 유명한 「암에 걸리지 않는 체질을 만든다」고 하는

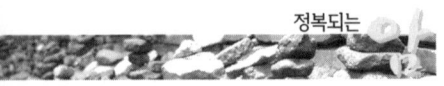
## 필요상 상실되는 베타카로틴

| | | 한다 | 한다 | 안한다 | 안한다 |
|---|---|---|---|---|---|
| | 흡연 음주 | 한다 | 안한다 | 한다 | 안한다 |
| β−카로틴 (μg/dl) | 男 | 17.6 (0.40) | 23.0 (0.52) | 31.1 (0.69) | 43.9 (1.00) |
| | 女 | 34.8 (0.69) | 36.3 (0.72) | 45.0 (0.90) | 50.1 (1.00) |
| α−카로틴 (μg/dl) | 男 | 5.3 (0.65) | 7.2 (0.89) | 6.7 (0.83) | 8.1 (1.00) |
| | 女 | 6.9 (0.68) | 8.4 (0.83) | 9.4 (0.93) | 10.1 (1.00) |
| 리코틴 (μg/dl) | 男 | 16.6 (0.47) | 17.0 (0.48) | 21.1 (0.59) | 35.6 (1.00) |
| | 女 | 21.0 (0.85) | 20.2 (0.81) | 27.6 (1.11) | 24.8 (1.00) |
| β−글리부톡산틴 (μg/dl) | 男 | 15.6 (0.49) | 17.6 (0.55) | 21.0 (0.65) | 32.1 (1.00) |
| | 女 | 26.6 (0.79) | 32.6 (0.97) | 29.7 (0.89) | 33.5 (1.00) |
| 레티놀 (μg/dl) | 男 | 81.6 (1.10) | 73.6 (0.99) | 80.7 (1.09) | 74.3 (1.00) |
| | 女 | 63.8 (0.99) | 64.5 (1.00) | 66.1 (1.03) | 64.2 (1.00) |
| 예수(例數) | 男 | 118人 | 18人 | 50人 | 23人 |
| | 女 | 22人 | 20人 | 101人 | 347人 |

주: ( )은 비흡연 · 비음주자를 1.00 이라고 했을 경우.

흡연 습관, 음주 습관이 있는 사람은 카로티노이드 양이 저하해 있다. 그 중에서도 베타카로틴 양이 저하는 현저하다.

저술을 쓴 히라야마 웅 암연구소 연구소장도 증언을 확실히 한 바가 있다.

지금 전 세계적으로 암을 예방하는 최강력 병기인 카로틴이 붐을 일으키고 있다. 그것은 황색야채에 미치는 건강이 있기 때문이다. 위에서도 잠시 언급한 바 있거니와 당근 시금치, 호박, 토마토 등등에 특히 많이 들어 있다. 카로틴이 인체 속에 들어가면 1/3 정도가 장 부분에서 두 개의 분자로 나누어지게 된다. 비타민 A로 변하게 된다.

1990년 우리 나라 민간 영양 조사 성적을 보면 매일 섭취하고 있는 비타민 A의 57%가 녹황색야채에서 나온 것이라고 한다. 잘 알다시피 비타민 A는 싱싱한 피부를 유지하거나 아니면 감기와 같은 바이러스로부터 신체를 지키거나 하는데 없어서는 안 되는 영양소다. 특히 인체의 시력, 호흡기, 소화기와 같은 장기에 없어서는 안 될 영양소라는 것은 누구라도 다 잘 알고 있는 일인 것이다. 다시 말하면 이런 영향이 부족 되면 암에 걸리기 쉬운 신체가 된다.

그런데 비타민 A로 변하지 않았던 부분은 카로틴의 모습 그대로 사람의 몸 속(지방 조직이나 간장, 혈장 속)에 저장되어서 비타민 A와는 다른 작용을 하게 된다. 그것은 한 마디로 놀라운 작용이라고 할 수가 있다. 즉, 그 대표적 활동이 암을 예방하는 일이다.

다시 말하면, 카로틴은 인간의 몸 속에 들어간 후에 두 부분으로 나뉘어진다.

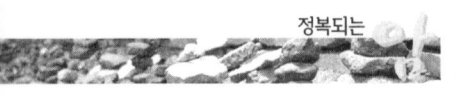

일부는 비타민 A로 모습을 바꾸고 또 다른 것은 카로틴의 모습 그대로 체내에 저장이 되어 암의 위험을 저하시킨다고 하는 작용을 한다. 필자는 다각도로 장기간 이 녹황색야채에 대한 실험을 오랜 동안 실시한 바가 있는데 조사에 의하면 제 1회와 2회로 구분된다. 조사 내용을 비교 검토한 것이다.

> A. 두 조사에서 매일 먹고 있던 사람
> B. 두 조사에서 매일은 먹지 않는 사람
> C. 1회 조사에는 매일은 먹고 있지는 않았으나 2회 조사 때는 매일 먹게 된 사람
> D. 1회 조사에서는 매일 먹고 있어지만, 2회 조사 때는 매일은 먹지 않게 된 사람

이상 네 그룹으로 작성하였다.

그 후 10년간의 위암사망률에 어떤 차이를 볼 수 있는지를 검토한 결과가 나타났다.

계산한 암 사망률은

A군이 최저

B군이 최고

이상과 같이 해답이 나왔다. 녹황색야채를 매일 계속해서 먹는 것만으로 그 후 10년간의 암사망률이 반감하고 있는 점에 주목할 필요가 있다. 또한 C군 사람들, 즉 1회 조사에서는 매일 먹고 있지는 않았으나 2회 조사에서는 매일 먹게 된 사

## 암 뿐만 아닌 카로틴의 힘

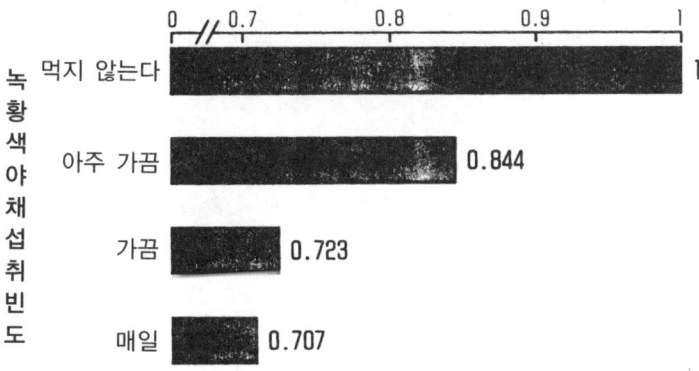

총사망 상대위험도

녹황색야채섭취빈도

- 먹지 않는다 ─ 1
- 아주 가끔 ─ 0.844
- 가끔 ─ 0.723
- 매일 ─ 0.707

59세 이하(남녀계)

녹황색야채의 섭취 빈도별로 본 총사망 상대위험도. 녹황색야채를 매일 섭취하면 암뿐만 아니라 사망 위험이 30%나 감소한다.

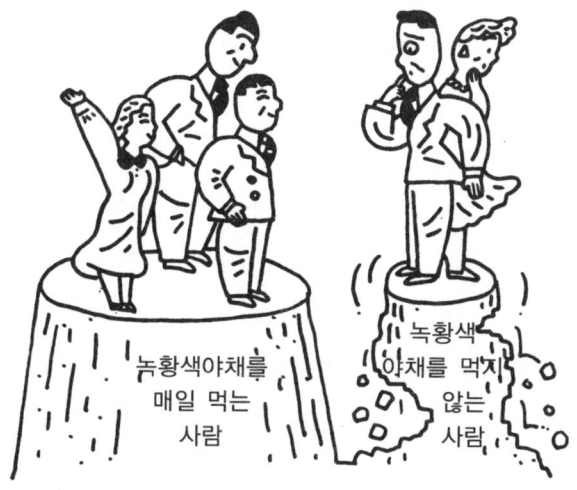

녹황색야채를 매일 먹는 사람

녹황색야채를 먹지 않는 사람

람의 사망률을 보면 약 25% 낮아지고 있음도 알 수가 있다. 결국 먹지 않았던 사람이라고 하더라도 먹기 시작하는 그때부터 먹기 시작해도 수년 사이에 효과가 나타난다고 하는 사실이다. 이것은 우리에게 대단한 용기를 주는 결과라고 할 수가 있다.

1회 조사 때 녹황색야채의 섭취 사항을 여러 해 동안 수로 보나 남녀별로 보아도 어느 연령 계급에서도 녹황색야채를 잘 먹고 있는 사람일수록 암사망률이 낮아진다고 하는 사실을 분명하게 입증하였다.

이상 총수로 보나 아니면 남녀별로 보나 또 어느 연령 계급이나 매일 먹는 사람들의 수치는 최저로 나타나고 있다. 그리고 부위별로 보았어도 우선 위암, 그리고 결장암, 폐암, 자궁경부암, 전립선암 등 대부분의 암 사망률이 이 녹황색야채를 매일 섭취함으로써 대폭적으로 떨러진다고 하는 사실들이 확인되었다.

암 이외의 병, 예를 들면 심장병에 대해서도 그리고 총사망에 있어서도 대부분 이 같은 경향으로 나타나고 있다. 덧붙여 말을 하면 심장병 사망률도 총사망률로도 가장 낮게 나타나고 있다.

특히 담배를 피우는 사람에게 보다 크다고 하는 사실이 나타났다. 그렇다면 담배를 피우는 사람에게는 어떻게 나타날까? 다음의 그림을 보아주기를 바란다.

이것은 하루에 담배를 얼마나 피우고 그리고 그 사람이 녹황색야채를 얼마나 먹고 있는가로 나타나는 표인데 확실한 것은 하루 몇 개비의 담배를 피는지 아니면 매일 녹황색야채를 먹고 있으면 폐암 사망률이 떨어진다고 하는 사실이다. 아직 금연을 실행하지 못한 사람이라고 하더라도 이 녹황색야채만 먹으면 사망률이 저하된다는 것이 분명해지므로 만약 담배를 정 끊기 어렵다면 이와 같은 시도를 하는 것이 현명한 일일 것이다.

기쁜 소식임에 분명하다. 이것은 녹황색야채 속에 함유되어 있는 카로틴은 담배 연기 속에 들어 있는 발암물질, 특히 발암 프로 감프로모다에 대항을 해서 생산하는 활성산소에 대해 해독 작용을 한다.

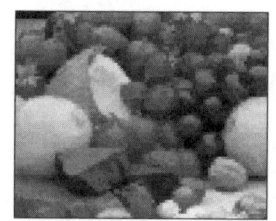

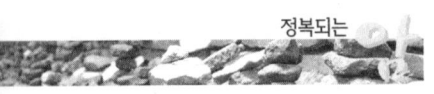
이것 말고도 녹황색야채에 함유되어 있는 비타민 C도 하고 있는 가능성이 높다. 그뿐만 아니라 또한 가정에서 남편이 담배를 피우면 그 개수에 따라서 담배를 피우지 아니하는 아내의 폐암 사망률도 높아지게 된다. 그러나 이 경우도 녹황색야채를 먹고 있는 아내의 폐암 사망률은 반으로 떨어진다.

담배의 불이 붙어 있는 부분에서 나오는 연기 부류연(副流煙)에 비하면 물부리에서부터 나오는 연기 주류연(主流煙)에 비하면 대량의 발암물질이 함유되어 있어서 특히 니도로소아민과 같은 초강력한 물은 주류연과 비교를 해서 부류연 속에는 52배나 함유되어 있다. 그러므로 집안에 담배를 피우는 한 사람만 있어도 함께 하는 주변 사람도 폐암에 걸릴 위험도가 대단히 높다.

두 사람이면 더 높은 것은 당연한 이치다. 다른 사람도 아닌 자신의 배우자나 아니면 아이의 건강을 해친다는 사실을 명심할 필요가 있다. 그리고 보면 거리를 걷기만 해도 지나가는 옆에 사람이 담배를 피우면 부류연에 오염된다.

공공시설에서는 금연장이 상당히 늘어난 것 같지만 아직도 우리 주변을 둘러보면 버스정류장, 택시 승차장, 역 플렛홈, 사무실 다방 술집 등 근처에 부류연이 있는 것이 현실이다.

담배를 피우는 사람은 말할 필요도 없겠으나 담배를 피우지 않는 사람도 녹황색야채로부터 카로틴을 섭취해서 자위를 할 필요가 있을 것이다.

과잉 섭취하면 부작용이 걱정스러운 비타민 A와는 달리 카

로틴은 과잉 섭취를 해도 건강에는 하등의 해가 없다. 앞에서
서술한 것과 같이 카로틴의 양이 많으면 많아도 비타민 A로
변화하는 비율이 낮아져서 비타민 A의 과잉은 생기지 않는다
고 할 수 있다. 그 때문에 되도록 많이 이 카로틴을 섭취하는
것이 좋다고 하겠다.

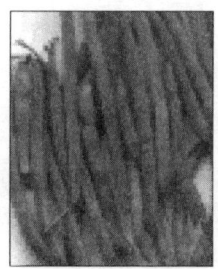

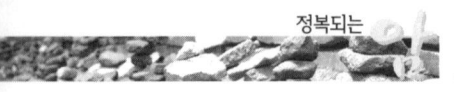

## (2) 암화를 예방하는 카로틴

지금까지 의학계의 정설에서 카로틴은 사람의 체내에서 비타민 A로 변환되어 이 비타민 A에 제암작용(制癌作用)이 있다고 알려져 왔다. 그러나 근래 조사 연구에 의하면 암환자의 혈액 중에는 카로틴 양이 분명히 저하하는 것이 아니고, 카로틴 양이 적기 때문에 암에 걸린다고 하는 사실이 확실하다.

그 결과 암환자의 혈액 중의 카로틴 양이 분명 저하되어 가고 있음이 판명되었다. 더군다나 암에 걸렸기 때문에 카로틴 양이 저하 되는 것은 아니며 이 양이 적어지면 암에 걸린다고 하는 사실이 들어난 것이다. 생활을 함께 한 암환자 가족의 혈액을 조사하였던바 역시 카로틴의 양이 적은 것이 판명되었다. 이는 가족 구성원으로 함께 동일한 식사 습관을 해오기 때문인 것이다.

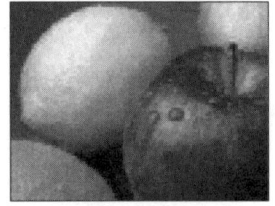

## 어째서 사람은 암에 걸리는 것일까?

현재 발암의 메커니즘은 2단계 발암 물질이 주류를 이루고 있다. 즉, 이니시에션(initiation) 단계와 프로모션(promotion) 단계를 거쳐야 비로소 세포가 생기는 것이다. 앞서 말한 것과 같이 모든 인간의 체내에는 선천적으로 암 유전자가 감추어져 있다. 이것이 잠에서 깨어나지 않는다면 별 문제가 없겠으나, 어떤 외부적 요인으로 인해 제1의 충격을 받으면 이니시에션 전암단계에 들이가게 된다.

이것으로 끝난다면 발암하지 않으나, 제2의 충격을 받으면 이미 불가능하다. 프로모션 단계를 거쳐 암 세포가 생긴다는 것이다. 그런데 세계 각지의 의학자들에 의하면, 카로틴은 이니시에션과 프로모션 양쪽 단계에 작용하다고 하는 사실이 밝혀졌다.

카로틴이 이미 암화로 진행한 세포의 증식을 억제하거나 혹은 사멸되었다는 보고가 이루어지고 있다.

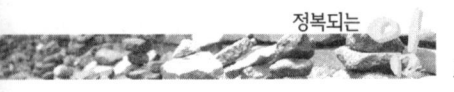
### (3) 카로틴이 적기 때문에 암에 걸린다는 정거

담배나 술이 혈액 중의 카로틴 농도를 낮추는 것은 담배나 술에 의해서 초대된 독소로 인하여 대량으로 소비되어 버리기 때문이라고 하는 것은 이미 설명한바가 있을 것이다. 그렇다면 암에 걸린 사람의 혈액 중의 카로틴 농도는 도대체 어떻게 되어 있는 것일까?

이와 같은 종류의 보고는 해외에서도 많이 들려오고 있다.

예를 들면, 영국의 옥스포드 대학의 연구소에서는 113명의 자궁경부암 환자의 혈액을 조사한 결과 모두 카로틴 농도가 낮았다고 보고 되고 있다. 여기서 여러 암이 모두 한결같은 결과로 나타나고 있다. 즉 폐암(스타헬린 박사, 노무라 박사 메켄라 박사) 유방암(월드 박사)은 혈(월레드 박사)병 등 수많은 논문들이 발표되어 있는 것이 한결같다.

흥미 있는 일은 199 년 핀랜드(M. 하카마 박사)의 연구 결과 보고이다. 여기서 우선 어느 대 집단의 혈액을 미리 몇 해 전부터 보존해 두었다가 그 중에서 그 후 암에 걸린 사람의 혈액을 축출해서 검사하고 있다는 사실이다.

카로틴 이외에 비타민 A, 비타민 A결합담백, 비타민 E, 셀레늄이라는 모두 4가지 화학물질에 대해서 그 혈액 중의 양을 체크한 결과, 암에 걸리지 않았던 사람과 비교해서 모두 수치가 낮았지만 카로틴이 특히 수치가 낮았다라고 하는 사실이

## 카로티노이드와 장수의 놀라운 비례관계

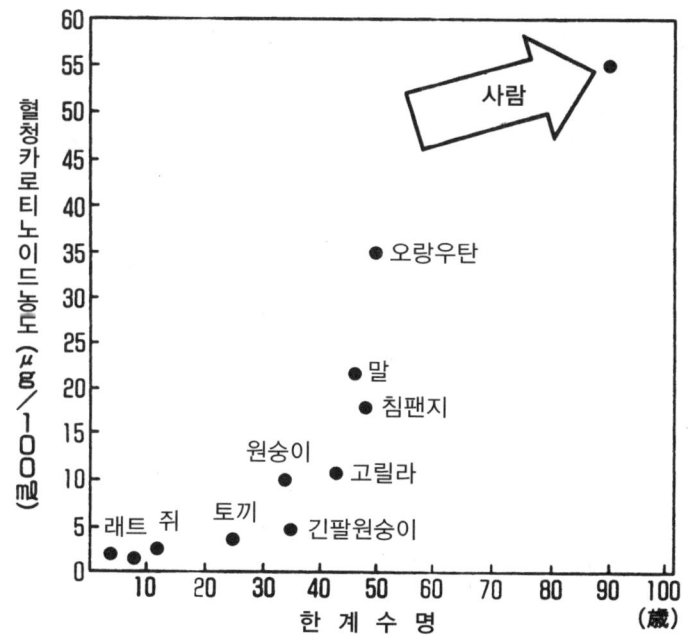

베타카로틴을 주로 하는 카로티노이드. 이 카로티노이드의 혈청
중 농도가 높은 동물일수록 장수를 하는 경향에 있다.

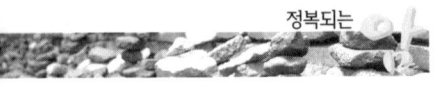

나와 있다.

　이와 같은 보고는 세계 공통적이라고 할 수가 있지만 어느 경우나 카로틴의 섭취가 적은 사람일수록 암에 걸리기 쉽다고 하는 결론이 나와 있다.

　많은 영양소 중에서 암의 위험과 관련 있는 물질은 카로틴이라고 하는 것을 알 수가 있다. 수많은 연구 중에서도 문제 물질이 바로 이것이라고 하는 것이 나타나 있다. 최근 미국 캘리포니아 대학의 스미스 박사 등은 뉴질랜드의 조사에서 폐암, 위암, 자궁경암 등의 환자의 혈액 중 베타카로틴의 양은 분명히 적지만, 식생활을 함께 해온 가족의 혈액을 조사해도 역시 베타카로틴이 적었다고 보고했다.

　이것은 특기할만한 사실로서, 이것으로부터 알 수 있는 일은 「암에 걸려서 카로틴이 감소하는」 것이 아니고 「카로틴 양이 적기 때문에 암에 걸린다」라고 하는 사실이다. 또 이같은 연구는 암 환자의 가족이 다음 환자를 막기 위해서도 카로틴의 보급이 꼭 필요로 하다는 사실을 보여 주고 있다.

## "암 환자의 가족을 지켜라"

위와 같은 사실을 보고 이렇게 목소리를 외치고 싶다.

미국 뉴욕 주 제웰파크 기념 암병원의 보고에 있어서도 폐암, 전립선암, 모두 이 카로틴 섭취량이 적을수록 암에 걸릴 위험(상대위험도)의 수치가 오르고 있다.

또한 텍사스대학이 후두암 환자 151명과 지역 사람을 대표하는 대조 178명의 비교 관찰을 했을 때에도 섭취 카로틴이 적을 때에는 섭취가 많을 때와 비교를 해서 암에 걸릴 위험이 2.1배나 더 많다고 발표하고 있다. 즉 혈중 카로틴 양을 측정하면 그 사람이 암에 걸리기 쉬운 사람인지, 아니면 암에 잘 걸리지 않는 사람인가를 곧 알 수 있다는 시대까지 왔다라고 할 수가 있다.

한편, 담배를 매일 피우는 사람 속에는 카로틴이 적다는 사실, 이것은 검사 결과가 확실하다. 다시 예를 들어 보면 일본의 아오기 구니오 박사 등은 북해도 지방 Y마을의 30세 이상의 주민 924명의 예를 조사 그 결과, 남성의 경우 카로틴(마이크로 걸암/데시릿틀)은 담배를 피우지 않고 술도 마시지 않는 사람의 경우 45.8%이다.

하루 31개비 이상을 피우지만 술은 마시지 않는다는 사람이 36.0%, 담배는 피우지 않지만 매일 술을 마시는 경우에는 31.8% 그리고, 담배를 매일 31개비 이상 피우고 알코올인 술을 매일 마시는 사람이라면 21.2%로 극단적으로 낮은 카로틴

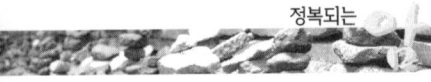

## 암환자의 가족이 위험하다!

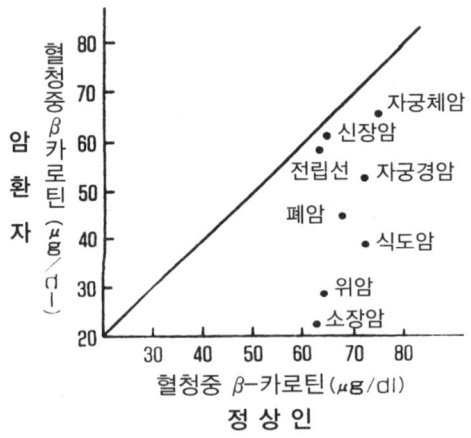

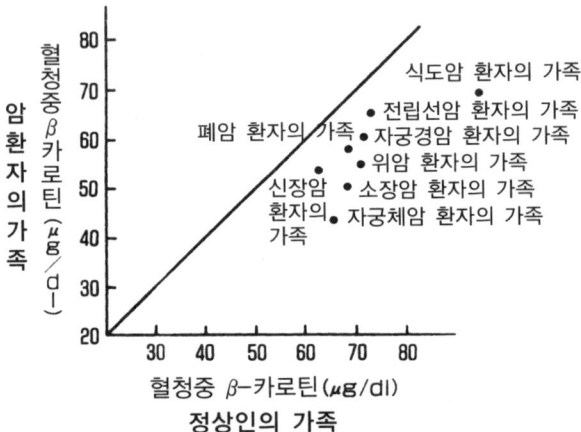

어느 부위의 암환자나 정상인과 비교하면 베타카로틴 양이
분명하게 낮다. 더구나 놀랍게도 식생활을 함께 해 온 가족
의 베타카로틴 양도 적은 사람이 판명되었다.

레벨에 있음을 알았다.

해외에서도 많은 학자가 같은 결과를 증명하고 있다. 무엇이거나 자신의 일은 자신이 잘 알고 있다고 할 수가 있다. 나 자신이 즐겨 먹고 있는 이 녹황색야채로서 자신의 카로틴농도가 어떤 사항에 있을 것인가 라고 하는 사실은 잘 알 수 있을 것이다.

그렇다면 암에 걸리지 않게 하기 위해서는 어떤 식사를 해야 하는가라는 사실은 짐작할 수가 있을 것이다. 담배를 피우는 사람은 금연을 할 때까지는 적극적으로 녹황색야채를 섭취하는 것이 옳을 것이다. 또 한 가지 담배를 피우는 사람에게 카로틴이 필요하다는 사실을 보여주는 중요한 것 하나가 있다. 담배로 인해 생기는 암은 폐암이라고 할 수가 있겠으나, 폐암환자의 혈핵을 조사해 보면 예외 없이 모두가 카로틴이 부족하다고 할 수가 있다.

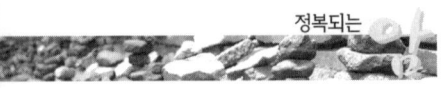

## (4) 왜 동물은 스스로 카로틴을 만들어 낼 수가 없는가!

좀 오래된 이야기기는 하지만 프레온가스에 의해서 오존층 파괴에 대한 목소리가 높아져서 프레온가스 제품이 한 때 생산 중지된 일이 있었다. 분명히 오존층이 파괴되어 태양자외선이 직접 내리쏟아지게 되면 큰 문제로서 큰 횡액을 안겨 준다고 할 수가 있다. 무엇보다 지구상에 살고 있는 인류가 큰 재앙인 타격을 입게 되어 있다.

이러한 자외선을 쪼이게 되면 피부암을 일으키게 할 뿐만 아니라 유전자(遺傳子)에도 악영향을 끼치기 때문이다. 그런데 소박한 의문이라 할 수가 있겠으나 식물은 어째서 태양광선을 많이 받고 있어도 아무 탈이 없고 괜찮은지 모르겠다고 하시는 분도 없지 않아 있을 것이다. 물론 식물 속에도 이 태양광선에 의해서 유해한 화학반응을 일으키는 물질이 생길 것인데 어째서 괜찮은 것인가 의문이 간다.

사실 알고 보면 식물에는 태양에서 쏟아져 나와 닿는 이것이 바로 카로틴이었다라고 하는 것이다.

물의 녹색 부분에는 엽록소(葉綠素: Chlorophyll)라는 색소가 함유가 되어 있는데 이 엽록소는 식품의 중요한 작용인 광합성의 주역, 즉 태양광선의 에너지를 이 엽록소가 고정해서 화학에너지로 바꾸는 역할을 하고 있다. 그때 에너지가 지나치게 과잉으로 고정되면 식물에 있어서 유해물질이 생기고 만다. 그래서 남은 에너지를 배제해서 처리해야만 하는데 이 작업을 하는 것이 카로틴이다.

카로틴은 식물 속에서는 엽록소에 달라붙듯이 해서 존재하고 있다. 여기서 광합성 작용을 하는 것은 오로지 식물뿐이므로 카로틴은 식물 속에 대량으로 존재한다. 동물도 활성산소와 같은 쓸모 없고 유해한 에너지가 체내 생겼을 때 카로틴의 도움을 받아야만 하는데, 동물은 카로틴을 원칙적으로 합성을 하지 못한다.

이 때문에 녹황색야채를 먹어야만 한다. 먹음으로서 지방조직이나 혈장 속에 저장해 두고 위급할 때 동원을 해서 불필요하다고 생각이 되는 유해한 에너지를 그 카로틴으로 하여금 처리하게 하는 것이다. 그러므로 카로틴을 스케빈자(처리장: scavenger)라고 불리는 것은 그와 같은 의미 때문이다.

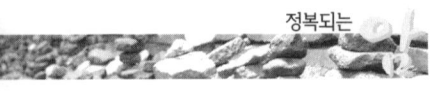

## (5) 부작용의 걱정을 말끔하게 없앤 철저 검정 데이터

우리가 비타민 A라고 하면 연상되는 것이 소나 돼지의 간, 생선, 어패류나 난류, 해초류 등에 많이 함유되어 있다고 할 수 있다. 또 예전에는 눈이 좋지 않을 때 약국에 가서 간유구를 사먹는다고 알고 있다. 한국인은 간유구도 아닌 비타민 A를 대체로 무엇으로 보충하고 있을까라는 사실이 갑자기 궁금해진다.

소의 간을 주로 많이 먹기도 하지만 그것이 아니면 역시 녹황색야채에서 많이 섭취하고 조달한다고 하는 것이 옳다 할 것이다. 즉 녹황색야채(천연카로틴)는 우리들에게 비타민 A를 보급하는데 있어서는 없어서는 안 되는 약재이다. 근래 와서 도시 아이들은 서양식 구미화로 야채보다는 빵이나 피자 같은 음식에 길들여 있고 햄버거 속에 고기류들이 어쩌면 결핍증을 가져오게 하고 있는지 모른다.

그러나 시골은 아직 이런것보다 야채류 반찬을 많이 먹기에 어느 정도는 보충된다고 할 수가 있다. 다시 말하면 이러한 나물이나 채소류들은 소장에서 분해되어 1/3이 비타민 A가 된다. 그리고 나머지는 카로틴 그대로 간장이나 지방조직에 저장되어 위급할 때 동원이 된다.

여기서 분명이 알아 두어야만 할 일은 비타민 A를 과잉섭취하면 간장장애 등을 일으킨다는 사실이다. 이점을 명심할

## 먹는 방법에 따라 건강과 장수를 낳는 카로틴

| | 과거 2년간의 변화 | 인원수 | 혈청 $\beta$-카로틴($\mu$g/d$\ell$)의 변화 |
|---|---|---|---|
| 녹황색야채섭취상황 | 적극적 섭취하기 시작한 사람 | 20명 | **+11.2** |
| | 이전과 다름 없는 사람 | 98명 | +2.1 |
| | 감소한 사람 | 30명 | −5.3 |

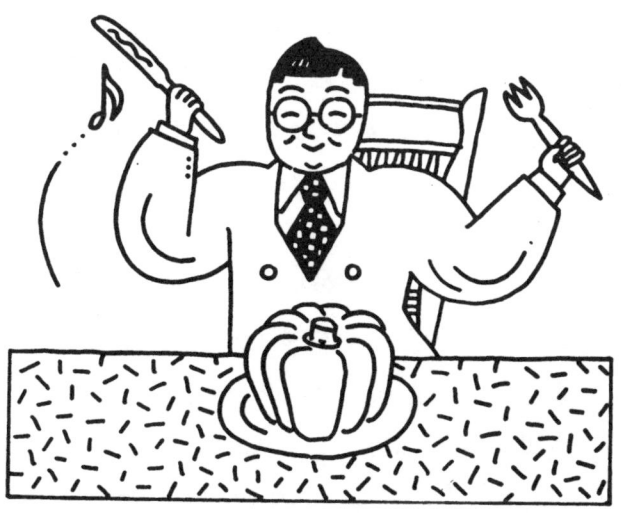

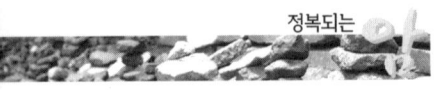
필요가 있다. 비타민 A는 물에서 잘 녹는 비타민 C와는 달라서 지용성, 즉 지방에 녹는 성질을 갖고 있다.

수용성은 과잉섭취를 해도 물에 녹아서 단시간 내에 소변으로 배설되지만, 이와는 달리 지용성 비타민 A는 필요이상으로 섭취하게 되면 체내 잔유해 그대로 축적되는 것이 문제가 될 수가 있다. 그렇다면 만약 일정 비율이 비타민 A로 변한다면 녹황색야채를 지나치게 과잉공급하는 격이 된다. 그렇게 되면 간장장해 등을 일으킬 수 있다는 위험성이 또한 내포되었다고 할 수도 있다.

그러나 인간의 신체라고 하는 것은 놀랍도록 정교하게 구성되어 있다. 섭취하는 카로틴이 많으면 비타민 A로 변하는 비율은 저하된다. 즉, 신체에 필요한 양 밖에 비타민 A로 대치 않도록 조정하는 기능이 인체에는 정확하게 갖춰져 있다. 그렇다면 대량 섭취로인 카로틴이 인체에 미치는 부작용은 어떠할까? 솔직히 전혀 문제가 없는 것은 아니다. 한 가지만 영원히 없는 것이나 마찬가지라고 할 수 있다.

어린시절 즐겨 먹던 귤이나 아니면 호박을 많이 먹어서 피부가 혹시 노랗게 된 것을 경험한 사실이 없는지 모르겠다. 왕왕 있다. 이것은 카로틴을 과량 섭취가 초래한「귤 피부증이거나 아니면「호박피부증」이다. 색소가 노란 귤이나 호박노란색깔로 되는 것은 이 색소가 배출하지 못하고 피부에 침투되었기 때문이다.

물론 조치를 취하지 않아도 시일이 가면 차츰 사라질 수도 있으나 상당히 오랜 동안 애먹는 수도 있다. 그렇다면 이 색이 피부에 나타날 정도라면 어느 정도 먹어야만 나타날 것인가?

이런 문제가 궁금할 수가 있다. 사실 앞 장에서 잠시 언급한 바 있는 미국의 의사 22,000명의 PHS(피지션스 헬스 스타데이)에서 의사들이 복용하고 있는 것은 기실 카로틴 정제이다. 분량은 1일 25mmg으로 이것은 「카로틴 피부증」에 걸리지 않도록 하기 위한 한계인 것이다. 그러나 25mmg라고 한다면 현재 우리 한국이이 하루에 섭취하고 있는 카로틴 양의 약 1배가 된다. 놀라운 사실이다.

우리가 하루에 먹고 있는 녹황색야채를 매일 10배의 양을 매일 먹어야만 비로서 이렇게 피부가 노랗게 된다는 것이다.

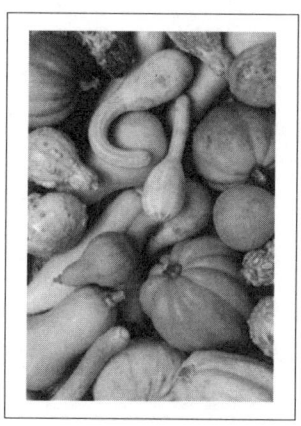

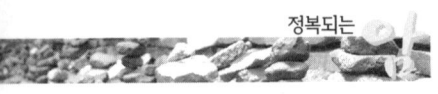

그렇다면 가령 이만한 분량을 먹었다라고 해도 그렇게 상심할 필요가 없다. 피부에 나타나 있는 황변증이 있다 하더라도 위에서 말한 것 같이 먹던 것을 중단만 하면 서서히 노란 피부 빛깔이 빠지기 시작해서 점차 사라지게 된다. 그것보다도 카로틴의 과량섭취로 일시적 부작용이 생겨났다 하더라도 그것은 다음 문제이고 암예방 효과가 더 중요하다라 할 수가 있을 것이다.

한 예를 보면 미국의 병리역학자(病理疫學者) 코리아 박사가 남미 콜롬비아 나리노에서 실시한 연구 결과를 보면, 위암 일보 직전의 지스프리지아(異形上皮)의 환자에 대해서 혈청 중의 카로틴 수치는, 비타민 A, 비타민 C를 정상자와 비교를 한 결과 비타민 A, 비타민 C의 레벨은 거의 차이가 없었다고 한다. 그러나 카로틴 수치는 매우 낮았다고 한다. 이 사실로 보아도 카로틴이 전암병변의 암화와 싸워서 방지하고 있다는 사실은 알 수가 있다.

## (6)  녹황색야채의 일석다조 효과란?

인체에 있어서 때로는 초대 받지 않는 부산물이 생기는 경우가 종종 있다. 다시 예를 들어 본다고 한다면 담배, 술, 지방, 곰팡이, 배기가스, 석면, 오존에 자외선 이들이 몸안으로 들어오게 되면 맹독 활성산소가 생겨나기 마련이다. 그러면서 거칠게 설쳐되게 되는데 암세포가 발생할 위험성이 대단히 높게 된다.

활성산소라고 하는 것은 $O_2$가 될 수 없었던 불안전한 산소로서, 별명은 프리라질 칼이라고 불리워지는 악당이라고 하겠다. 이 악당 활성산소가 체내의 단백질을 공격하게 되면 인체의 기능을 유지해 가는 데에 빼놓을 수가 없는 요소의 작용에 지장을 초래하게 된다.

또한 핵산(Nucleic acid)이 공격을 받으면 DNA에 변화가 생겨서 발암의 위험성이 발생하게 된다. 지질속 풍부하게 함유되어 있는 불포화지방산이 공격을 받게 되는데 이 때 강한 과산화지질이 생겨서 그것이 조직을 손상시키게 된다.

물론 우리 인체의 체내에는 이와 같은 활성산소와의 폭력에 맞서는 기능이 없는 것은 아니다. SOD(스파옥시드 데이스무타제)라고 불리우는 효소가 체내에 생긴 과산화지질을 비롯하여 위험한 물질을 무해한 물질로 만들어 체외로 배출하고 있다. 그러나 이 SOD의 작용에는 한계가 있어서 사람의 나이 30

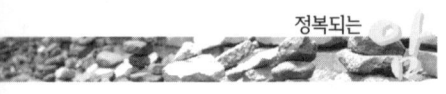

세를 넘어가게 되면 성장 속도가 기울게 되는 것과 같이 SOD
의 작용도 약해진다. 아니 무수한 암 유발 인자에 둘러싸인 일
상생활을 보면서 오늘날 환경여건이 극도로 악화되어 있어서
10대 혹은 20대와 같은 활발한 기능을 가진 젊은이라고 한다
하더라도 위와 같은 인자에 방심할 수는 없는 것이다. 이 때문
에 강력한 원인이 되는 카로틴이 나서야만 한다.

카로틴은 SOD와 짝을 이루어서 활성화산소와 싸워 체외로
배출시키려고 혼신의 힘을 하게 된다. 이 카로틴 & SOD 콤비
의 편이 되는 것이 비타민 C, 비타민 E인 것이다. 비타민 C와
비타민 A도 항산화작용, 활성산소의 작용을 약화시키는 힘을
갖고 있다.

비타민 C의 예를 들면, 사과의 절단면에 레몬즙을 뿌려 두
면 변색을 막을 수가 있다는 사실에서도 알 수 있는 것과 같
이 산화를 방지하는 강한 항산화 작용을 갖고 있다. 수용성이
기 때문에 효과도 빠르지만 대량으로 섭취를 해도 곧 체외로
나가게 된다.

비타민 E는 지용성이기 때문에 세포막에 직접 보내져서 그
황산화 작용으로 과산화지질이 만들어 지는 것을 막게 된다.
카로틴과 비타민 E 모두 지용성이기 때문에 축적이 된다. 황
산화 작용으로써 활성산소의 작용을 억제하는 점은 공통적이
나 카로틴과는 달리 비타민 E는 백혈구 내의 활성산소도 작용
을 한다.

또한 담배를 피워도 비타민 E의 혈중농도는 낮아지지 않고

## 암사망자는 카로틴이 격감해 있었다!

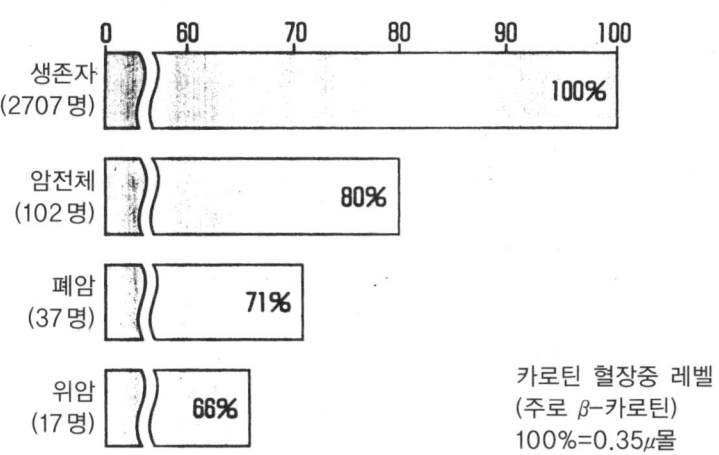

카로틴 혈장중 레벨
(주로 $\beta$-카로틴)
100%=0.35$\mu$몰

생존자와 암 사망자(남성)의 혈장 중의 카로틴 농도를 비교. 폐암·위암에서는 특히 현저하게 그 수치가 낮아져 있다.

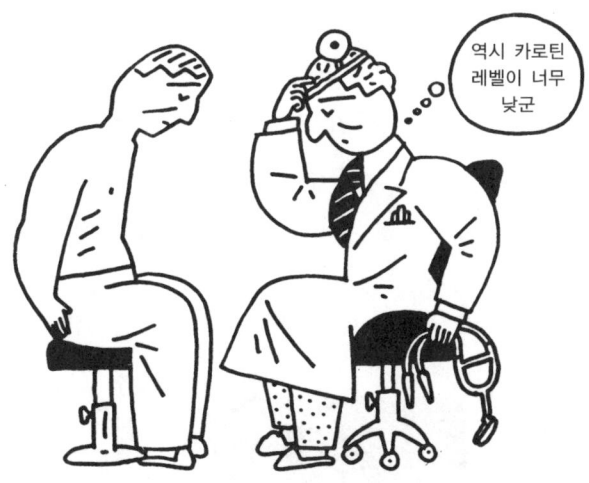

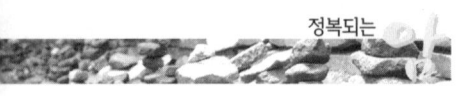

카로틴과 비타민 E를 같이 섭취하면 간장의 비타민 E의 절약 효과를 볼 수가 있다. 요컨데 카로틴, 비타민 C, 비타민 E, 셀레늄이 SOD와 팀을 이루어 발성산소와 싸우는 것으로 그 중 어느 하나가 부족해도 활성화산소 대책은 잘 되지 않지만 리더이자 중심적 존재로는 뭐니뭐니해도 카로틴이다. 어째든 카로틴은 비타민 C, 비타민 E에 비해 간단히 식품으로부터 섭취하는 수가 있다.

비타민 C 등에 비하면 보존하거나 조리로 인해 그 효과가 줄어들어버리는 일은 없다. 그리고 필요한 것 이외에는 소변과 함께 체외로 배출되어 버리는 비타민 C와는 달리, 카로틴은 섭취를 하면 섭취를 한만큼 일정기간 체내에 보존되어 위급할 때 언제라도 출동준비 OK의 태세로 갖추어져 있다.

SOD를 도와주는 「SOD 물질」이라고도 할만한 태세로 대기하는, 어쨌든 SOD의 성질에 매우 가깝다라고 할 수가 있다. 이렇게 해서 녹황색야채를 먹어 카로틴을 체내에 저장한다는 것이 얼마나 중요한지를 알 것이다. 덧붙혀 말하자면 녹황색야채 속에는 우리가 잘 먹는 식이섬유가 함유되어 있다. 이 식

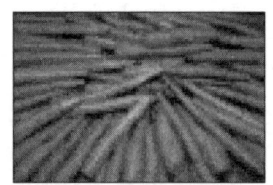

이섬유에는 카로틴의 작용 그늘에 가려서 경시되기는 하지만, 그 활동 사항을 살펴보면 좀체로 무시할 수가 없게 되어 있다.

만약 발암 물질을 많이 먹었다라고 해도 식이섬유는 장내에서 그 발암 물질을 희석시켜주고, 또한 받아들여서 체외로 내버리는 작용을 갖고 있다.

필자는 암의 강연에서 「녹황색야채에는 일석다조의 효과가 있다」라고 항상 강조를 하고 있지만 카로틴, 비타민 C, 미네랄을 첨가하여 훌륭한 작용을 염두에 두고 있기 때문이다. 더구나 식이섬유가 충분한지 어떤지는 무엇보다 자신의 변을 보면 곧 누구나 알 수가 있다. 이것을 충분히 섭취하고 있다라고 한다면 크고도 굵고 단단한 바나나 같은 변을 아침마다 볼 수 있을 것이다.

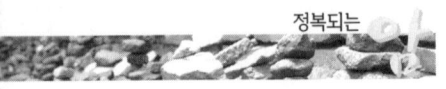

## (7) 카로틴이 미지에 줄 가능성

인류에게 주는 시련은 하늘이 내리는 것이다. 한 시련을 극복하면 또 다른 시련을 안겨 주는 것이 하늘이 주는 숙제인 모양이다.

「현대의 페스트」라고 불리워지기까지 하고 있는 이 에이즈도 또 하나의 시련이라고 할 수가 있다. 이 병은 바이러스가 사람의 몸 체내에 침범을 해서 모든 면역 기구를 파괴해 버리는 병으로 알려져 있다. 에이즈 바이러스에 감염되면 일체의 병원균에 대한 면역이 없어져서, 평소 같으면 아무렇지도 않을 미생물이나 세균에 대항할 수 없게 되어 있다.

다시 말하면 점차 몸이 약해져서 마침내는 회생할 수 없는 것이 바로 이 질병인 것이다.

원래 신이 사람을 창조하였을 때는 면역이라는 한 힘을 주어) 외부로부터 세균 등의 병원체가 들어왔다고 하더라도 이겨내는 방어하고자 하는 역할을 주셨다. 즉 항체를 만들어서 사람의 몸을 지키게 하는 힘이다. 그러므로 웬만한 병은 이기게 되어 있다.

그러나 에이즈 바이러스는 사람이 가진 면역의 중심이라고 할 헬파 T림프구라고 불리우는 메카니 을 틀어지게 만들어진다고 하는 사실이다. 이 때문에 현대 과학자들들도 속수무책으로 손을 들고 있다는 것이다. 그러나 멀지않아 인간은 이 에

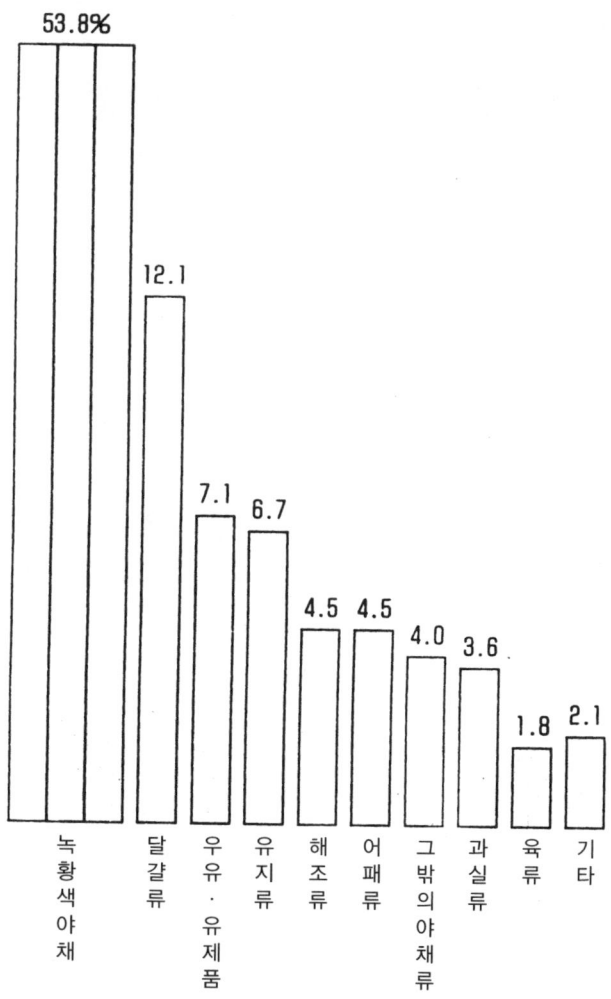

## 녹황색야채가 얼마나 우수한가?

53.8%

12.1

7.1  6.7

4.5  4.5

4.0  3.6

1.8  2.1

녹황색야채  달걀류  우유·유제품  유지류  해조류  어패류  그밖의야채류  과실류  육류  기타

일상에서 우리들이 어떤 식품으로부터 비타민 A를 섭취하고 있는지를 확실하게 보여준 영양조사. 이 결과, 녹황색야채가 가장 높은 비율

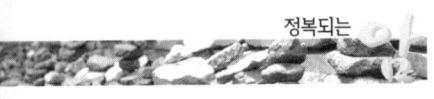

이즈의 시련도 반드시 이겨내고 말 것이다.

최근의 연구를 통하여 카로틴이 면역시스템의 강화에 큰 역할을 하고 있음이 알게 되었다고 한다. 외국의 연구인데 카로틴을 대량으로 섭취하면 면역시스템이 올바르게 활동을 하게 되어 있어서 매우 고무적 발표가 보고되고 있다. 이는 중요한 역할을 담당하고 있는 헬파 T림프구가 증가한다는 사실인 것이다. 또한 미국 하버드 대학의 오 바 박사는 림프구 속에서 암세포를 파괴하는 힘을 가졌다고 하는 NK세포(내추럴키나세포)의 비율이 증가를 하고 있다는 사실을 보고 하고 있다.

동물 실험에서도 카로틴을 투여한 햄스터는 이 물질을 공격하거나 먹어버리는 탐식(貪食)「마이크로 파치」이라고 불리우는 면역세포가 암세포를 줄이는 능력이 늘어나고 있다는 사실을 주목한다고 하고 있다. 다시 말하면 카로틴이 암세포를 먹어버리는 일이다. 그러므로 카로틴의 암 억제는 기정적 사실이라고 할 수가 있겠다.

## (8) 쉽게 노화되고 암에 걸리기 쉬운 사람은 어떤 사람인가?

활성산소가 사람의 체내 들어오면 이 산물로서 각종의 프리라지컬이 만들어져서 그것들이 거칠게 설치고 다니게 된다. 이 때 사람의 육체적 노화는 촉진되고, 이윽고 암이 발생된다.

카로틴을 많이 섭취하게 되면 프리라지컬은 잇달아 처리되어 젊고 싱싱한 신체나 피부를 기대할 수가 있다. 그렇다면 쉽게 노화하고, 암에 걸리기 쉬운 사람은 어떤 사람일까!

이 점에 대하여 우리는 다시 한 번 심사숙고할 필요가 있을 것이다. 노화를 정지시키고 젊음을 유지하게 하며 암에 걸리지 아니한다고 하면 이는 건강한 육체인 것이다. 이 점에 있어서 필자가 장기간 연구 조사한 결과를 보아도 일목요연하다고 할 수가 있지만, 암에 걸리기 쉬운 사람이란 아래와 같은 공통사항을 엿볼 수가 있었다.

---

▶ 담배와 술, 그리고 육식을 모두 매일 계속하고 녹황색 야채를 별반 먹지 아니한다. 최저 위험군은 그 반대로

▶ 담배, 술, 육식을 매일 하지 않고, 녹황색야채를 매일 먹고 있다.

---

이것은 필자가 장기간 동안 연구 조사를 바탕으로 확실하다고 단정할 수가 있다.

최고와 최저를 비교하면 전 부위의 암 사망율은 60%나 낮

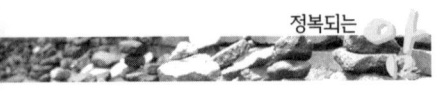

아져서 구강, 인후, 폐, 5개의 암 등에서는 무려 1/10에 불과한 저하율이다. 최고 위험군 10명에 대해 최저 위험군은 1명에 불과하다. 이 차이는 너무 크다고 할 수가 있다. 그런데 이렇게 최고 위험군에 포함되는 생활을 하고 있는 듯한 사람이라도, 녹황색야채를 매일 먹고 있으면 두 말할 것 없이 위험은 뚝 떨어지게 되어 있다. 그래서 전 부위의 암 사망률은 1/3로 낮아진다.

그리고 구강, 인후, 후두, 간장의 각 암 사망률은 반 또는 그 이하로 떨어진다. 이것은 노화 속도 지연화의 입장에서 보면 최고 위험군과 최저 위험군과의 사이에는 10년의 노화 속도의 차이를 볼 수가 있다. 가령 최고 위험군에 포함되는 사람이라고 하더라도· 매일 녹황색야채를 먹고 있으면 이 노화촉진의 정도는 그 절반인 5년에 끝일 수가 있다. 다시 말하면 녹황색 야채를 매일 먹느냐 아니면 매일 먹지 않는 이것만으로도 5년을 연장할 수도 있고 줄일 수도 있다고 할 수가 있다. 비단 암뿐만 아니라 이외의 병에서도 이와 같은 사항이 인정된다.

심장혈관병, 위궤양, 호흡기병, 그리고 전 사망, 모두 고(高) 사망률은 담배, 음주, 육식을 매일 섭취하고, 녹황색야채를 매일 먹고 있지 않는 사람들이다. 이와는 반대로 완전히 반대 습관군은 최저치의 사망률에 임하게 된다.

단 최고의 사망률군이라고 하더라도 매일 녹황색야채를 먹고 있는 사람들은 담배, 혹은 음주, 육식을 매일 계속한다고 해도 총사망률에서 20%, 심장병에서 30%, 궤양사망률에서도 반감되고 있다.

카로틴이 암은 물론 노화를 지연시켜서 대단히 광범위한 병 예방에 유효하다라고 하는 사실을 깨닫고 다시 한 번 명심할 필요가 있을 것이다.

## (9) 애연 애주가의 구제(救濟)

담배는 한 마디로 말하면 「암의 근원」이며 그리고 술은 암 유발 인자 중에서도 최대급의 요인이라고 할 수가 있다. 담 배를 피우거나 아니면 술을 마시거나 하면 담배 속의 독극물 이나 술 속의 유해한 작용으로 인해서 체내에 활성물질인 프 리라지칼(遊離基)이 다량으로 발생하게 된다. 그래서 그것에 대항하는 산화방어(酸化防禦)시스템을 동원할 시스템이 높아 진다.

체내에 저장된 카로틴, 비타민 A, 비타민 C 등은 모두 소비 되어 그 혈중치를 측정해 보면 모두 감소되어 있지만, 특히 카 로틴은 적어져 있다.

담배를 매일 피우는 사람과 술인 알코올을 매일 마시는 사 람의 혈중 카로틴이 적은 사실은 한국인 우리 나라에서나 외 국에서도 측정의 결과는 분명해져 있다.

예를 들면, 경북대학 의대의 Y교수의 클럽은 1990년과 1995

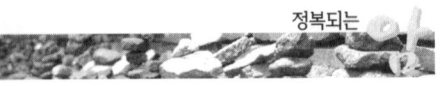
## 암 위험 · 성인병 위험

당신은 어디에 속하는가?

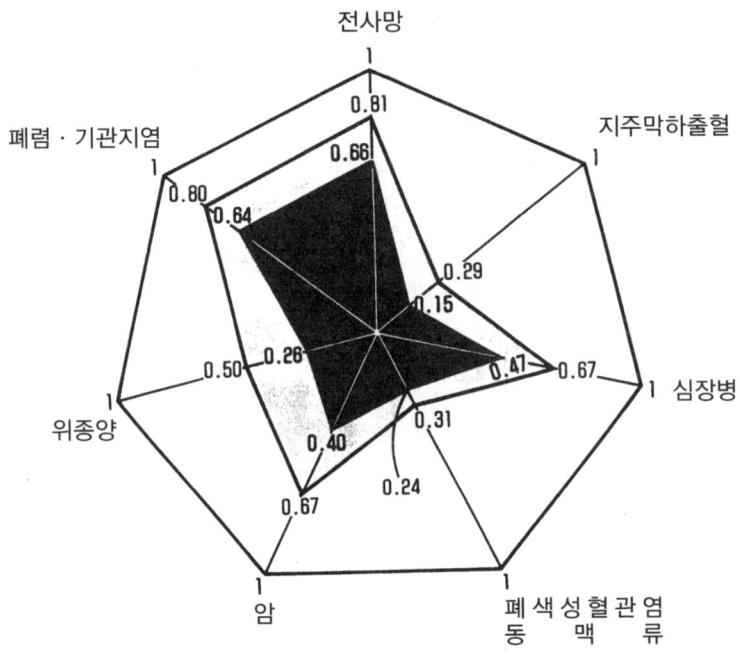

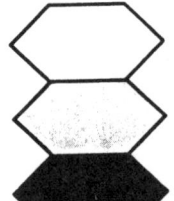

흡연, 음주, 육식을 매일 하고 녹황색야채를
매일 섭취하지 않는 군

흡연, 음주, 육식을 매일 하고 녹황색야채를
매일 섭취하는 군

흡연, 음주, 육식을 매일 모두 하지 않고, 녹
황색야채를 매일 섭취하는 군

흡연, 음주, 육식습관과 녹황색야채 섭취 빈도의 관계로 살펴본
다양한 사인 위험의 변화. 다음 페이지의 그림과 마찬가지로 불리
한 조건안에서도 녹황색야채의 효과를 충분히 발휘되고 있다.

## 암 위험 · 성인병 위험

### 당신은 어디에 속하는가?

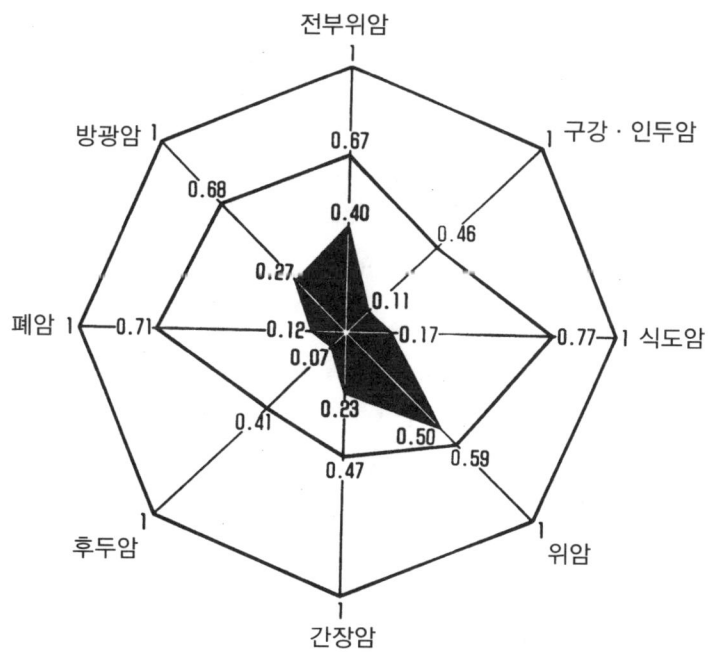

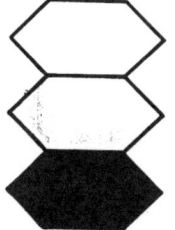

흡연, 음주, 육식을 매일 하고 녹황색야채를 매일 섭취하지 않는 군

흡연, 음주, 육식을 매일 하고 녹황색야채를 매일 섭취하는 군

흡연, 음주, 육식을 매일 모두 하지 않고, 녹황색야채를 매일 섭취하는 군

흡연, 음주, 육식습관과 녹황색야채 섭취 빈도의 관계로 살펴본 각 암 위험의 변화. 흡연 등의 불리한 조건이 있어도 녹황색야채를 매일 먹기만 하는 것으로 위험은 분명히 감소하고 있다.

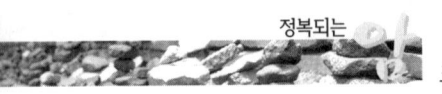
년 2회에 걸쳐서 40세 이상의 남성 148명의 혈액 중 카로틴 농도의 변화를 조사한 데이터를 보았다. 이 조사를 보면, 피험자(被驗者)의 혈액 중 카로틴 농도 측정자와 동시에 면접으로 인한 피험자의 식생활 뿐만 아니라 담배, 음주의 습관 등을 조사한 그 결과 분명한 사실은 담배를 피우는 사람, 술을 마시는 사람은 담배 개피나 술의 양의 많음에 비래해서 혈중의 칼로틴 농도가 높아져 있다라고 하는 점이 담배를 피우지 않았거나 술을 마시지 않았던 사람이, 피우기 시작하거나 마시기 시작하게 되면 즉각적으로 혈액 중의 카로틴 농도가 낮아진다.

이와는 반대로 금연을 하거나 아니면 금주를 하거나 하면 가로틴 농도는 대폭적으로 높아지기 마련이다. 그러나 담배나 술을 끊는편은 좋은 줄은 알고 있다고 해도 쉽게 끊을 수가 없다고 하는 분도 없지 않다. 이와 같은 사람 중에는

## "담배나 술이 없는 인생은 인생도 아니다"

라고 하면서 쾌락추구형의 사람도 많다. 필자의 친한 친구 중에는 술과 담배를 못할 바야 차라리 죽는 편이 낫다라고까지 말하는 사람도 있다. 이 친구에게 나는 이미지법을 권해보았다. 담배를 한 개피 피운다. 그리고는 다시 술을 컵에 따라 한 잔 마신다. 그 때마다

「아아, 내 몸 속에는 야수산소(野獸酸素)인 활성화산소가
다량으로 발생하고 있다.

그것이 카로틴과 싸우고 있다」라고

그런 것을 이미지화 하면서 담배를 피우고 술을 마셔도 이런 생각을 외우며 마신다면 결코 맛이 나지 않을 것이다. 맛있게 먹기 위해서는 자신의 몸 속에 카로틴을 보급해 주어야만한다. 담배를 피우거나 아니면 술을 마실 때는 반드시 녹황색야채를 먹는 습관을 들여야만 한다. 이것이 금연이나 단주를 단행할 때까지 심신의 건강을 유지하는 데에 있어서는 필수요건이라고 할 수가 있다. 그러므로 되도록이면 마음가짐부터가 중요하다.

그리고 의식적으로 녹황색야채를 많이 섭취한다는 각오로 노력해야만 한다. 이유는 담배와 음주는 그런 습관이 없는 사람에 비해 녹황색야채를 먹는 양이 적기 때문이다. 이와 같은 사실은 우리 나라나 아니면 외국에서나 각종 조사를 통해서도 확실해 졌기 때문이다. 이는 본 연구자가 26만 명의 동시연구(cohort)에 있어서도 확실히 볼 수가 있는 현상이다.

하루에 담배를 30개피 이상 피운다는 고도 흡연자의 경우만 해도, 매일 녹황색야채를 먹는 습관이 있는 사람은 64.8% 불과한 반면에 비해 담배 피우지 않는 경우는 75.2%로 훨씬

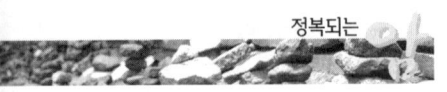

많았다. 녹황색야채는 그것을 필요로 하는 사람일수록 먹고 있지 않다.

만약 독자께서 애연가 그리고 애주가라고 가정한다고 하면 이정도의 사실은 확실히 알고 있을 것이다. 담배는 피우지 말 것이며, 술은 삼가야만 할 것으로 그것이 본인의 진심어린 충고라고 할 수가 있지만 만약에 독자 중 어느 누군가 담배를 피우거나 다량의 술을 마시고 있다고 한다면 녹황색야채를 반드시 먹고 익히도록 해야만 할 것이다. 그렇게 하면 신기하게도 금연, 절연 쪽으로 심신이 기울어질 것이다.

다시 예를 들면 지금까지 어느 한 과목도 자신이 없었다고 하는 아이가 한 학과목이라도 고득점을 얻을 수가 있다고 한다면 그것이 계기가 되어 다른 학과도 잇따라 고득점을 얻는 연구나 요령이 생겨날 수 있는 것과 같다고 할 수가 있을 것이다.

카로틴은 훌륭한 소독 효과를 나타내는 연구 결과가 있었다. 또 여자의 자궁경암에 대한 녹황색야채 매일 섭취의 영향도를 측정한 결과, 하루 10개피 이상의 담배를 피우고 있는 여성의 경우는 녹황색야채를 별로 먹지 않으면, 자궁경암의 위험도가 대단히 높하진다라고 한다는 사실이 명료하게 인정되고 있다. 그러나 마찬가지로 하루 10개피 이상 피우는 여성이라도 매일 먹고 있다고 한다고 하면 전혀 피우지 않는 사람과 마찬가지로 위험이 낮아지고 있다는 사실이다. 깜짝 놀랄만한 숫자 100% 가까운 소독 효과가 관찰된 것이다.

　이것을 보면 하루에 10개피 정도의 담배를 피웠다라고 해도 매일 녹황색야채를 먹고 있다면 자궁경암의 위험은 조금도 높아지지 않는다는 사실이다. 연령적으로 40대, 50대의 아직 젊은 스타들이 근래들어 폐암이나, 심장병으로 쓰러져서 TV나 주간지에 떠들석하게 한다고 하는 것을 왕왕 보고 있는 일들이다.

　원인은 두말할 여지 없이 모두 담배 때문이다. 이럴 때마다 사람들은 「왜 젊은 나이에 죽었을까」라고 한탄하지만 역시 「심한 담배 흡연이 원인으로 카로틴이 체내에 적어진 것이 원인이다.」

　왜 연기를 멀리하고 좀 더 일찍 녹황색야채를 먹지 않았을까 브라운관 앞에서 그렇게 외치고 싶어지는 심정이라고 할 수가 있다. 담배, 술 뿐만 아니라 지방분, 곰팡이, 배기가스, 석면 그리고 자외선 인자에 둘러 쌓여 생활하고 있는 현재 카로틴으로 자신의 몸을 자위할 필요가 반드시 있을 것이다. 담배와 술을 하지 않는 사람이라고 한다 하더라도 "카로틴"은 불가결한 요소라고 할 수가 있다.

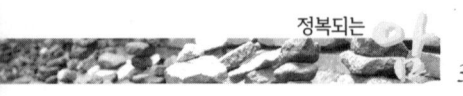
(10) 암 특성의 나라로 만들지 않으려면 어떻게 해야 하나!

매년 보건복지부나 국민건강보험공단이 실시하고 있는 국민 영양 조사에서는 임의로 선정된 세대에서 섭취하고 있는 음식의 양의 일정 방법으로 조사되어 그것에 근거를 해서 섭취영양소라고 하는 것을 계산해 내고 있다. 물론 한 가정을 대상으로 할 때는 개인 단위의 조사가 이루어짐은 두말할 여지가 없다라고 할 수가 있다. 이 조사 항목 중 하나로 연령 계급별 영양섭취량을 들 수가 있겠는 데 근래 들어 젊은 나이의 사람들일수록 이 녹황색야채를 덜 먹고 있다는 계산이 나타나 있다.

2001년 우리 나라 60대 사람들은 1일 924g의 녹황색야채를 섭취하고 있어서 1일 권장량의 가까운 섭취량 100g을 가까이 이루고 있으나 식생활 변천으로 그런지 20대, 30대 사람의 녹황색야채 섭취량은 기본 섭취량을 훨씬 못미치게 된다. 육류는 많이 소비되고 있는 반면에 녹황색야채는 많이 먹고 있지 않으니 우려되는 바가 없지 않다고 할 수가 있을 것이다.

근래 72세의 출판사 사장 한 분이 자신의 건강을 위해 체험한 "젊어지는 방법"을 공개하고 싶다면서 필자를 찾아온 일이 있었다. 이 분의 따님이 의사인데 어찌나 몸관리를 잘 했는지 그 건강도가 50대 못잖게 보여지고 있었다. 어떻게 그렇게 몸관리를 잘 하셨느냐고 질문을 하였더니 녹황색야채를 많이 먹

## 녹황색야채를 먹지 않으면 노화가 10년 빨라진다.

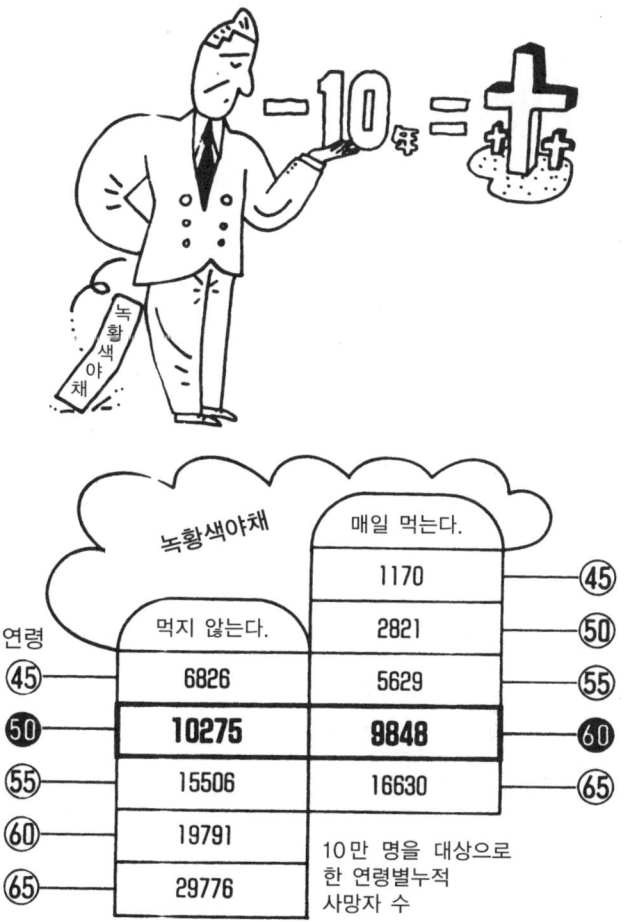

| 연령 | 녹황색야채 먹지 않는다. | 매일 먹는다. | |
|---|---|---|---|
| | | 1170 | 45 |
| | | 2821 | 50 |
| | 먹지 않는다. | 5629 | 55 |
| 45 | 6826 | | |
| **50** | **10275** | **9848** | **60** |
| 55 | 15506 | 16630 | 65 |
| 60 | 19791 | 10만 명을 대상으로 | |
| 65 | 29776 | 한 연령별누적 사망자 수 | |

녹황색야채를 먹지 않는 50세의 사망자 수는, 매일 먹는 60세
의 사망자 수와 거의 동일. 노화·사망 연령에 10년이나 차이가
생긴다.

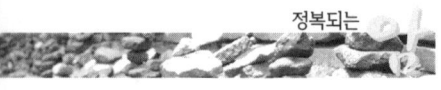

었으며, 하루도 거르지 않고 아침 일찍 뒷산을 올라 테니스도 치고 등산도 하는 결과가 그랬을 것이라며 계면쩍은 표정을 짓는 것을 본 적이 있었다.

현재 우리 나라 식생활 섭취 경향을 보면 육류는 많이 소비되고 있는 반면에 녹황색야채 소비가 떨어진다라고 하는 것은 참으로 우려가 아닐 수가 없었다. 요즘 40대, 50대에 한참 활발하게 살아야 할 나이의 사람이 돌연사 하게 되는 것은 결과적으로 이 녹황색야채 섭취 부족이 그 원인인 것이다.

영양학자들이 100g이라고 하는 그 반밖에 안 되는 50g이라고 한다라고 하면 이는 문제가 아닐 수가 없다. 이와 같은 통계의 숫자를 보면 현재 한국인의 젊은이의 건강을 염려하지 않을 수가 없게 되었다. 얼마나 빨리 노화하고 얼마나 빨리 요절할까 생각하면 등이 오싹해진다.

좀 과장되게 말한다고 하면 우리 국민의 건강 상태는 물론 「국력이 힘이다」라는 슬로건이 무색하다는 느낌이 없지 않다. 장래를 직시한 암예방을 위해서, 특히 젊은이에 대해서 녹황색야채를 적극적으로 섭취하도록 널리 홍보해야만 할 것이다. 우리 나라 5~60대는 가난 때문에 도시나 농촌할 것 없이 구황식품이라고 해서 녹황색야채를 많이 먹었다. 하기는 그 시절은 가난했기 때문이다. 몸관리 부족으로 수명연장은 짧았으나 체력면에 있어서는 훨씬 더 건강했었다.

그러나 현재는 어떤가? 의료관리는 훨씬 좋아졌으나 영양섭취의 잘못으로 노화는 물론 무서운 암이나 심장병과 같은 질병으로 불행을 겪는 일이 늘어난다고 할 수가 가 있다.

예를 들어 미국을 대표하는 기관인 전미 과학아카데미 국립 암연구소는 물론 암협회 등 선진 의학자들이 모두 목소리를 가다듬어 「젊은이들이여 녹황색야채를 먹어라!」라고 외치고 있는 것이다.

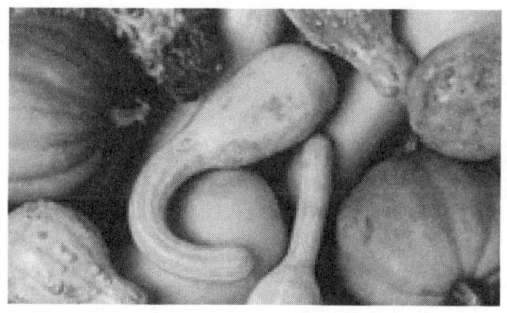

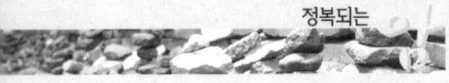

## 2. 지금부터 암은 예방할 수가 있다.

(1) 지금부터 먹기 시작을 해도 암은 예방할 수 있다.

우리 나라에서도 80년대 중반부터 각 보험회사에서는 암보험이라는 상품을 팔기 시작하였다. 암 환자가 갑자기 늘어나자 보험회사에서는 이를 상품화한 것이다. 암이 얼마나 무서우면 암을 전제하여 보험이란 상품을 내어 놓았을까? 이렇게까지 되자 중년 여성들도 자궁경암이나 유방암 계를 모으기 시작한 적도 있었다. 암이 자신은 물론 가정을 파괴한다라고 하는 사실을 깨달았기 때문이다.

1990년 초반 오스트레일리아의 아데레도에서 「영양과 암」이라고 하는 국제 세미나가 열린 적이 있었다. 여기서 「녹황색야채를 매일 먹고 있는 사람과 먹고 있지 않는 사람의 경우에서 폐암 이완률이 놀라운 정도로 다르다」라고 하는 결론이 발

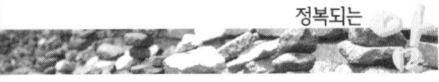

## 젊은 사람일수록 식생활이 위험하다.

연령계급

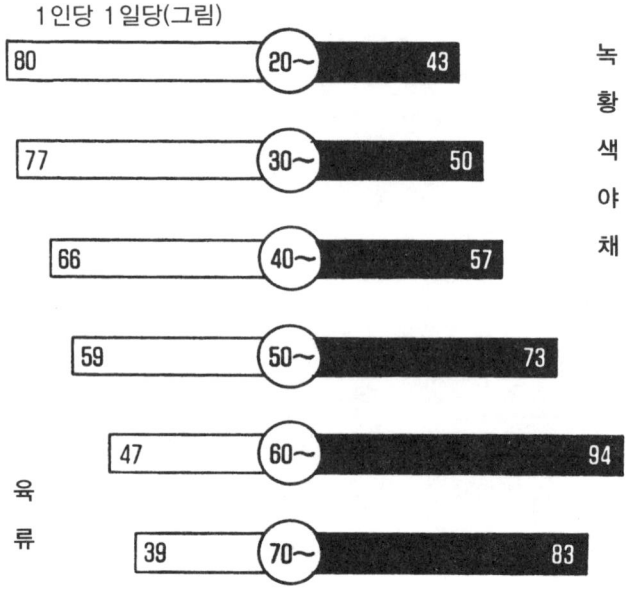

1인당 1일당(그림)

| | | | |
|---|---|---|---|
| 80 | 20~ | 43 | 녹황색야채 |
| 77 | 30~ | 50 | |
| 66 | 40~ | 57 | |
| 59 | 50~ | 73 | |
| 47 | 60~ | 94 | |
| 39 | 70~ | 83 | 육류 |

연령계급별로 살펴본 육류 · 녹황색야채의 1일당 섭취량. 젊은 세대일수록 녹황색야채를 섭취하지 않고, 육식에 편식하는 경향이 있다.

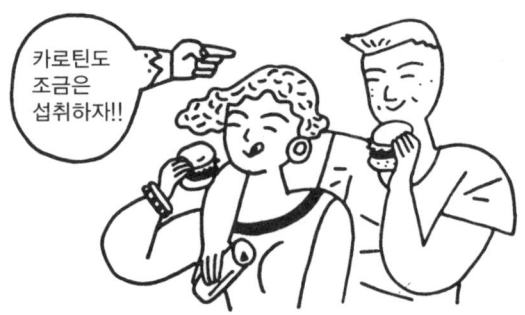

표되었다. 그리고 담배의 흡입양별, 녹황색야채의 섭취 빈도별과 폐암사망률을 계속해서 발표가 있어서 지금까지 출석자 대부분이 눈여겨 보고 있지 않았던 분야인 만큼 주목을 모아, 회장에 동요가 일어나서 상당한 센세이션을 불러 일으켰다.

이 때 암예방 연구에 관해서는 제1인자로 인정을 받고 있는 영국의 서(Sir) 칭호를 가진 리차드 돌 박사도 마침 참석을 하고 있었는데 이 이야기에는 한 마디도 놓치지 않으려고 계속해서 노력하고 있는 것을 본 바가 있다. 그리고는「그 녹황색야채란, 도대체 어떤 종류를 가르키는가?」라고 질문까지 하는 것이었다. 그래서 당근, 호박 등 모든 것이라는 설명을 듣고는 긍정적으로 인정하는 것이었다. 돌박사에게 있어서는 이 연구 발표가 암 효과라는 말에 대단히 충격적인 정보로 받아들였던 모양이다.

이 국제회의의 발표가 계기가 되어 90년대 이후는 카로틴 연구가 본격적으로 전 세계로 확산되기 시작을 하였으며, 특히 영국의 옥스포드 대학 등에서는 활발한 움직임이 불타 올랐다. 그 후 96년도 학회에서도 다시 이 문제가 대두되어 결론적으로「녹황색야채를 섭취하고 있으면 담배, 직업, 사회의 모든 계층, 육식 어느 것을 보정해도 그 효과는 입증된다」라고 하는 결론을 얻었다. 즉, 담배를 피우는 사람에게 있어서나 아니면, 직업에서나 아니면 어떤 사회 계층의 사람이라고 한다 해도 매일 녹황색야채를 먹고 있으면 암위험은 낮아지는 것이라는 결론에 도달하였다. 그 뿐만 아니라 녹황색야채는 성인

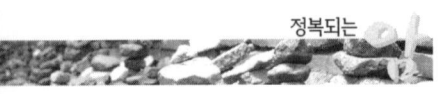

이 되어 먹기 시작을 해도 확실히 효과가 있다고 곁들이게 되었다.

이 때 제창된 것이 뽀빠이 프로젝트 — 뽀빠이라고 한다고 하면 파이프를 문 해병 뽀빠이를 연상해서였다. 평소는 극히 보통 평범한 남자이지만, 위급할 때 시금치 깡통을 먹어도 갑자기 힘이 불끈불끈하여 메가톤급 파워가 폭팔해진다. 이 만화의 원작자가 어느 정도 영양학적 지식을 갖고 있었는지는 모르겠으나 이런 비유적 그림을 그릴 수 있게 되는 시금치가 비밀이라고 하는 사실을 알고 있었던 것일 것이다. 우리 식탁에 종종 올라오는 시금치라고 하는 이 야채는 사실 식품학적으로는 녹황색야채 중 대표적인 하나인 것이다. 이 뽀빠이의 이미지를 빌어 녹황색야채의 효능을 일반인들에게 어필시키면 어떨까라는 생각도 든다.

사실 조상들은 일찍부터 우리에게 시금치라고 하는 야채를 먹으면 영양에 좋을 뿐만 아니라 건강에 좋다라고 하는 것을 일러준바 있다. 그러나 이것이 녹황색야채에 속하는가 하는 것은 우리는 몰랐다. 그리고 녹황색야채가 암에 유효하다는 사실은 더더욱 전혀 알지 못했던 것이다.

주부들도 식품에 좋다라고 하는 사실은 대부분 알아도 이것이 암예방에 유효하고 젊음을 유지하는 데 특이한 효험이 있다라는 것을 아는 사람은 별반 없었을 것이다. 아니 아는 주부들도 많았을 것이다. 즉 현대는 높은 교육열 수준으로 채소나 나물에 비타민 C가 몇 칼로리가 들어 있고, 빵에는 얼마, 멸치

에는 칼슘이 얼마라고 알고는 있다. 그리고 시금치에 녹황색
야채의 효능도 알고 있는 이도 많다. 하지만 실제로 알고 있는
것과 섭취하고 있는 것과는 다르다고 할 수가 있다. 별개이기
때문이다.

　신세대 주부인 20대, 30대 젊은 여성들은 녹황색야채에 관
하여 효용도 알고 있으나 실제로는 먹고 있지 않다고 하는 사
실이 많다. 이것이 문제인 것이다. 이 점은 암 예방을 위하여
누구나 크게 한 번 반성을 해야만 할 일일 것이다.


## (2) 암을 아랑곳하지 않는 능숙한 정보 기술

　우리는 때때로 물건을 사기 위해 장을 보러 가는 일이 있다.
백화점이나 할인 마트 혹은 재래시장으로 장을 보러 가게 된
다. 그 때마다 느끼는 점인데 야채라고 하는 것은 무겁고 부피
가 큰 것이기 때문에 쇼핑하기가 대단히 어려울 때가 있다. 하
기사 승용차로 간다고 하면야 물건은 그만이겠으나 손으로 직
접 나르는 일이 되면 거리가 멀면 상당히 불편하고 고생스럽
기 마련이다.

　이 점을 잘 아는 터라 장을 자주 보러 다니는 주부라면 처
음에는 간단한 고기나 생선을 사고 맨 나중에야 야채 가게로
가서 야채를 사서 장바구니로 담아오게 된다. 이렇다보니 무

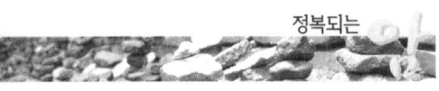

겁다라는 생각에서 야채만은 가까운 슈퍼에서 산다는 것이 되기가 쉽다. 때로는 성가시다는 생각 때문에 시장에 가는 일을 아예 단념해버리는 경우가 종종 있다. 그러다보니 결국에는 녹황색야채가 식탁 위에 오르지 않게 된다.

그러나 앞으로는 주부라면 가족의 건강을 위해서 명심하여 장보기하는 방법을 기억해야만 할 일이 있는데 그것은 슈퍼나 가게에 들어간다고 하면 우선 야채 매장에 가서 제일 먼저 야채를 산다고 하는 것을 잊어서는 안 된다고 강조하고 싶다. 한마디로 야채 가게부터 들러야 하는 것을 명심하라고 충고하고 싶다. 그리고 다음으로는 야채가 건강상 얼마나 유효한가를 따져 종류를 택하는 것도 중요하다.

호박이나 당근, 시금치 같은 녹황색야채에는 중요한 영양이 얼마나 들어 있는가하는 것부터 생각한 후에 물건을 고르고 값을 치루도록 해야만 할 것이다. 이것은 파블로프의 조건반사이다. 이러한 습관이 몸에 베이면 완패턴(One Pattern: 항상 정해져 있다는 말)되지 않도록 해야만 한다.

그리고 녹황색야채를 구입해 와서는 한 가지 품목으로 식탁을 만들지 말고 오늘은 이것 내일은 저것하는 식으로 반찬이 입에 물려 먹기를 거절하도록 하지 말아야만 한다.

야구에서 투수 로테이션과 같이 오늘은 브로콜리", 내일은 "호박", 모래는 "시금치" 그 다음은 브로콜리(Brocoli: 양배추 품종의 일종)라는 식으로 쉴새 없이 번갈아 여러 가지 종류의 녹황색야채를 골고루 맛보고 취하도록 식단을 짜야만 한다.

다만 당근은 포수(手)이기 때문에 매일 섭취한다고 하는 식으로 다양한 식생활이 필요할 것이다. 언뜻 우리가 살아 있는 한 함께 가야만 할 인생의 파트너로 실증을 내지 않고 함께 갈 수 있는 연구를 해야만 할 것이다.

수용성 비타민 C의 경우 한꺼번에 대량을 섭취해도 필요이상의 영양소는 소변 등을 통해서 채외로 배출되어 버리게 된다. 한편 카로틴은 지용성이기 때문에 일정기간 체내에 축척된다는 이점을 갖고 있다. 하루 걸러 혹은 수일 걸러 섭취를 해도 별반 지장이 없다. 즉 한꺼번에 많이 먹어도 별반 지장이 없다는 것이다. 그러므로 과잉섭취에 대해서 별반 지장없다고 할 수가 있다. 그렇다고 해서 안심해버린다고 하면 안 된다. 역시 하루 분의 양만큼이나 정확하게 걸르지 않고 먹는 것이 좋다고 할 수가 있으며 이와 같은 습관을 길들이는 것이 현명하다.

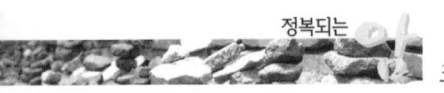

## (3) 카로틴 섭취의 최선의 방법

그렇다면 우리는 한 사람이 하루 어느 정도의 야채를 섭취하면 좋을 것일까?

지금 현재의 영양 학자들은 1인 1일당 300g의 야채를 섭취하고, 그 중 적어도 100g은 녹황색야채를 섭취하라고 주장하고 있다. 비타민 A보급이라면 그것으로도 충분하겠지만, 암을 예방하기 위해서는 동물실험이나 인간에 대한 관찰 결과 분명하듯이 적어도 하루에 5mg은 필요하다. 가능하면 15mg의 카로틴이 필요하다.

15mg은 물론 5mg이라는 수치라도, 100g의 녹황색야채에서는 전부가 당근이라면 모를까, 좀체로 완전히 공급할 수는 없다. 100g라는 수치는 어디까지나 최저량이라고 할 수가 있다. 본인은 오히려 300g의 채소 중에서 녹황색야채를 200g, 나머지 100g 담색야채(淡色野菜)로 한다고 하는 배합이 더 낫지 않을까 생각하고 있다.

녹황색야채라고 하는 것은 가식 부분(먹을 수 있는 부분) 100g당 600마이크로그램(0.6mg) 이상의 카로틴을 함유하고 있는 야채를 말한다. 토마토나 망과 같은 야채류는 실제 600마이크로그램 이하의 카로틴 함유량이지만, 영양이나 반 인식도를 배려해서 과학 기술청의 「4정 한국식품성분표」에서는 녹황색야채도 정하고 있는 것 같다. 그렇다면 구체적으로 카로

## 어떤 야채로부터 카로틴을 섭취해야 좋은가?

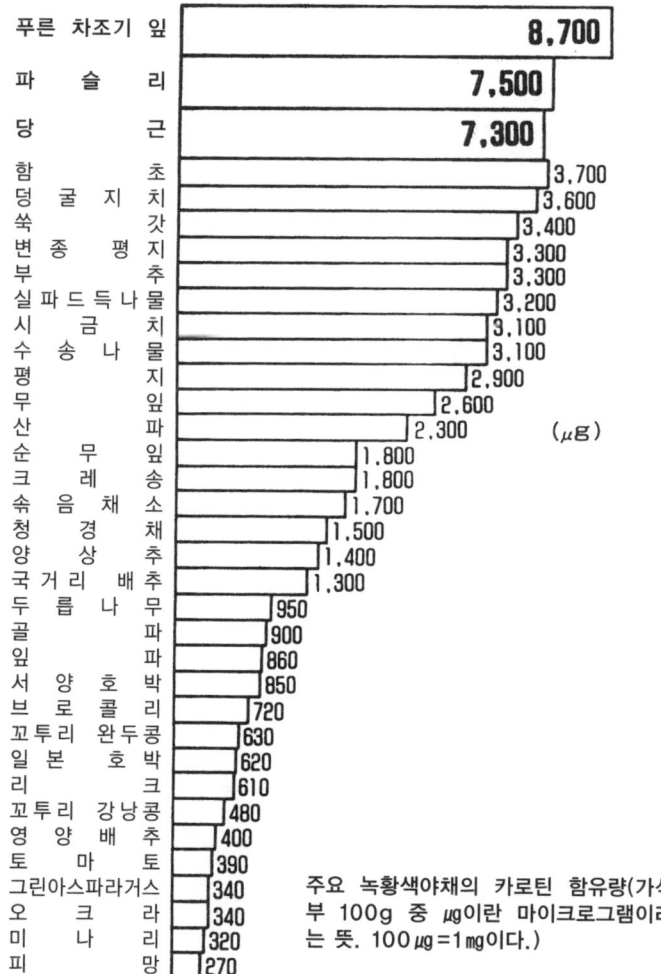

| 야채 | 함유량 |
|---|---|
| 푸른 차조기 잎 | 8,700 |
| 파 슬 리 | 7,500 |
| 당 근 | 7,300 |
| 함 초 | 3,700 |
| 덩 굴 지 치 | 3,600 |
| 쑥 갓 | 3,400 |
| 변 종 평 지 | 3,300 |
| 부 추 | 3,300 |
| 실 파 드 득 나 물 | 3,200 |
| 시 금 치 | 3,100 |
| 수 송 나 물 | 3,100 |
| 평 지 | 2,900 |
| 무 잎 | 2,600 |
| 산 파 | 2,300 |
| 순 무 잎 | 1,800 |
| 크 레 송 | 1,800 |
| 쑥 갓 채 소 | 1,700 |
| 청 경 채 | 1,500 |
| 양 상 추 | 1,400 |
| 국 거 리 배 추 | 1,300 |
| 두 릅 나 무 | 950 |
| 골 파 | 900 |
| 잎 파 | 860 |
| 서 양 호 박 | 850 |
| 브 로 콜 리 | 720 |
| 꼬투리 완두콩 | 630 |
| 일 본 호 박 | 620 |
| 리 크 | 610 |
| 꼬투리 강낭콩 | 480 |
| 영 양 배 추 | 400 |
| 토 마 토 | 390 |
| 그린아스파라거스 | 340 |
| 오 크 라 | 340 |
| 미 나 리 | 320 |
| 피 망 | 270 |

(㎍)

주요 녹황색야채의 카로틴 함유량(가식부 100g 중 ㎍이란 마이크로그램이라는 뜻. 100㎍＝1㎎이다.)

주요 녹황색야채의 가식부 100g 중에 함유되는 카로틴 양. 간단히 100g 이상 섭취할 수 있는 식품 중에서는 당근이 단연 톱

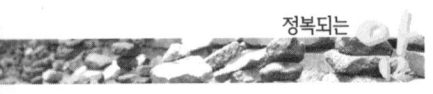

틴이 어떤 야채에 함유되어 있는 것일까?

푸른 차조기 잎이나 파슬리(Parsely) 등을 하루에 100g 나 먹는다고 하는 것은 일반적인 보통의 식생활에서는 상상도 할 수가 없는 일이다.

일반적으로 실용성을 생각하면 첫째 당근, 그리고 시금치, 호박 또한 계절은 한정되지만 쑥갓 등이 녹황색야채로서는 베스트 식품이라고 할 수가 있을 것이다.

특히 당근, 하루 카로틴 150g 을 섭취하는 경우의 기준량은, 당근의 경우는 200g 이다. 보통 크기의 당근은 약 200g 이기 때문에 「1 일 당근 1 개」 이것을 세 끼에 나누어서 먹는다는 것이 정상이라고 할 수가 있겠다. 그것을 달성할 수가 있으면 적절히 카로틴을 섭취할 수가 있는 것이다. 당근 뿐만 아니라 호박, 브로콜리(brocoli: 양배추의 일종) 시금치, 그리고 피망 등도 먹으면 당근의 양을 줄여도 카로틴 15mg 를 섭취할 수 있게 된다.

그러나 의외로 경시당하고 있는 것은 파슬리, 샐러드나 샌드위치의 덤으로서밖에 취급되지 않는 경우가 많은 것 같은데 이런 카로틴의 보고인 녹황색야채를 가볍게 취급한다라고 하는 것은 안타까울 뿐이다.

필자의 경우는 식당이나 아니면 파티장에 가면 샌드위치를 담은 접시에 슬쓸하게 남겨져 있는 파슬리를 곁들여서 먹기를 좋아한다. 이런 파슬리도 그렇지만 푸른 차조기의 잎 등은 매우 기르기 쉬운 녹황색야채이므로, 마당 한 구석이나 뒤 울안

채마밭을 일구어 작은 채소 밭에서 재배하여 상비하도록 권하고 싶다.

## (4) 미국에서 화제가 된 당근 회의

　최근 미영화에서 상급관리직이 회의를 하는 장소에 흔히 당근 스틱이 도구로 쓰이는 장면을 보았을 것이다. 고급 테이블 위에 상당히 멋진 잔이 놓여 있고, 그 안에 몇 개인가의 당근 스틱이 준비가 되어 있어서 담배를 피우거나 아니면 커피를 마시는 대신에 이 당근을 먹고 있는 장면을 본 분도 있을 것이다. 우리 나라에서는 아직 본 일은 없으나 이웃 일본 NHK TV에서 방영된 카로틴 특집 프로라는 것이 있어서 본 일이 있었다.

　실제로 미국의 상급 관리직 회의장에서는 "당근회의"라고 하여 즐겨 열고 있음을 볼 수가 있다. 담배를 피우거나 커피를 마시는 대신 이 당근을 옆에 두고 먹으면서 회의를 하는데 이것은 입의 심심함을 막고 건강에도 좋다는 일거양득 때문이라고 한다. 몸에 좋은 줄 알고 있으면 곧 실천해야만 하는 것이 옳바른 일이다. 아무리 많이 알고 있어도 실천하지 않으면 아무것도 소용이 없는 일이다.

　당근 스틱이라고 하면 만드는 방법도 그리 어렵지가 않다.

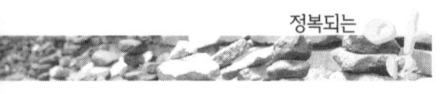

생뿌리 당근을 1cm 정도의 스틱 모양으로 잘라놓기만 하면 되기 때문에 매우 쉽다라고 할 수가 있다. 어느 가정의 여러분들께서도 오늘부터라도 실천해 보시기를 바란다.

다행스럽게도 요즘에는 글로벌한 규모로, 인간의 건강에 정면으로 몰두하려는 건강붐이 한창 일고 있다. 그러므로 가장 두렵고 무섭다고 하는 암 질환을 예방하기 위해서도 이같은 당근 식이요법 같은 것을 이용하는 것은 매우 현명한 처사라고 할 수가 있다. 공직자나 아니면 사원 회의에 있어서 이와같이 당근을 먹으면서 주최하는 것은 상당히 멋진 감이 아니랴 싶다.

### (5) 어린이도 먹을 수가 있는 녹황색야채 조리법

필자가 처음 미국에 갔을 때 우선 놀란 것은 호박파이가 식사후 디저트로 나온다고 하는 일에 우리와는 문화가 조금 다르다는 것에 놀랐다. 사과나 배 혹은 포도 오렌지와 같은 과일 디저트가 우리에게는 보편화 되어 있는데 이들은 호박을 디저트화했다는 사실은 예전부터 녹황색야채가 몸에 좋다라는 사실을 알고 실천하고 있는 것 같다.

하기야 과일들도 각종 비타민 C가 듬뿍 들어 있지 않는 것은 없겠으나 호박을 디저트화했다는 것은 순전히 호박이 녹황

## 카로틴은 어떻게 조리해도 괜찮다!

조리시간(분)　　　　　　　　　　카로틴의 양 mcg/100mg

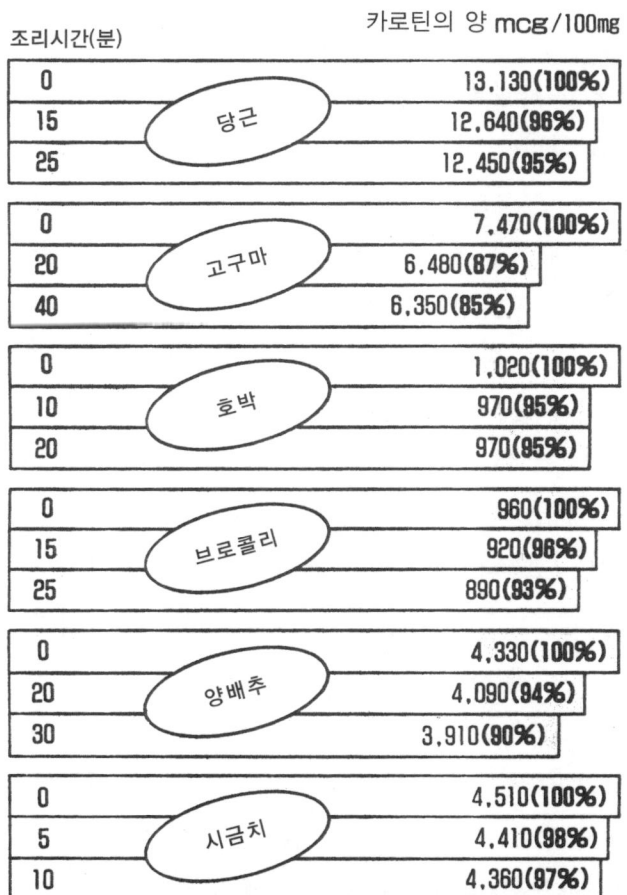

| 조리시간(분) | 야채 | 카로틴의 양 |
|---|---|---|
| 0 | 당근 | 13,130(100%) |
| 15 | | 12,640(96%) |
| 25 | | 12,450(95%) |
| 0 | 고구마 | 7,470(100%) |
| 20 | | 6,480(87%) |
| 40 | | 6,350(85%) |
| 0 | 호박 | 1,020(100%) |
| 10 | | 970(95%) |
| 20 | | 970(95%) |
| 0 | 브로콜리 | 960(100%) |
| 15 | | 920(96%) |
| 25 | | 890(93%) |
| 0 | 양배추 | 4,330(100%) |
| 20 | | 4,090(94%) |
| 30 | | 3,910(90%) |
| 0 | 시금치 | 4,510(100%) |
| 5 | | 4,410(98%) |
| 10 | | 4,360(97%) |

주: ( )은 조리시간 0분을 100%라고 했을 경우의 퍼센트.
　　소수점 이하는 반올림으로 계산.

카로틴을 함유하는 야채의 조리(가열) 시간별로 살펴본 잔유 카로틴 양의
변화, 가열해도 카로틴은 거의 파괴되지 않는다.

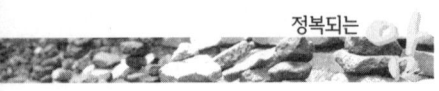

색야채로 특히 노화나 암예방에 좋다는 결론에서 내놓게 된 것일 것이다. 물론 현재도 호박파이는 식후 디저트로서 지금은 보편화 되어 있다. 이런 영양학적면이나 의학적인 면에서 유효하다는 사실을 너무 잘 알고 있는 본인에게는 감탄함을 금할길이 없었다.

우리 나라에서는 아직 호박이 녹황색야채이기 때문에 꼭 식후 디저트의 메뉴 중 하나로 꼭 넣기로 당부하고 싶다. 물론 당근 파이나 시금치를 이용한 파이라도 좋다. 그리스 요리점에서는 기가 막힐 정도로 맛있는 시금치(Spinach)파이가 있다는 이야기를 들은바 있다.

본인은 한 번도 먹어 본 일은 없으나 그리스 유학생으로부터 들었던 말이다. 이처럼 우리에게는 일생의 파트너인 녹황색야채의 조리법을 연구해서 즐겁게 먹으면서 살아보면 어떨까 싶다. 덧붙혀 말하면 호박은 크로켓(croquette: 감자를 으깨어 다진 고기를 섞고 빵가루를 입혀 둥굴게 뭉친 과자)로 만들어 먹어도 맛이 있다. 또 삶은 호박을 고운체로 걸러서 볶은 양파와 간고기를 넣고 섞어 소금과 후추를 뿌려서 약간 가루옷을 입혀 튀기기만 하면 완성이다. 이것이 이외로 맛이 있다.

녹황색야채를 살펴보면 일부를 제외하고는 날것으로는 먹기가 힘들다는 것이 많다고 하는 것을 깨달았을 것이다. 삼거나 볶거나 가열하여 조리를 해서 먹어야만 하는 것인데 이것을 지나치게 가열해버리면 녹황색이 파괴되고 만다. 그래서 여기서 조리의 원칙을 소개해 보면

▶ 날로 먹어서 좋은 것은 날로 먹는다. 즉 당근이나 푸른 차조기 등 날로 먹을 수가 있는 것
▶ 카로틴은 내열성(耐熱性) ─ 녹황색야채의 대부분은 이른바 온야채(溫野菜)이다.

다시 말하면 가열해서 먹는 것이 보통이기 때문에 볶거나 굽거나 삶아서 먹게 되는데 물론 그것으로 괜찮다. 열을 가하면 비타민 C와는 달라서, 카로틴은 내열성인 것이 장점인 것이다. 열을 가해서도 효과는 별반 변하지 않는다고 하는 점이다.

이 점을 감안하여 전통식, 양식, 중화식 할 것 없이 요리는 맛있게 먹는데 주안점을 둔다고 하면 얼마든지 만들어 먹을 수가 있을 것이다.

참고로 덧붙이면 시금치를 3분간 삶았을 때의 비타민 C의 잔존율은 48퍼센트인데 카로틴은 무려 90퍼센트 이상이다. 가열 후에 시금치를 재빨리 씻어서 그대로 헝겊에 싸서 렌지에서 가열을 한 후, 곧 물에 헹구면 간단하게 나물 무침이 된다. 이런 방법으로 해서 먹으면 많이 먹을 수가 있을 것이다.

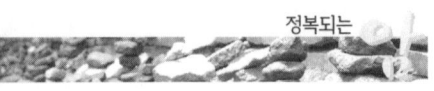

## (6) 카로틴은 지용성(脂溶性)이다.

카로틴은 지용성이다. 즉, 기름에 녹아서 흡수된다라고 하는 특성을 가지고 있어서 흡수율을 생각한다면 기름과 같이 조리 하는 방법은 오히려 권장할만하다고 할 수가 있다. 녹황색야채를 적당한 크기로 썰어서 기름에 재빨리 볶아서 먹으면 된다.

여기에 주의점으로는 기름을 잘 데워야만 한다는 것이다. 조리 시간이 짧을수록 맛과 색깔도 좋다. 시금치를 베이컨 처럼 볶는다라는 것도 카로틴 효과를 생각하면 권장할 수가 있는 조리법이라고 할 수 있겠다. 날 것 그대로라면 부피가 큰 녹황색야채도 볶거나 삶거나 함으로써 부피도 줄고, 한꺼번에 섭취할 수가 있는 양이 자연스럽게 늘어난다라고 할 수가 있다. 1일 15mg의 필요량을 달성시키기 위해서도 가열은 합리적이라고 할 수가 있다.

특히나 어린아이들 중에서는 당근을 싫어하는 아이가 많아서, 어머니들 중에는 당근을 갈아서 케익을 만들어 먹게 하거나 아니면, 잘게 썰어서 눈에 띄지 않도록 하여 다른 것에 섞어 숨기는 등 별별 요령을 다하느라 그 고충이 이만저만이 아니다. 그 뿐만 아니라 당근, 호박 시금치는 죽어도 먹지 않겠다고 싫어하는 사람도 많다. 이럴 때에는 해초류(海草類)를 대신 먹도록 한다.

## 의외로 알려져 있지 않은 해초의 카로틴!

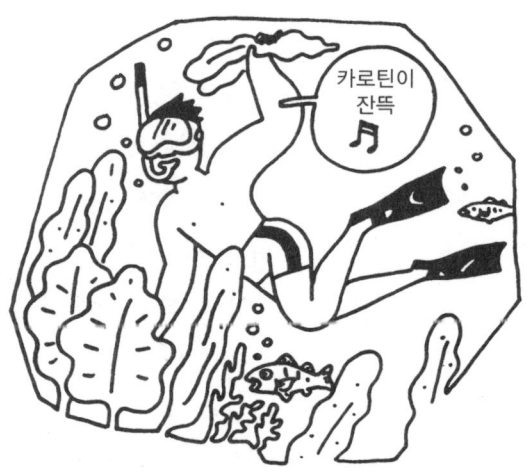

| (가식부 100g 중)IU · 국제단위 | 카로틴<br>(µg) | A효력<br>(IU) |
|---|---|---|
| 파 래 ( 그 늘 에  말 린   것 ) | 22,000 | 12,000 |
| 홍조류의  바 닷 말(말린  김) | 25,000 | 14,000 |
| 돌 김 ( 말 린   돌 김 ) | 22,000 | 12,000 |
| 바 닷 김 ( 말 린  바 닷 김 ) | 6,700 | 3,200 |
| 다시마(실다시마, 그늘에서 말린 것 | 1,800 | 1,000 |
| 참                        김 | 3,800 | 2,100 |
| 우 뭇 가 사 리 ( 날    것 ) | 3,000 | 1,700 |
| 파 래 ( 말 린   파 래 ) | 4,000 | 2,200 |
| 큰            실         말 | 3,700 | 2,100 |
| 미 역 ( 염 장   미 역 ) | 8,700 | 4,800 |

해조류 속에 함유되어 있는 카로틴 양과 비타민 A 효력 · 카로틴은 녹황색 야채 뿐만 아니라 해조 중에도 많이 함유되어 있다.

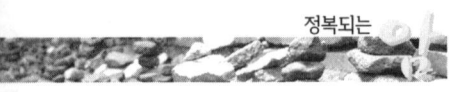
　해초류하면 알겠지만 파래, 다시마, 미역 같은 바다에서 나는 해초류에는 많은 카로틴이 함유되어 있다는 사실을 아는 사람은 알고 있다. 이 중에서도 미역은 해초류 가운데에서는 가로틴이 가장 많이 들어 있다. 된장국, 초무침, 샐러드와 같은 조리법으로 반드시 근거법을 익혀서 식탁에 올리도록 해야만 할 것이다. 샐러드의 한 예이겠으나 미역과 양파 그리고 스라이스를 얼버무려 샐러드를 만들어 먹는 것은 아주 이상적이라고 할 수가 있겠다. 그 위에 약간의 식초를 감미하면 한껏 구미력를 돋게할 수 있을 것이다.

　최근 전 세계에서 일고 있는 카로틴 붐의 영향으로 이 해초류가 각국에서 재평가를 받고 있다고 한다. 우리 조상들은 일찍부터 해초류를 많이 먹어 왔다. 미역국이라는 것도 옥토가리의 보충에도 의미가 크겠으나 따지고 보면 녹황색 영양의 보충에 의미가 있는 것이다. 그런 의미서도 녹황색야채를 즐기지 못하는 사람이 있다면 대신으로라도 이 해초류를 많이 먹는 것이 좋다고 할 수가 있겠다.

## (7) 고기나 생선을 가장 잘 먹는 방법은 어떻게 먹을까?

지방질을 과잉 섭취하게 되면 비만, 동맥경화 등을 불러일으키게 되며 그리고 당뇨병, 뇌경색 등과 같은 성인병의 원인이 된다고 하는 사실은 누구나 다 잘 알고 있는 사실이다.

이 지방분을 듬뿍 함유하고 있는 고기를 즐기는 사람들에게는 건강의 큰 적이 될 수도 있다. 그렇다고 해서 육식 때문에 건강을 해친 사람들 뿐이라는 사례는 그나시 많이 들어본 적은 없다.

서양사람들은 고기를 잘 먹는 대신에 녹황색야채도 확실하게 많이 섭취하고 있다. 지방은 분명하게 동맥경화를 일으킨다. 그 메커니즘을 간단하게 소개하기 전에 먼저 알아 두어야만 할 것은 지방질에 대한 성질이라고 할 수가 있다.

지방이라고 한다라고 해도 포화지방(飽和脂肪)과 단불포화지방(單不飽和脂肪) 그리고 다불포화지방(多不飽和脂肪)인 세 종류로 나뉘어져 있다. 이 세 가지는 각각 성질이 다르며, 그 중에서도 동맥경화증 등을 일으켜서 우리들의 건강을 해치는 대적이라 할 수가 있는 지방은 포화지방이다.

포화지방은 동물성지방이라고 해서 평상 온도에서는 고체로 되어 있지만 이것을 가열하면 녹아서 액체가 된다라고 하는 특색이 있다. 참고로, 불포화지방은 생선살이나 식물류에 많이 함유되어 있다. 평시 온도나 아니면 가열을 해도 액체상

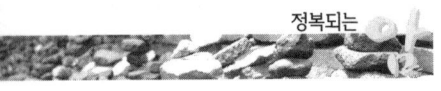
태 그것은 그대로이다. 아무튼 주의해야만 할 일은 지방 중에
서도 동물지방, 즉 포화지방을 조심하지 않으면 안 된다. 포화
지방을 과잉 섭취하게 되면 콜레스테롤이 다량 발생해서 혈관
에 부착하게 된다. 그래서 혈류에 지장을 초래할 뿐만 아니라
혈액순환을 방해하여 동맥경화를 일으키게 된다.

사실은 이 콜레스테롤이 부착될 때의 유인이 앞서도 종종
등장했던 활성산소라고 할 수가 있다. 이 활성산소는 이곳에
서도 나쁜 짓을 하게 된다. 활성화산소 이것은 지방산을 산화
시켜서 과산화지질을 만들게 한다.

이같은 과산화지질은 세포막을 한순간에 파괴를 일삼는 강
력한 독성을 갖고 있다. 그러므로 이 과산화지질은 혈관 속의
세포를 침윤해서, 기관 내부에 상처을 내게 한다. 이것이 문제
라면 문제라고 할 수가 있다. 상처가 나면 이 상처에 혈액 중
의 혈소판이 부착하여서 이윽고 혈관을 막아서 우리가 두려워
하는 뇌경색이나 아니면 심근경색증을 일으키는 것이다. 이
얼마나 무서운 일인가.

혈관에 일단 상처가 생기면 이 작은 상처를 통해서 콜레스
테롤이나 아니면 중성지방이 혈관 벽에 침윤해 들어간다는 것
이다. 이런 상태에 이르게 되면 혈관은 이미 낡아서 탄력성을
잃어버린 고무 호스와 같이 된다.

한 마디로 말하면 PVC 호스와 같이 뻣뻣해진다는 것이다.
혈관은 어디까지나 탄력성이 있고 부들부들해야 혈류가 잘 흐
르게 되는데 그렇지 못하다면 혈관에 이상이 초래되기 마련인

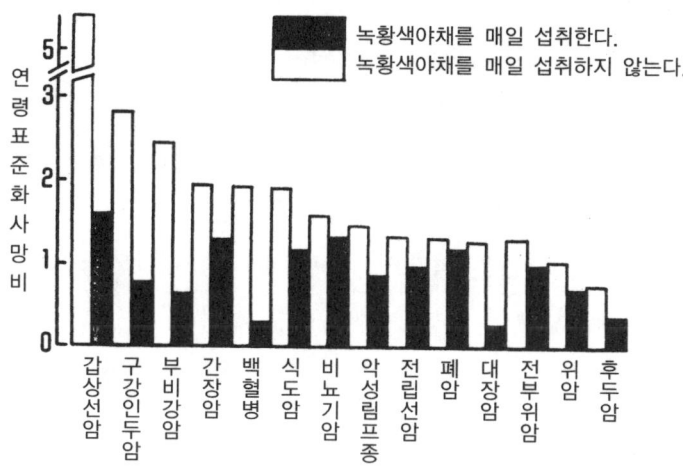

## 왜 육식파일수록 녹황색야채가 필요한가?

■ 녹황색야채를 매일 섭취한다.
□ 녹황색야채를 매일 섭취하지 않는다.

육류를 매일 섭취하고 있는 사람을 대상으로 한 녹황색야채 섭취 빈도별의 각 부위별 암의 연령표준화 사망비

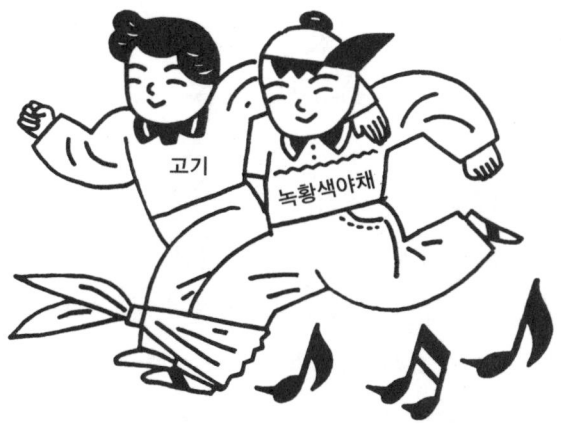

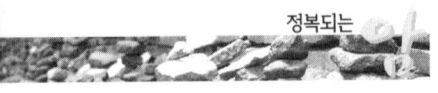

것이다. 터지느냐 마느냐에 있는 것이다.

　그러므로 이와 같이 되지 않게 하기 위해서는 활성화산소의 작용을 억제화하면 되는 것이다. 이렇게 되면 드디어 녹황색 야채 카로틴이 나서야만 할 차례이다. 한 마디로 고기라는 육류는 이것을 단독으로 먹으면 확실히 건강상 해로운 바람직하지 않는 악이 된다. 하지만 녹황색야채인 카로틴을 섭취해서 활성산소의 작용을 억제시키기만 한다면 이 「악동」이라고 손가락질 받던 놈이 「보통 아이」로 거쳐서 단숨에 「착한 아이」가 되어버리는 이치와 같아서 참으로 불가사이한 일이 된다고 할 수가 있다.

　요즘 우리 나라의 청소년도 밥 대신에 빵이나 군것질을 많이 하는 쪽으로 닮아가고 있다. 이 때문에 쌀 소비량이 줄어들어 5000년 역사로 농본국으로 지켜온 이 나라가 농민의 경제가 도탄에 처해 있다. 농(農)은 천하지대본이라고 하던 말이 무색하게 되었기 때문이다. 쌀로 먹는 밥보다는 빵이나 햄버거로 입맛이 바뀌어 가기 때문이다. 알다시피 햄버거 속에는 다진 고기가 듬뿍 들어 있다.

　그러나 문제는 여기에 있다. 햄버거를 만들 때에 달려 있다고 보는데 고기보다는 양파 다진 것 뿐만 아니라 당근 시금치 같은 것을 많이 먹도록 해야만 한다. 녹황색야채를 반드시 많이 먹어야만 하기 때문이다. 「매일 육식으로 녹황색야채를 먹지 않는 사람」의 사망비는 다른 사람들에 비한다라고 한다면 압도적으로 높다라고 하는 통계수치는 앞에서 여러 차례 설명한 바가 있다.

이와는 반대로 「매일 육식은 하고 있어도 녹황색야채를 많이 먹고 있다」는 사람은 「육식은 하지 않지만, 녹황색야채를 별로 먹지 않는 사람」 보다는 전체적으로 사망비가 낮아진다 라고 하는 사실이다. 같은 기름이라고 한다고 해도 참기름 보다는 고기를 먹고 그 다음에 녹황색야채도 먹는다면 건강에 확실히 좋다는 결과가 나와 있다.

그러고보면 생(生)이란 참으로 중용(中庸)의 삶이 필요하다고 느껴지는 바가 많다. 없어도 좋지 않고 너무 많아도 좋지 않으며 꼭 필요한 양만큼 취하고 살수만 있다면 이것이 가장 건강을 유지한다는 방편이 된다는 의미라고 할 것이다. 포화지방이 성인에게는 좋지 않다고 할지 몰라도 또 전혀 없어서는 안 되는 것이 이 지방이다. 그래서 이를 용해하고 보충하는 녹황색야채를 함께 한다면 가장 이상적 체질을 만들 수 있고 건강할 수가 있다는 것이다.

구미인이라고 하는 서양사람들은 고기를 많이 먹고 포화지방을 듬뿍 받아들이지만 그것도 건강이나 수명에 이상이 없다는 것은 두말할 것 없이 녹황색야채 때문인 것이다.

이와 같은 사실은 이들의 파티장에 참석해 보거나 아니면 그들의 가정을 방문해 식탁의 자리를 보면 곧 알 수가 있는 것이다. 육식을 잔뜩 먹기는 하지만 야채도 확실하게 많이 먹고 있다라고 하는 사실이다.

그리고 사소한 것 같으나 식후에는 과일도 먹지만 카로틴이

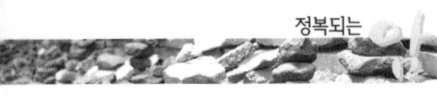

듬뿍 들어 있는 호박파이 같은 것을 먹어 지방질을 용해하거나 상성시켜 건강에 이상이 없게 하고 있다. 이런 것이 모두 과학적이라고 아니할 수가 없다.

다시 말하면 카로틴을 충분하게 섭취하고 있으면 과산화지질의 해도 억제할 수가 있다고 하는 사실인 것이다. 더구나 식물류나 생선기름이라는 불포지방의 경우라고 한다손치더라도 장시간 공기에 노출되거나 아니면 고온에 계속 가열하거나 하면 산화하기가 쉬워 과산화지질이 생길 위험성도 없지 않다고 하는 사실인 것이다. 그러므로 요리의 조리 과정에 있어서는 지켜야만 할 일은

---

★ 오래된 식용유는 반드시 사용하지 말 것이며,

★ 생선 역시 싱싱한 것을 먹어야 하며

★ 생선요리나 식물류를 사용해 만든 요리를 먹는다라고 할 때라 하더라도 녹황색야채를 함께 듬뿍 섭취할 것을 당부하고 싶다.

## (8) 이것으로 독신생활도 걱정할 것이 없다!

독신자이거나 아니면 혼자 부임장에 가 있는 경우 아무래도 밖에 나가 식사를 하는 경우가 많다. 집에 들어간다 하더라도 반찬이 마땅찮고 귀찮아서 외식을 많이 하게 된다.

아니 극히 평범한 비지니스맨이라고 한다 하는 경우도 격무에 쫓기기 일상이므로 가솔과 느긋하게 둘러 앉아 식사를 할 시간이 그리 많지 않다. 다시 말하면 주말이니 일요일이 거우일 것이다. 그런 생활이므로 다시 한 번 식당, 레스토랑, 술집 등의 메뉴를 꼼꼼이 살펴볼 필요가 있다. 그러므로 패스트 푸드의 메뉴, 싸간 도시락의 반찬 등을 꼭 점검해 볼 필요성이 있을 것이다.

전반적으로 외식 메뉴의 공통 사항으로서 값이 비싸거나 보기에만 그럴듯하게 좋게 보이나 이런 식단 속을 자세하게 들여다보면 녹황색야채에 대해서는 상당히 절망적인 경우가 많다. 특히나 여행을 하다 고속도로 휴게소에 내려 식사를 하다보면 야채에 관해서는 절망적이라고 할 수가 있다. 겨우 단무지 몇 조각 저린 김치 몇 점 이것이 과연 영양가의 몇 %가 될 것인가 하는 의문점이 생겨나기 마련인 것이다. 잘된 차림표라 하더라도 나오는 식탁은 형편 없는 것이다. 간혹 운이 좋으면 당근, 파슬리, 푸른 잎의 야채 등이 들어 있는 것을 전부 먹었다고 하더라도 카로틴 15mg의 평균은 커녕 1일 5mg의 최

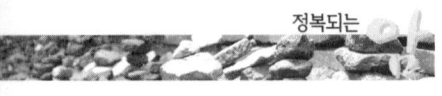

저 평균도 도저히 달성시킬 수가 없다. 이런 곳에 문제가 있다고 할 수가 있을 것이다.

아침에는 빵 몇 조각과 커피, 점심은 싸간 도시락과 같은 메뉴로 끝내고 하는 사람이 있다고 가정한다면, 이것은 특히 녹황색야채에 관해 뭔가 유효한 수단을 강구하지 않으면 노화방지도 암 예방도 거의 불가능하다고 단언해도 그리 큰 실언은 아닐 것이다.

그렇다면 「당근주스 등은 어떨까?」라는 질문을 많이 받고 있다. 아침마다 생당근 갈아서 마시고 있기 때문일 것이다. 하지만 전혀 섭취하지 않는 것보다는 낫지만 주스라고 해도 윗물만 마시면 식이섬유 등을 섭취할 수 없게 되어 손해라고 할 수가 있다.

어디까지나 한 가지의 섭취법으로 그쳐두고 조리를 한 녹황색야채 그 자체를 먹는 것을 원칙으로 해야만 좋다. 다시 말해서 당근 그 자체를 그대로 씹어 먹거나 아니면 조리한 그대로 먹는 것이 좋다고 할 수가 있다. 외식에서 녹황색야채가 적은 까닭은 우선 조리에 시간이 든다. 또한 계절 변동이 있어서, 가격이 올랐다 내렸다 해서 안정된 구입을 할 수가 없다고 하는 것이 첫째 원인이 될 수가 있다. 게다가 녹황색야채는 가열하면 부피가 줄어든다. 힘들게 시간을 들여서 볼륨이 없어지면 볼품도 없어서 장사가 잘 안 된다는 것이다.

외식 메뉴를 체크해 보면 알 수 있다고 생각을 하는데 레터스나 양배추와 같은 담색야채가 외식메뉴로 흔히 사용되고 있다. 그런 종류의 야채는 씻어서 썰기만 하면 되고 양적으로도 훌륭하며 구입도 안정되어 있어서 매우 사용하기가 편리하다. 장사를 하고 있는 이상 적당한 이익을 추구해야만 하기 때문에 제반 사정을 고려하면 외식 산업의 메뉴를 생각하는 사람에게 녹황색야채를 갖추라고 요구하기는 어려운 점이 있지만 좀 더 많은 연구를 바라고 싶다.

특히 독신자이거나 단신 부임자는 자위책이 필요하게 된다. 중국요리점에 들렀을 때에는 자연뿐만 아니라 일품야채요리를 먹기를 권한다. 가능하면 냉장고에는 녹황색야채만을 항상 저장해 두는 것이 좋다. 그 보존방법은

> ▶ 비닐 봉지에 넣어서 보존하는 야채 —
> 물기를 제거하고나서 보존하고 토마토는 빨갛게 익고 나서 비닐 봉지에 넣어 냉장고에 보관을 한다. 양배추 그리고 서니, 레터스(lettuce: 양상추) 등도 마찬가지로 비닐 봉지에 넣어서 보존하는 것이 좋다. 피망은 구멍 뚫린 비닐 봉지에 넣어 냉장고에서 보존하는 것이 좋다고 할 수가 있겠다.
>
> ▶ 랩(wrap)에 싸서 보존하는 야채 —
> 순무, 레터스, 파
>
> ▶ 신문지에 싸서 보존하는 야채 —
> 시금치, 무

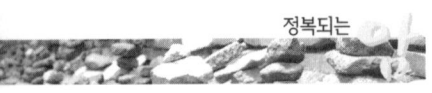
> ▶ 냉동보존하면 편리한 야채 ─
>   생강, 버섯
>
> ▶ 타파 : 플라스틱 용기 상자 ─ 대파를 썰어서 보관
>
> ▶ 냉장고에 보존하지 않아도 되는 야채 ─
>   호박, 양파 등은 바람이 잘 통하는 응달에 두는 것이
>   좋다.

　이렇게 하면 어느 정도 신선한 야채를 먹을 수가 있을 것이다. 더구나 이것은 필자의 견해라고 할 수가 있겠는데, 어느 정도는 어디까지나 녹황생야채를 통해서 카로틴을 섭취한다라고 하는 방법인 것은 물론이지만 외식산업 등 녹황색야채를 사용하기 어렵다라고 하는 경우에는 카로틴을 식품에 첨가해서 먹어도 좋지 않을까하는 생각을 하게 한다.

　어디까지나 better than nathing의 발상이라고 하겠는데 그밖에는 좋은 방법이 없다라고 한다라고 하면 카로틴 첨가물은 허락되어야만 한다. 이와 같은 생각은 식품에 양양소를 보급한다고 하는 사고 방식은 오래전부터 있었던 사실이다.

　옛날 스웨덴에서 인두암의 원인이 되어 있는 철분이 부족해서 일어나는 프라마반산증후군이라고 할 수 있는 전염병변의 다발에 국민이 시달렸을 때 정부는 빵 속에 철분을 첨가하는 의무를 시켜서 그 덕분에 그와 같은 종류의 증후군과 인두암이 눈깜짝할 사이에 사라졌다고 한다. 놀라운 사실이 아닐 수가 없다. 일제 말 왜놈들은 식량배급제로 고통받는 우리 국민에게 비타민 $B_1$를 첨가해서 콩깨즙을 주어서 이것을 먹게 한 적이 있었다.

한국인의 건강을 생각해서라고 했지만 사실은 좋은쌀은 다 이들이 빼앗아가고 짐승이나 먹어야 했을 콩깨즙을 주면서 그래도 일말의 양심은 있었던가 아니면 세계 언론이 무서웠던가 비타민 $B_1$가루를 넣어 연명하게 하였으니 죽지못하게 붙잡아 둔 것과 다를 것이 없었다. 이런 점을 참고 할 때 카로틴 첨가 식품이나 카로틴 제재가 판매되어도 이상한 일은 조금도 없을 것이다.

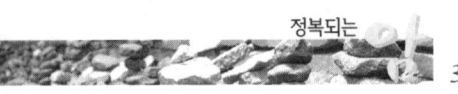
## (9) 카로틴 뿐만 아닌 녹황색야채의 효과

합리적인 발상법을 좋아하는 사람이라고 한다면 다음과 같이 느껴질지도 모를 일이다. 카로틴을 섭취한다고 하면, 녹황색야채보다 정제(錠劑)쪽이 훨씬 효과가 낮지 않을까 생각해 볼 수도 있을 것이다.

분명히 이 사고 방식은 무조건 잘못되었다라고 생각할 수는 없을 것이다. 만약 시판 정제를 복용하면 손쉽고 아주 간단하게 확실히 카로틴을 보급할 수가 있다. 그러나 여기서 잠깐 생각해 보기로 하자. 지금도 필자는 어디까지나 녹황색야채로부터 섭취하는 것이 정도라고 주장하고 강조하고 있는 것은 명확한 근거가 있기에 이런 말을 하는 것이다.

앞서도 말한 것과 같이 암을 예방하는 데에 있어서 카로틴과 짝을 이루어 작용을 하는 두 가지의 중요한 영양소가 있다. 첫 번째는 칼슘, 철분 등의 미네랄이다. 그리고 두 번째는 비타민 C와 식이섬유이다. 이 모두가 카로틴과 마찬가지로 암예방에는 빼놓을 수가 없는 영양소라고 할 수가 있는데 이것을 모두 녹황색야채로부터 섭취할 수가 있다.

예를 들면 비타민 C — 한국인인 우리 나라 사람 1/4은 대부분 이 녹황색야채로부터 섭취하고 있다. 녹황색야채 중에서 카로틴과 동시에 비타민 C를 많이 함유하고 있는 식품으로서는 브로콜리(Brocoli: 양배추의 품종 100g중 160mg), 알양배추

(100g 중 150mg), 피망(100g 중 80mg), 시금치 (100g 중 65mg) 등을 들 수가 있다.

이것을 먹으면 카로틴과 비타민 C를 동시에 보급이 가능하기 때문에 암 예방에 관해서는 매우 효율적이라고 표현할 수가 있을 것이다.

비타민 C는 발암물질을 억제한다고 볼 수가 있다. 예를 들면 니로소아민이 발생을 억제시키거나, 아니면 그 작용을 약화시키거나 하는 작용을 한다. 잘 알려져 있듯이 잇몸의 종창이나 모세혈관의 파열로 발생했을 때 이와 같은 병은 「죽음에 이르는 병」으로 알려져 있었던 공포의 대상이었던 괴혈병을 예방할 수가 있게 된 것이다.

그외 상처 회복이나 지혈촉진, 그리고 바이러스에 대항을 해서 감기 예방은 물론 감기에 걸렸다고 하더라도 효과가 있다. 이렇게 중요한 역할을 했다. 또 한 가지 식이섬유도 대장암의 발생을 저하시킬 수가 있는 것으로 학자들은 주장해 오고 있다.

가령 발암성 물질이 식사와 함께 섭취되었다고 하여도 식이섬유가 장내에 투입하기만 하면 장 내용물의 용량이 늘어나기 때문에 발암성 물질은 그 작용이 약화된다. 또한 발암성 물질 그 자체가 체외로 신속하게 배설할 가능성도 있어서 발암의 위험성은 훨씬 적어진다라고 할 수가 있다.

이와 같이 최근에 들어서는 급증하고 있는 대장암 예에는 이 식이섬유는 빼놓을 수가 없는 귀한 존재가 되었다. 물론 변

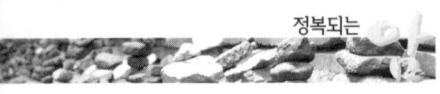

비 예방이나 치질 예방에도 큰 효과를 발휘함은 두말할 여지가 없다라고 할 수가 있다. 그리고 식이섬유는 조금 전의 브로콜리, 양배추, 피망, 시금치는 물론 당근, 호박, 커리플라워 등 대부분들은 이 녹황색야채에 함유되어 있다. 이상에서 미루어 알 수가 있듯이 녹황색야채의 섭취는 일석이조(一石二鳥) 이상의 효과가 있다.

　참 의미에서 합리적인 발상을 좋아하는 분이라고 한다라고 하면 정제(錠劑)도 나쁘다고는 할 수는 없어도 녹황색야채를 즐겨먹는 것이 더 효과적이라고 할 수가 있을 것이다.

## (10) 금연 결심의 현명한 방법

담배는 암의 근원이다. 흡연의 원인 때문에 암이 발생한다라는 사실은 연구 결과에 나와 있다. 그러나 하루 25개피 이상의 담배를 많이 피우는 사람이라고 하더라도 녹황색야채를 먹는 사람이라면 사망률이 떨어진다. 또 담배를 피우지 아니하고 녹황색야채를 매일 먹고 있으면, 폐암이 40% 이상 떨어진다는 통계다.

다른 모든 암에 대해서도 볼 수 있다. 또한 인후에 금연을 단행하는 것은 참으로 현명한 처사다. 이같은 사실은 담배를 피우고 있으면 12.4배로 높아질 수 있기 때문이다. 그러므로 담배는 금물이다.

우리가 잘못 알고 있는 상식이지만, 담배를 끊으면 또 살이 빠진다. 이는 현명한 다이어트 방편도 된다. 이것을 전문의들은 DQ작전(Operation DQ)이라고 하기도 한다. 이런 DQ라는 말은 D는 "다이어트"라는 머리말 글자인 동시에 녹황색야채 중심의 식생활을 의미하는 것이고, Q는 퀴트라고 하여 금연을 의미하고 있기 때문이다.

이 두 글자가 어우러져 살도 빼고 담배도 끊는 일거양득의 성과가 온다라고 하여 이렇게 명명하였다고 한다. 담배가 건강에 해롭다라는 사실을 알고 있으면서도 그리 쉽게 금연이 되지 않는 것은 참으로 안타까운 일 중에 하나라고 할 수가

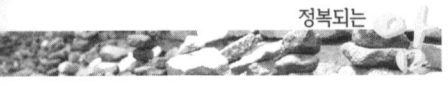
## 금연과 녹황색야채는 최고의 효과

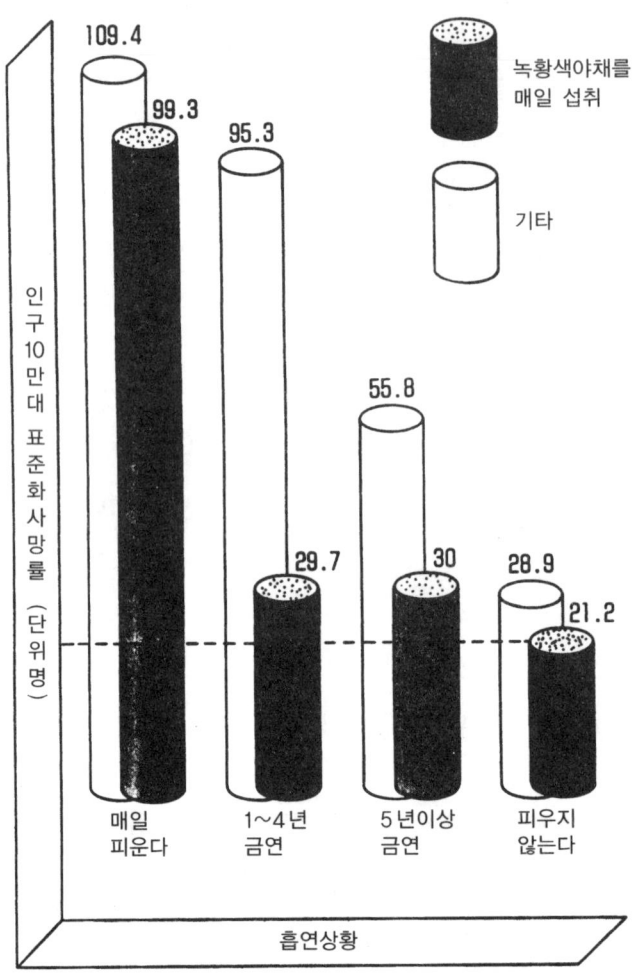

녹황색야채 섭취 빈도별로 살펴본 흡연자, 금연자, 비흡연자별의 폐암사망률. 금연+녹황색야채 매일 섭취도 비흡연자와 같은 정도의 암 위험이 된다.

있다. 근래에 직장에서 회의라고 하면 담배가 따라다니기가 일쑤이다. 그러나 하도 많이 금연 광고로 어느 정도 그 효과를 얻었다고 할 수가 있다.

하지만 어느 직장은 자욱한 연기 속에서 회의가 진행되고 있는 모습들을 왕왕 볼 수가 있다. 참으로 안타까운 일이라고 할 수가 있다. 이럴 때 「내가 담배를 피움으로써 다른 사람이 암에 걸린다」라는 생각을 한 번쯤 떠올려 본다면 담배에 손이 가는 일이 멈추어 질 수도 있을 것이다. 비록 스스로 피지 않는 사람이라고 해도 이처럼 뿌연 연기 가득한 회의 장소에서 연기를 맡고 있으면 카로틴의 수치를 저하시켜서 위험에 다가서게 된다.

퇴근 후 도박장이나 아니면 담배 연기 자욱한 PC방과 같은 곳에서도 들이마시게 된다. 이와 같은 환경들이 우리의 건강을 더없이 유해하게 하고 있다는 사실이다. 그러므로 우리는 현실을 피할 수가 없게 되어 있다. 이러한 때 노력하자면 녹색야채를 먹으면서 금연하는 DQ작전에 도전해야만 한다.

매일 녹황색야채를 먹고 있는 사람의 경우는 금연 후 5년 사이에, 폐암 위험은 담배를 피우지 않는 같은 레벨이 되지만, 녹황색야채를 거의 먹지 않는 경우는 10년이 지나도 담배를 피우지 않는 레벨보다 상당히 높은 폐암 위험에 머물고 있다는 사실이다. 게다가 녹황색야채에는 식이섬유가 대단히 많이 함유되어 있어서 금연 후의 비만 예방효과도 상당히 크다는 사실이다. 이와 같이 건강에 좋은 효과가 있음에도 불구하고

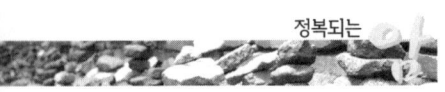
여전히 담배를 끊지 못하는 것은 결단력 부족이라고 말할 수밖에 없다.

일단 금연을 결심했다고 했다면 당근, 오이, 야채스틱을 준비하고는 옆에 두고 입이 심심해지면 「그럼 한 대........」라고 하는 느낌으로 당근이나 오이 야채스틱을 씹어 먹도록 해야만 한다. 당근이나 오이 야채스틱에 들어 있는 수분이 「담배를 한 대 피우고 싶다」라고 하는 감정을 상당히 완해시켜 줄 것이다. 다시 말해, 담배를 피우고 싶을 때마다 녹황색야채가 되는 식이섬유를 씹으라고 하는 것이다.

일본의 아오끼 구니 박사의 연구에 따르면 담배를 피우는 사람과 같은 정도나 혹은 그 이상으로 알코올을 또 매일 마시는 사람의 카로틴 수치는 아주 낮아 있다는 결과 보고가 있다.

여러 외국 학자들의 연구에 있어서도 이와 유사한 성격의 연구 발표가 잇따르고 있다. 그럼에도 불구하고 곤란하게도 음주가들은 별반 녹황색야채를 먹고 싶어 하지 않고 있다는 사실이다. 그래서 그런지 주당이라고 불리우는 사람일수록 「술이라고 하는 엑기스를 먹고 있으니 나는 괜찮다」라고 농담을 하고 있으니 아직도 캄캄한 밤길을 걷고 있다고 할 수 밖에 없다.

이렇게 술을 좋아하는 사람일수록 안주는 거의 먹지 않고 알코올만 저장시키니 아무리 강철같은 몸이라고 하더라도 과연 견뎌낼 수가 있을런지 의문스럽다. 이 부분을 이야기한다면 혈중 카로틴 수치만 내려서 노화를 촉진시켜서 암에 걸리기 쉬운 신체를 열심히 만들고 있는 것과 조금도 다를 것이 없다.

비록 안주를 먹는다고 하는 사람이라도 메뉴를 꼼꼼히 훑어 보면 새우구이, 회, 생선구이에 튀김과 같은 카로틴을 함유하고 있지 않는 동물성 식품만을 취하고 있다. 이같은 습성을 매일 2, 3회로 지속되고 집에 돌아와서는 라면으로 식사를 하게 된다. 이와 같은 식생활을 계속 하고 있으면 카로틴 부족은 불을 보듯 훤하다.

이와 같은 습관은 암을 스스로 부르고 있다는 사실과 어찌 조금도 다를바 없지 않겠는가? 그러므로 술을 마시되 녹황색 야채를 주문하여 함께 안주로 먹도록 해야만 한다. 이것을 필자는 극구 권하고 싶다. 술은 물론 알코올이고  알코올은 중독성이 있다. 여기에 오래 젖으면 담배와 같이 헤어나기 어렵게 된다.

아무리 술을 끊으려 노력해도 끊을 수가 없다는 말이 된다. 그렇다면 차라리 안주인 녹황색야채나 듬뿍듬뿍 곁들여 먹으면서 술을 마시라고 권하고 싶다. 깡술도 좋지 않지만 위에서 말한 섬유식품이 아닌 새우구이, 회, 생선구이, 튀김과 같은 카로틴이 함유되지 않은 안주는 오히려 해가 된다.

물론 주당 가운데는 술을 마시고 싶지는 않지만 비지니스상 부득이하게 매일 같이 술을 마시고 접대를 해야만 하는 사람도 많다. 하기야 오죽해서 회사에서는 술을 대접하는 사람을 두고「술상무」라는 이름의 대타를 두고 있는 현실이다.

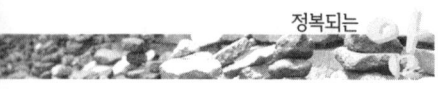
### (11) 왜 아무리 먹어도 괜찮을까?

카로틴이 인체에 미치는 영향에 대해서는 거의 충분하게 알았으리라 생각이 든다. 지금까지 수없이 카로틴! 카로틴해왔는데 그렇게 섭취를 많이 해도 정말 몸에 괜찮은 것인가?

신중한 생각을 사람이라면 이상과 같은 의문을 표시해 보는 것도 당연한 일일 것이다. 그러나 앞서도 누누히 설명한 바와 같이 카로틴은 아무리 먹어도 몸에는 괜찮다.

다시 말하면 이상은 없다고 할 수가 있다. 비타민 A에서 볼 수가 있는 것 같은 과잉증은 전혀 없다는 것이다. 하루 25mg이라고 하는 대량의 베타카로틴을 7년간 계속 섭취를 했어도 부작용이 없었다는 사실은 미국 의사들이 그 산 증인들이다.

새삼 다시 설명을 하자면 비타민 A는 비타민 C 등과는 달라서 필요 이상으로 섭취하게 되면 체외로 배출이 되지 않고 몸안에 축적이 되어서 간장장애 등의 과잉증을 일으킬 위험이 다분이 있다. 그러나 카로틴은 양이 늘어나면 비타민 A로 변하는 비율이 줄어들기 때문에 아무리 섭취를 해도 비타민 A 과잉증의 걱정은 전혀 없다. 이는 각종의 연구 결과에 밝혀진 사실이다.

유전적으로 태양광선에 과민한 피부를 가진 사람의 치료법으로써 카로틴을 대량으로 투여하는 방법이 있는데, 이 연구를 다년 간 해온 머슈르트 박사는 순수한 천연 카로틴을 대량

## 카로틴 부족은 특히 어떤 암을 부르는가?

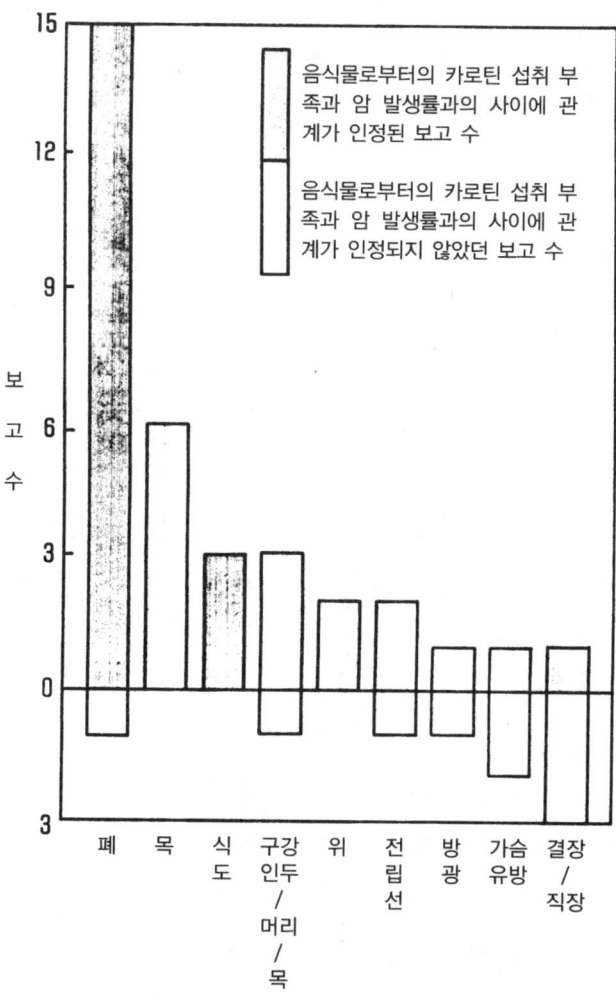

카로틴에 얼마큼 암예방 효과가 있는지를 반대 입장, 즉 카
로틴 섭취 부족과 암 발생률과의 관계를 살펴본 표.

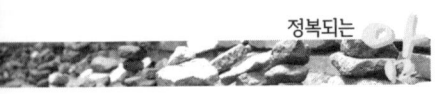

으로 계속 투여를 해도 유해한 부작용은 일체 일어나지 않았다고 대답을 하였다. 그 뿐만 아니라 치료 목적으로 1일 10～180mg이라는 대량의 카로틴을 투여하였을 경우에도 비타민 A, 레벨의 이상 상승 등은 인정되지 않았다라고 보고를 하고 있다.

그러나 단 한 가지, 카로틴을 대량으로 계속하면 간혹 경미한 혈전 이상이 올 수 있는데 그것은 극히 드문 일이라고 하고 있다.

예를 든다면 우리가 경험하는 호박을 과식하면 피부가 노랗게 되는 경우와 같다. 그러나 이것을 중단하고 나면 노랗게 된 색상이 점점 없어진다. 요로로 배설된다는 말이다. 귤을 많이 먹어도 이와 같은 증상은 있을 수가 있다. 하지만 먹는 것을 곧 중지하면 피부는 원상으로 회복된다. 이것을 이름하여 카로틴 피부증이라고 이름한다고 한다. 단 이것도 1일에 180mg의 카로틴을 10주간이나 계속 섭취해야만 나타나는 것과 같은 경우라고 할 수가 있다. ― 카로틴 피부증 ― 을 때로는 황달로 착각해서 당황하는 수가 왕왕 있다.

하지만 카로틴 피부증은 건강상 해가 없고 황달은 안구결막이 노랗게 되지만 그렇지 않은 것이 특징이다. 황달은 간이 나쁜 것이므로 즉시 치료를 받지 않으면 안 된다. 다시 한 번 강조 하거니와 카로틴을 대량으로 섭취를 해도 비타민 A를 섭취한 경우와 같이 건강상 유해한 과잉증은 일체 일어나지 않는다는 점이다. 안심하고 녹황색야채를 많이 먹도록 하는 것이 예방이 될 뿐만 아니라 젊어진다고 할 수가 있다.

## (12) 균형잡힌 식사란 어떤 것일까?

현재까지 논술한 바로는 녹황색야채 카로틴을 많이 먹어라! 많이 먹어라! 먹으면 암에 걸릴 위험도가 낮아지고 노화가 방지되며 젊어진다라는 것을 강조였다. 하지만 이것만 먹으면 된다라고 하는 결론은 아니고, 어디까지나 기본은 물론 균형잡힌 식생활을 해야만 한다.

### 「균형잡힌 식생활이란 무엇인가?」

보건학적 대답과 영양학 대답이 다를 수가 있다. 이웃나라 일본도 후생성(우리 나라의 보건복지부와 같은 곳)은 군법(六群法)을 강조하는 반면에 가정영양대학에서는 사군법(四群法)을 주장한다고 한다.

전문가들의 입장에 있어서도 「균형잡힌 식생활」의 해석은 다양하다고 한다. 다만 우리로서는 균형잡힌 식생활이라고 하면 무엇이나 고루 갖추어진 식탁을 의미하는 것이므로 음식을 고루 취한다는 것을 균형잡힌 식사라고 할 수가 있다.

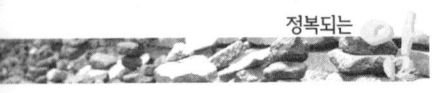

그러나 요는 여러 가지 음식을 풍부하게 섭취하자라고 하는 뜻이라고 한다면 별반 다른 말은 아닐 것이다. 일본의 후생성은 국민 건강을 위해서 30종류의 소재를 섭취하자는 제창을 하고 있다고 한다.

여기서 30가지 종류라고 하는 것을 일일이 다 알 필요는 없으나, 결국은 우리가 먹는 음식, 즉 우유도 좋고, 고기 생선도 좋으며, 곡물도 중요하며 물론 야채도 중요하니 이것들을 골고루 균형있게 먹자라는 것이다.

## 「균형잡히지 않는 식사란 무엇인가?」

예를 들면, 고기 하나만을 계속 먹으면 몇 가지의 암 위험성에 직면하게 된다. 하지만 녹황색야채와 같이 먹으면 고기는 오히려 좋은 음식이 된다.

다시 말하면 생선도 이와 같다고 할 수가 있다. 사실 생선은 녹황색야채 다음으로 좋은 음식으로 평가받고 있다. 그러므로 생선을 녹황색야채와 함께 먹으면 더욱 좋은 음식이 된다.

알다시피 생선이 좋은 음식이라고 일컬어지고 있는 이유 중 하나는, 생선 기름 속에 함유되어 있는 EPA(에고사펜타연산)라는 물질의 작용이 있기 때문이다. 이것이 바로 혈액응고(血液凝固)가 되며, 즉 혈전을 막아주는 것이다. 다시 말해서 콜레스테롤 수치를 낮추어 주고 혈압도 내려주는 것으로 되어 있다. 그래서 세 가지 좋은 작용을 한다.

첫 번째 — 혈전을 막아주고,
두 번째 — 콜레스테롤 수치를 낮추어 주며,
세 번째 — 혈압을 정상으로 내려준다.

그래서 EPA라고 하는 것은 카로틴과 나란히 매우 유효한 물질인네 이 물질은 불포화산이기 때문에 과산화지질이 되기가 쉽다. 이러한 생선을 녹황색야채와 같이 섭취를 하면 카로틴이 과산화지질화를 예방할 수 있다는 것이다.

더구나 카로틴은 기름과 같이 섭취하면 흡수률이 자연적으로 높아진다. 생선 + 카로틴 = 하면 이와 같이 서로 상승 효과를 낸다고 하는 이점이 있다.

이와 같이 균형있게 많은 종류의 식품을 섭취한다고 하는 것은 서로 좋은 면을 이끌어서 이 점을 증가시킨다고 하는 효과를 기대할 수가 있다.

인도에 가면 베지타리안(vegetarian: 채식주의자)은 상당수에 이르고 근래 들어 우리 나라에서도 자칭하는 사람이 있어서 만나게 된다.

두말할 필요 없이 베지타리안은 육식인 고기를 먹지 않는데 고기를 안 먹는 자신에게 완전히 안심을 해서 야채를 확실하게 골고루 먹고 있지 않는 경우가 눈에 띈다. 이래서는 전혀

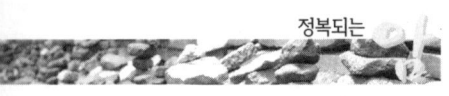

건강에 도움이 되지 않는다. 우리 한국 사람의 베지타리안은 이런 흉네는 내지 않기만을 바랄뿐이다.

인도에서도 호박이나 당근을 비롯해서 훌륭한 녹황색야채가 많이 있기는 하지만 이 베지타리안 중에는 야채가 섞인 카레를 밥에 뿌려서 먹으면서 그것이 전부라고 하는 사람도 적지 않다. 그러나 본인이 암 세계대회에 참석차 인도에 들렀을 때 「베지타리안은 베지타리안답게 베지타블(vegtable: 야채)만 먹자!」라고 하는 말로 강조한 일이 있었다.

베지타리안이라고 하더라도 특히 녹황색야채를 유의해 주기를 바란다. 담색야채보다도 훨씬 카로틴의 영양소도 뛰어나기 때문이다.

## 3. 담배와 술
## 암이 되는 독으로부터 자신과 가족을
## 지키는 카로틴의 섭취

### (1) 쉽게 노화하는 사람들의 공통점

어느 동창모임에 참석했다가 이 모임에 회장직을 맡고 있는 L형의 얼굴이 유난스럽게 깨끗하고 젊게 달라진 표정에 그 자리에 참석한 친구들이 이구동성으로 "젊어졌다"고 감탄을 금치 못했다. 그런데 알고 보니 L회장은 근래 강남의 어느 피부과 병원에서 검버섯 제거 수술을 받았다고 말했다. 그러니 흔이 우리가 말하는 「저승사자꽃」이라고 부르는 검버섯을 레이저로 쏘아 탈각한 때문인 것이었다. 얼굴이 동안처럼 기름이 좌르르 흐르는 것 같이 말끔해 보였다. 완전히 동안으로 탈바꿈한 것이다.

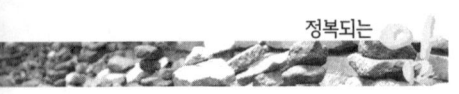
나이를 먹으면 주름이 깊게 파이는 사람, 살갗이 쭈굴쭈굴 해지는 사람, 또는 검버섯이 군데군데 생기는 사람 등 여러 가지이다. 이렇게 달라진 얼굴을 가지고 대략 나이도 짐작하게 된다.

하지만 근래 들어 얼굴에 이 같이 피부성형까지 하고 나오면 실제 모습으로는 나이를 맞출 수가 없게 된다. 돈이 사람을 젊게 만들기 때문이다. 하지만 내부만은 뜯어 고치지 못하기 때문에 질병을 얻는 차이는 다를바가 없다. 그래서 금연이나 폭음, 폭식, 고혈압, 불면증 등의 유무를 물어서 그 어느 항목이 「나이를 먹게 하는 것과」 관계가 있는지를 알아보고 있다. 그것은 외모로서는 알 수가 없게 되었기 때문이다.

그 결과 놀랍게도 늙어 보이게 하는 원인은 단연 으뜸이 담배를 얼마나 오래 피우고 많이 피우느냐에 따라 나이를 판명할 수가 있었다. 다른 어느 인자와 비교해 보면 나이를 다같이 먹어서도 담배를 매일 하고 있는 사람과 담배를 하지 않는 사람과에 따라 늙고 젊음을 알 수가 있고 나이도 짐작케 한다.

1975부터 1992년까지의 17년간 본인이 관련하고 있었던 연구소에서는 보건복지부의 협조를 받아 한국 전체의 거주자 가옥을 대상으로 한 인구통계(코호트)(cohort: 동시출생 집단) 연구를 실시한 바가 있었다. 그 결과 연령 계급별 사망률은 생활양식에 따라 차이가 생겨났다.

예를 들면, 매일 담배를 피우고 있는 사람에 의하면 피우지 않는 사람과 비교를 해보면 피우는 사망률이 훨씬 높았다. 또

피우는 사람들이 피우지 않는 사람들보다 노인성 치매율도 많
았다는 사실이 밝혀졌다. 그 뿐만 아니라 매일 담배를 피우면
피우지 않는 사람보다 더 빨리 치매에 걸린다고 하는 사실이
나타났다. 그러니 10개피 피우는 사람보다 20개피 30개피 등
개수가 많을수록 빨리 치매에 걸린다는 결론이다. 이런 점을
보아도 담배를 피우지 않는 것이 건강에 좋다고 하는 사실은
두말할 여지가 없다.

이 뿐만 아니라 담배로 인해 폐암, 후두암의 위험이 높아지
는 섯은 이미 널리 알려져 있는 것은 사실이다. 이것은 담배
연기 속에 발암 물질이 함유되어 있기 때문에 그런 것이다. 담
배를 피우는 사람은 두말할 것 없고 그 속에서 연기를 마시는
사람에게도 위험이 높다는 것이 나타난 것은 당연한 일이다.

그런데 조사에서 놀라운 사실을 발견한 일이 있었다. 물론
담배를 피우는 사람은 직접적인 피해를 줌으로서 상응하는
폐나 후두에 암을 초래하지만 그렇지 않는 부위라 하더라도
담배 때문에 훨씬 여타의 암 발생 요인이 있다는 사실도 나타
났다. 가령 간장암, 취장암, 방광암 등이 높게 나타났기 때문
이다.

그리고 심장병, 혈관병, 호흡기질병, 소화기병 등등이 나타
난다고 하는 사실이다. 이와 같은 사실을 미루어 담배는 암 발
생의 최대 요인이 된다고 하는 사실히 분명하게 나타난 것이
다. 한 마디로 말한다면 사망율 역시 담배를 피지 않는 사람보
다 흡연하는 사람이 5년 이상 빨리 사망하는 것이 통계적으로

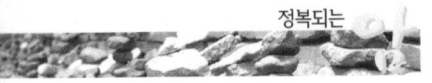
## 흡연자는 얼마나 위험한가?-남(男)

전암 1.7

전사망 1.3

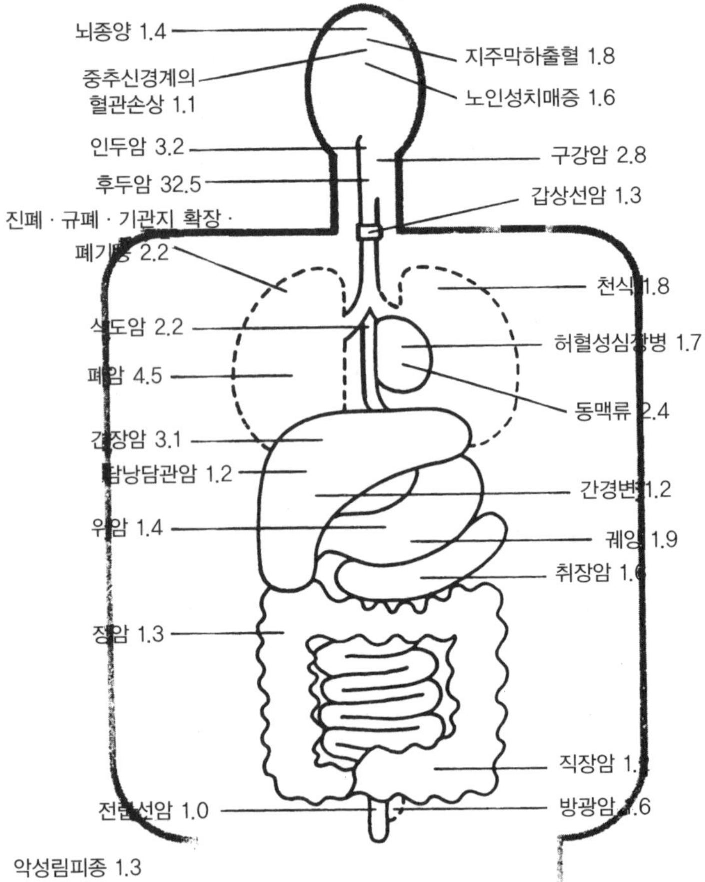

뇌종양 1.4

중추신경계의
혈관손상 1.1

인두암 3.2

후두암 32.5

진폐 · 규폐 · 기관지 확장 ·
폐기종 2.2

식도암 2.2

폐암 4.5

간장암 3.1

담낭담관암 1.2

위암 1.4

장암 1.3

전립선암 1.0

악성림피종 1.3

백혈병 1.1

지주막하출혈 1.8

노인성치매증 1.6

구강암 2.8

갑상선암 1.3

천식 1.8

허혈성심장병 1.7

동맥류 2.4

간경변 1.2

궤양 1.9

취장암 1.6

직장암 1.2

방광암 1.6

당뇨병 0.9

## 흡연자는 얼마나 위험한가?-여(女)

전암 1.3

전사망 1.3

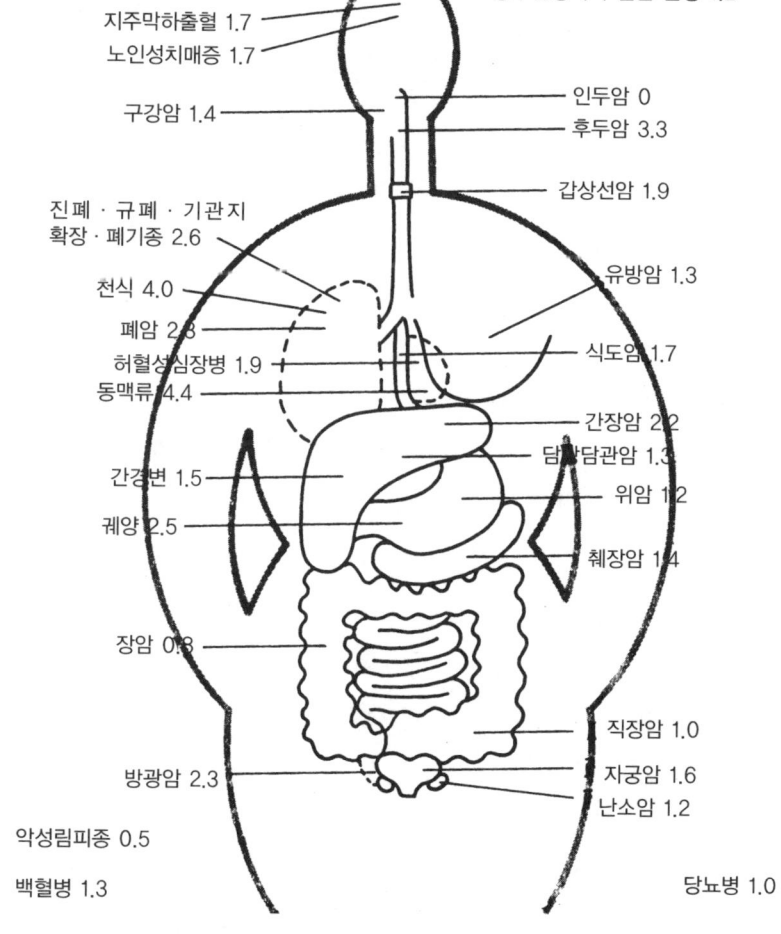

뇌종양 0.9
지주막하출혈 1.7
노인성치매증 1.7
중추신경계의 혈관 손상 1.2

구강암 1.4

인두암 0
후두암 3.3

갑상선암 1.9

진폐 · 규폐 · 기관지
확장 · 폐기종 2.6

천식 4.0
폐암 2.3
허혈성심장병 1.9
동맥류 4.4

유방암 1.3

식도암 1.7

간장암 2.2
담낭담관암 1.3

간경변 1.5
궤양 2.5

위암 1.2

췌장암 1.4

장암 0.8

직장암 1.0

방광암 2.3

자궁암 1.6
난소암 1.2

악성림피종 0.5

백혈병 1.3

당뇨병 1.0

비흡연자는 1.00이라고 했을 때의 흡연자의 각 부위의 암 및 그 밖의 성
인병의 상대 위험도를 남녀별로 표시.

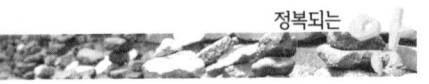
나타났다.

## (2) 담배를 피면 왜 치매에 걸리는 것일까?

우리는 아무리 장수를 할 수 있다고 한다 하더라도 치매에 걸린다면 차라리 죽는것 보다 낳을 일이 못 된다고 할 사람이 많을 것이다. 그것은 조금도 행복할 수가 없기 때문에 그렇다. 만약 치매에 걸릴바에야 특별히 장수하지 않아도 좋다라고 느끼는 사람들이 많기 때문이다.

그렇다면 어째서 담배를 피우면 치매에 걸리는 것일까? 원인은 주로 두 가지에 있다고 할 수가 있다.

첫 번째는 담배에 들어 있는 "니코틴"이 사람의 몸에 들어가면 그것이 신경전달 물질인 아세치르코린의 대용 역활을 한다는 점을 들 수가 있다. 이 아세치르코린은 신경섬유의 단부터 분비되는 것으로서, 인간세포에 있어서는 아세치르코린의 수용체가 갖추어져 있다. 다시 말하면 신경전달을 담당하고 있는 역할을 하고 있다고 할 수 있다.

사람 몸으로 들어간 니코틴은 그 분자구조 플라스(+)와 마이너스(–)의 전하 거리가 가끔씩 아세치르코린 분자의 경우와 딱 일치하게 된다. 이 아세치르코린 수용체는 구별할 수가 없어서 들어온 이 니코틴을 받아들여버린다. 그와 같이 해서 아세치르코린수용체는 신경자극이 있다고 착각을 하게 되는 것이다. 이와 같이 니코틴은 신경전달물질의 대용을 하게 되는 것이다.

이 때문에 약 40분 경과 후 니코틴이 뇌속에서부터 나가게 되면 이때부터 강하게 담배를 피우고 싶어지는 것이다. 이 때문에 연속적으로 담배를 피우게 되는 것이다. 한 마디로 니코틴이 중독 역활을 하게 되어 결별하기가 어렵게 되는 것이다. 이와 같은 작업이 니코틴이 지속적으로 들어오면 사람에 따라서는 신경진딜 기능이 파괴된다. 그러므로 치매 현상을 초래하게 되는 것이다.

두 번째는 담배연기 안에는 니코틴 이외에도 여러 종류의 독물이 포함되어 있다. 이와 같은 독물을 여러 차례 반복 흡수하게 되면 그만큼 신체는 빨리 늙게 되어 있다. 담배를 피움으로서 누구나 5세는 빨리 늙는다는 것이다. 이와는 반대로 치매 증세도 빠르게 나타난다.

50세 흡연자의 치매는 55세의 비흡연자, 즉 담배를 피우지 않는 사람과 같고 60세 흡연자는 65세에 접어드는 비흡연자와 같다는 것이다. 같은 연령에서 비교를 하면 담배를 자주 많은 양을 피우게 되면 적어도 10세 정도 차이가 생겨나게 된다. 그러므로 한 마디로 말한다면 인간의 노화는 담배로 인하여 빨라진다고 하는 결론이다 그리고 음주 역시 오래 많이 마시면 노화가 빨라진다는 것은 당연한 일이다.

그런데 녹황색야채 카로틴에 의해서 노화가 현저히 느려진

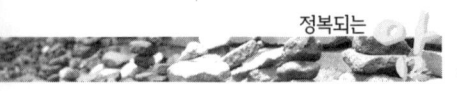

다. 인간에게 노화하지 않는다고 하는 사실은 불가하다 할 수가 있겠으나, 가능하면 인체에 독이 된다고 할 수가 있는 담배나 아니면 음주라고 할 수 있는 악셀을 밟지 않고 달렸으면 어떨까 싶다. 그러면 암의 위험성에서 제거되고 노화를 방지한다는 녹황색야채를 먹는 브레크를 밟으면서 건강하게 느린 스피드로 나갔으면 어떨까 싶다.

이와 같은 일은 결코 멀리 있는 것도 어려운 일도 아니다. 다시 한 번 말하면, 「니코틴을 끊고 카로틴을 섭취하라!」라고 하는 것 뿐이다.

(3) 조금 피우는 사람, 많이 피우는 사람, 어떻게 하면 좋을까?

매일매일 담배를 끊지 못하고 피운다고 한다면 5세 빨리 늙는다는 것은 분명한 사실이다. 이 사실과 담배 개수는 어떤 관계가 있는 것일까? 즉, 다시 말하면 담배의 개수가 많으면 많을수록 노화 속도 촉진의 정도가 빨라짐을 알 수가 있다.

하루 20개피 이상 피우는 헤비 스모커는 5년은 커녕 10년의 노화 촉진의 속도를 이룬다. 본인이 다년간 이 노화에 대하여 연구한 결과 15세 미만 중학생 정도 나이의 아이가 담배를 피우기 시작한 사람은 암 사망률로 볼 때 연령계급별 사망률이 대폭적으로 높았다는 사실이 나타났다.

　근래 들어 중학생이나 고등학생들이 담배를 피우는 것이 확산되어 가고 있는데 이를 미뤄 생각하면 과연 건강이 염려스러워진다. 아이들은 호기심으로 피우는 모양이나 학부모는 이것을 철저하게 감시하고 피우지 못하게 하지 않으면 안 된다. 베트남이나 아프리가 등지의 사람들의 장수 연령이 떨어지는 것은 일찍부터 담배를 피워서 그런 것이다. 물론 기후 관계나 여러 가지 원인이 있겠으나 일찍부터 흡연하고 음주을 하는 것이 그 원인이 된다.

　가끔 거리에서나 TV 화면에서 나이 어린 소년들이 담배를 피우고 있는 모습을 보는 일이 있다. 이와 같은 나라일수록 조기 사망률이 높아진다는 것은 통계적으로 명확하게 나타나고 있는 일이다. 담배를 피우고 있는 중학생이라면 빨리 담배를 끊지 않으면 앞으로의 인생은 끝났다고 해도 그리 심한 말이이 아니다. 교실 한 반에 2/3가 담배를 피우는 것을 경험했다고 하고 1/3이 현재 피우고 있다고 하니 놀라운 일이 아닐수가 없다. 여학생 역시 예외가 아니라고 하니 장차 우리 나라 국민의 건강도가 어떻게 될 지 암담하다고 밖에 할 수가 없다.

　수명을 앞으로 5년은 물론 10년을 연장해도 어림없고 적어도 15년은 연장되어야할 사항인데 흡연이나 음주로 노화를 촉진한다면 이 나라 국민의 건강은 빨간불이라 할말 밖에 없다. 다시 말해서 나이 어린 학생때부터 담배를 피우기 시작하면 15년이나 빨리 노화한다라고 하는 사실을 명심할 필요가 있다. 바꾸어 말하면 15년이나 일찍 암 연령을 맞는다고 하는 것

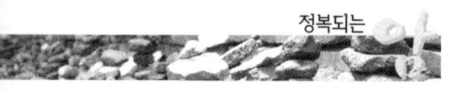

이 된다.

　매일 술을 마셔도 노화의 속도 촉진이 빠르게 나타난다. 특히나 알코올의 도수가 높은(강한) 술을 마시고 있는 경우는 그 경향은 현저하다고 말할 수 밖에 없다. 이같은 말은 결코 추측이 아니다. 만약 이 사람의 말을 긍정한다고 한다면 애연가나 애주가는 어두운 기분에 휩싸이게 될 것이다.

　「그렇다면 나의 인생은 암흑이 아닌가」하고 비관할 사람이 있을지 모르겠다. 하지만 비관까지 할 필요는 없다. 우리 속담에 "하늘이 무너져도 솟아날 구멍은 있다"라고 하는 속담처럼 녹황색야채를 먹는다면 그같은 우려는 불식될 것이다. 녹황색야채를 먹는 사람과 먹지 않는 사람과의 관계를 단순하게 비교해본다고 하면 15년 차이가 생긴다는 것이다. 그러므로 정확하게 표현하자면 "노화의 스피드는 담배로 빨간 불이 켜지고, 녹황색야채로 연장되어진다고" 할 수가 있겠다.

## (4) 비흡연 쪽의 위험한 경우

담배를 피움으로써 치매에 걸린다고 하는 것을 어떻게 생각해 보면 자기 자신의 책임이 부른 결과이기 때문에 어쩔 수 없는 일이라고 하겠다. 자기 멋대로 불행을 맛보고 있는 일과 같은 노릇일 것이다. 그러나 좀 더 충격적인 사실이라 할 수가 있는 것은 담배를 피우던 스모커 자신이 아니라 그 주변에서 피해를 입고 있는 사람들이라고 할 수가 있다.

왜냐하면 주변에 있는 사람들이 폐암에 걸리는 경우가 있기 때문이다. 즉, 스모커인 남편보다도 먼저 아내가 암에 걸려서 사망하는 경우가 있다. 그 뒤를 본인이 따라서 남편이 죽었다라고 하는 사례를 미루어 말할 수 없이 많다.

담배 연기에는 물뿌리에서 나오는 주류연(主流煙), 담배 불을 붙이는 점화부(點火部)에서 나오는 푸르스름한 부류연(副流煙)이 있는데 사실은 이 부류연이 주류연보다 몇 배 더 강렬한 독성을 갖고 있다. 이 부류연에는 무려 주류연보다 50배 이상의 발암물질이 함유되어 있다.

따라서 담배를 피우는 스타일 중에서도 가장 위험하다고 할 수가 있는 것은 손대지 않고 담배를 입에 문 채로 피우는 담배로서, 이렇게 피우면 주류연과 부주류연 함께 모두를 들어마시는 경우가 되는 것이다. 그래서 주변의 대부분의 여성과 어린이 그리고 비흡연자인 남성은 이 부류연의 피해자가 된

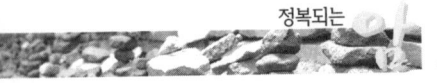
## 비흡연자의 가족일수록 녹황색야채가 중요!

녹황색야채 섭취

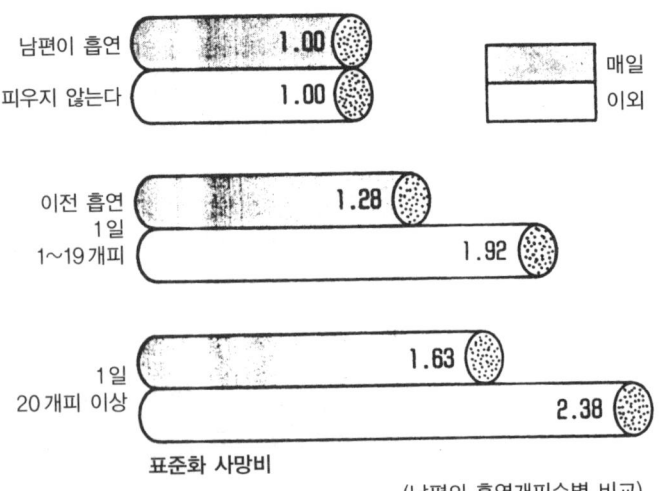

(남편의 흡연개피수별 비교)

남편의 흡연 개피수가 많을수록 비흡연자인 아내의 폐암 사망비는 높다.

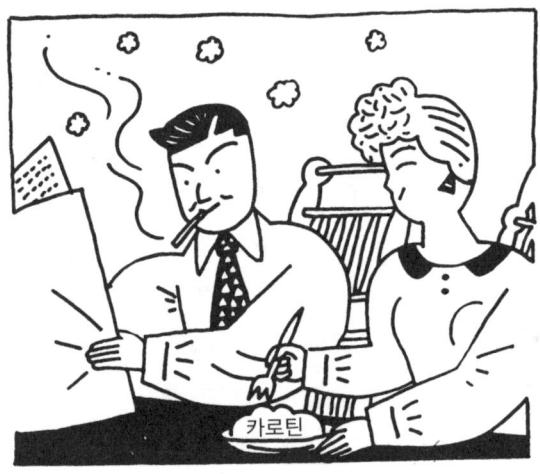

다. 담배 연기를 입으로 들이 마시면, 폐에 편평상암이 발생하기가 쉬우며, 코로 여기에서 나오는 연기를 들이 마시게 되면 폐에 선암이 생기게 된다.

여성에게 주로 선암이 많은 이유는 이와 같이 옆에 있다가 코로 부류연을 흡입하기 때문임은 쉽게 알 수가 있다. 아시다시피 담배 연기는 심장에 좋지 않아 흡입에 따라 심장 깊히 호흡하여 들어감으로서 타격을 안겨준다. 이와 같은 경우는 성영향과 악성영향의 두 가지 종류가 있는데, 심장병의 경우에는 연기를 계속해서 들이 마시고 있으면 차츰 나빠진다고 할 수가 있다. 또 악화되면 아주 약간 담배 연기를 들이 마셔도 발작을 일으키는 경우도 있을 수 있다.

건강은 다른 사람인 어느 누군가 지켜주는 것도 아니므로 모두 자기의 책임이다. 담배를 피워서 생명을 단축시켰다고 해도 그것은 당사자의 의지에 불과하다. 어떤 의미에서 이같은 행위는 슬로모션 슈사이트라할 완만한 자살을 하고 있다라고 해도 별 할 말이 없다. 그러니 슬로모션 호미사이트이므로, 즉 타살은 안 된다. 자신의 사랑하는 아내, 자신의 아이에게 자살을 강요시키는 일은 안 될 일이다.

숫자로 폐암에 한해서 설명하자면 금연가인 남편과 생활하는 것보다는 1일 20개비 이상의 담배를 피우는 헤비스모커인 남편과 함께 생활하는 아내쪽이, 폐암으로 사망하는 확율이 2.38배나 높다.

필자는 이런 결과를 1996년, 영국의 의학잡지 「브리티시 메

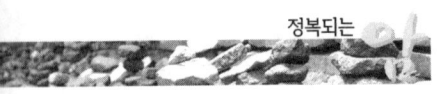

디컬 저널지」에 기고한 바가 있다. 이와 같은 계기로 인해서 수동 흡연의 연구는 세계 연구의 활화산이 되었다.

그렇다면 이와 같은 수동 흡연의 피해(被害)에 노출되어 있는 아내는 어떻게 대처해야만 좋은가?

극단적인 말이 되겠으나 담배를 계속 피우는 헤비스모커인 남편과는 헤어질 것, 사실 미국이나 유럽 이웃 일본은 변호사를 통해서 심심찮게 이혼 소송이 들어온다고 한다.

두 번째는 사랑이 우선이라고 해서 헤어질 수가 없다고 한다면 집밖인 옥외에서 피우도록 해야만 할 것, 이는 이른바 베란다 반디불족(개똥벌래족)이 되는 것이다. 요즘 직장안에서도 흡연실을 마련해 두고 밖에서 담배를 피우게 하고 있는 것도 동료들에게 악 영향을 주지 않기 위해서라고 할 수가 있다.

세 번째는 카로틴을 적극적으로 섭취해서 자기 몸을 스스로 지키게 하는 길이 가장 현명한 방법이라고 할 수 밖에 없다.

## (5) 한국만의 이상스러운 현실

최근에 들어와서 한국인 우리 나라도 비흡연자의 권리가 상당이 주장되어서 공공시설이나 장소에서는 담배를 피우는 것이 금지되어 있다. 하지만 아직도 이것이 잘 지켜지지 않고 있다. 그렇지만 앞으로 흡연자의 설자리도 멀쟎아 상당히 위축되어 스스로 금연하지 않으면 안 되게 되어 있다. 미국에서는 이 점이 좀 더 철저해서 같은 직장 동료로는 옆 사람에게 피해를 주지 않으려고 최선을 다한다고 한다. 빌딩 수십층 위에 있는 자신의 자리에서 일부러 1층에 있는 흡연실까지 내려와 담배를 피우고 다시 올라간다는 것이다. 캘포니아 주에서는 보건환경국장이 TV 광고를 이용해서 금연 운동을 매주 벌린다고 한다.

임신중인 아내가 남편이 피운 담배연기로 심하게 기침을 하자, 아내의 입에서는 흰 담배 연기가 뿜어져 나오는 엽기적인 모습의 광고가 정편난 CM이라고 한다. 만화같은 화면이지만 얼마나 충격적인 사실인가를 짐작할 수가 있을 것이다. 흡연자의 자리는 점점 좁아질 것이다.

이같이 미국이나 서양의 경우에 비하여 우리 나라는 역시 담배 규제에 대해서는 아직 관용적이라고 할 수가 있다. 간접 피해도 심각하다고 할 수 있음에도 불구하고 옆에 사람이 담배를 피우고 있는 처지에 있음에도 불구하고 아무 제재(制裁)

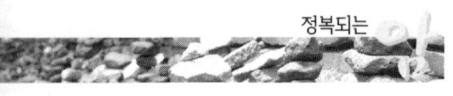

를 하지 않는다고 하는 것은 일종 간접 살인방조죄도 될 수 있으니 말이다. 이웃 나라 일본과 중국도 금연법을 서둘고 있는데도 불구하고 한국만이 아직 담배인심 탓인가 옆람이 피워도 아무 제재없는 관용을 베풀고 있다. 한 마디로 제재같은 법은 필요없는 것 같다.

대만에서는 총리가 TV에 나와 금연 캠페인을 하고 오스트리아나 미국도 물론 금연법이 있다. 우리 나라도 하루빨리 금연법을 설치해야만 비흡연자를 보호할 수 있을 것이다.

이와는 반대 현상이라고 할 우리 나라에서는 담배전매사업법이라고 하는 것이 있어서 오히려 육성하거나 아니면 권장하는 듯한 사업정책이 있어서 국가가 오히려 후원하는 듯한 정치을 펴고 있다. 세수를 올리기 위해서는 어쩌면 부득이하다고 할 수가 있으니 말이다. 이러한 사실은 재미있는 사회상을 반영시키고 있다. 담배세가 들어오면 국민의 병이 늘어나고, 그 수백 배가 국고로부터 의료공단으로 보험료가 지출된다.

이같은 사실을 미루어 볼 때 담배 이것이 잘 팔리는 사회일수록 국가 경제가 악화되어 간다는 사실이다. 그것을 어째서 이해하지 못할까. 여한 한국에서는 개개인이 자신의 건강은 자신이 돌보고 방어하는 방법 밖에 없다고 할 뿐이다.

(6) 미국의 금연 사정 여기까지 와 있다.

피우던 담배를 한순간 딱 끊어버리는 것을 「골드 터키」라고
한다. 이 골드 터키를 실행할 수가 있다면 가장 좋다라고 하는
사실을 흡연가들은 누구나 알고 있지만 그것이 쉽지가 않다.
대부분 흡연가들은 담배를 끊으려고 생각을 하고 있어도 쉽사
리 끊어지지 않는 것이 담배의 습관이다. 약국에서 담배 끊는
약을 먹어봐도 그때 뿐이고, 한방으로 이침(耳針)이 신통히디
고 해서 맞아 보아도 이것도 여의치 않다.

미국에서도 근래까지 매년 노하우의 주류는 역시 골드 터기
라고 하고 있다. 그래서 25년간에 44%가 금연에 도전했다고
한다(한국은 27%). 최근 미국 소식을 들으니 감탄할 수 있는
소식을 얻을 수가 있었다. 사실 이 골드 터기를 실천할 수가
있는 사람은 결심으로 딱 단번에 끊고 그렇지 못한 사람은 우
물쭈물하고 있는 지경이다. 끊으려고 생각은 하고 있지만,「좀
처럼 끊을수가 없다」라는 사람뿐이다. 이런 사람에 대해서는
스스로 조금이라도 줄일 수 있게끔 지속적으로 연구를 하는
것이 좋다.

현재 유행하고 있는 금연 방법은 「라이프 사인」 즉, TV 광
고에 자주 선전되고 있어서 금연 파이프 못잖게 잘 팔리고 있
다고 한다. 이 라이프 사인이라고 하는 이름의 기계는 작은 하
나의 컴퓨터이다. 보통 라이타 보다 조금 더 크다. 가격은 6-

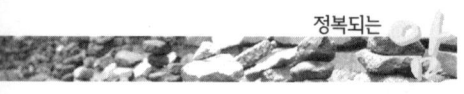
70$이다. 개개인이 어떻게 끊어야만 하는가를 일일히 선별하여 일러 준다.

다만 담배를 피울 때는 탁하고 버튼턴을 누르게 되는데 이것은 1주일간 지속된다고 한다. 이렇게 하면 이 컴퓨터가 담배를 피우는 사람의 패턴을 재빨리 계산해서

「당신에게 가장 좋은 방법은 35일 후에 끊는 것입니다!」

라고 지시한다. 그리고 그때까지는 몇 개피 피우십시오! 라고까지 금연일까지 친절하게 가이드해 준다. 이 기계는 상당한 효과를 올린다고 한다. 이런것 때문이 아니라도 미국의 노스모키 비율은 발빠른 과학적 기계 때문에 점점 더 올라간다고 할 수가 있다.

### (7) 미성년자를 보호하는 절대적인 방법

어느 나라이건 지금 가장 문제시 되고 있는 것은 미성년자의 흡연 문제다. 우리가 자랄 때의 반세기 전만 해도 이렇게 미성년자들이 담배를 피우는 일은 그렇게 흔하지 않았다. 당시의 교육은 어른 앞에서 함부로 담배를 피우는 일 같은 것은 도덕적으로 허용되지 않았다.

젊은이가 노인께 담배의 불을 요청해도 배워먹지 못한 놈이

라고 호통을 받던 때였으므로 그랬을 것이다. 더군다나 우리
나라는 동방지예의국이라 하여 예절을 숭상하는 국민이므로
어른 앞에서 함부로 담배를 꺼낼 수가 없었다. 그런데 이것도
하나의 민주화바람 때문일까! 숨어서 쉬쉬하던 흡연 풍습이
보고 듣는 것이 많은 현대에 와서는 담배를 피우는 연령도 낮
아져 중학생만 되어도 담배를 피우고 있으니 개탄할 일의 하
나라고 할 수가 있다.

앞에서도 언급하였거니와 중학생이 담배를 피우는 일이 그
리 드문일이 아니고, 고교생이 되면 대부분 피우게 된다니 그
저 놀라울 뿐이라고 할 수 밖에 없다. 상당이 많은 비율이 담
배를 피우고 있는 것 같다.

최근에 와서 우리 나라 고교 과정에서는 양호교사들이 금연
을 가르키는 수업을 하고 있다고 한다. 영상물을 상연하여 흡
연이 건강에 얼마나 해로운가를 알려주고 있는 것이다. 하지
만 기성세대가 여전히 담배를 피우고 있는데 자라나는 청소년
들에게만 건강에 이롭지 못하니 담배를 피워서는 안 된다고
하는 말도 난센스라 할 수가 있다.

선생님이 담배를 피우면서 학생들에게만 피우지 말라고 하
는 것은 비교육적인 것과 같은 것이다. 아이들에게 「담배를 피
워서는 안돼 !」라고 한다면 선생님 역시 담배를 피워서는 안
되기 때문이다. 그리고 호기심 많고 도전적 성격이 강한 이런
연령의 나이에 순순히 무조건 「피워서는 안돼」라고 하는 말은
역효과를 낸다.

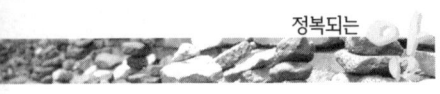

성인들 또한 과거를 뒤돌아 보았을 때 이와 같은 기억을 갖고 있을 것이다. 금지당하면 당할수록 해보고 싶어진다. 또한 암에 걸리고, 노화가 빨리 온다고 하여 두렵고 무섭다고 하지 않을 나이가 아니기 때문이다. 이럴수록 가까히 하고 싶어지는 것이 모험심 많은 아이의 심리라고 할 수가 있다.

이런 것을 가르켜 의학적 전문용어로 「파라슈트 증후군」이라고 이름 붙여 부르게 된다. 파라슈트를 이용해서 비행기에서 처음 뛰어 내릴 때는 굉장히 두렵고 무섭다. 그러나 일단 한 번 뛰어 내리기만 하면 오히려 대단하게 매력적으로 느껴진다. 아무리 그만 두라고 해도 또 다시 뛰어내리고 싶어한다. 이것을 반복하면 이미 매료되어 빠져 나올래야 나올 수가 없게 된다. 이와 같은 증상을 담배의 경우에서 엿볼 수가 있다.

또한 그 뿐만 아니다. 감수성이 유별난 연령의 아이들로서는 "멋"이라는 매력에 왕왕 도취된다. 담배를 2지 3지 사이에 끼워 담배 한 모금을 길게 흡입했다 그 연기를 "프"하고 뱉어내는 모습은 어찌 보면 멋있는 매력일 수도 있다. 가슴속에 꽉 들어 차 있는 뭉게 구름 응어리를 길게 빨아들인 연기와 함께 토해낸다라고 하는 것을 멋으로 보여지기도 하기 때문이다.

그리고 무섭다, 무섭다고 위험을 강조하면 할수록 지금까지 한 번도 경험해 보지 못한 학생까지 「그렇다면 어떤 것인가 한 번 해볼까」라고 하는 반대적인 역 호기심이 불붙기 마련인 것이다. 이러면서 맛을 보게 되는 것이다.

청소년들에게 위험을 강조하는 것은 오히려 얻는 득보다는 잃는 역효과가 더 크다. 이같이 교실에서 오히려 금연 공부라고 상영해 주고 있는 필림은 「담배를 피워라 피워라」라고 부추기고 있는 것과 다를 바가 없다고 할 수가 있다. 다시 말하면 담배 회사의 선전을 맡아 해주고 있는 것과 같다. 차라리 금연 방법은 실정적인 면을 강조하는 편이 오히려 효과적이다고 할 수 있다.

한 예를 든다면 「누구누구도 담배를 피우지 않았기 때문에 XXX가 될 수 있었다. 그러나 누구는 담배를 피웠기 때문에 XXX는 될 수가 없었다. 만일 누구누구와 같은 훌륭한 사람이 되고자 한다면 담배를 피우지 말 것」과 같은 실증적인 설득 방법이 요즘 젊은이에게는 훨씬 더 효과가 있다라고 생각이 든다.


## (8) 젊은 여성들에게 강조하고 싶은 말

초등학생이 담배를 피운다. 이것은 확실히 우려할 일이다. 하지만 이것은 사실이다. 아무리 조숙한 현실이 초등학생에게까지 담배를 피게 되었다고 하더라도 아직 10세 안팎의 아이가 흡연을 한다는 것은 주변의 소홀한 관리 감독의 원인이 아닐까 싶다. 어떤 조사 결과에 따르면 초등학생의 30%, 중학생의 50%, 고교생의 70%가 담배를 피운 경험이 있다고 하니 놀

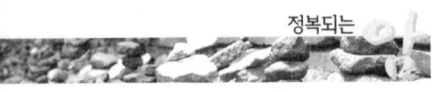

라운 일이다.

몇 번이고 거듭 강조하고 있지만, 어릴때부터 흡연을 시작한 55세의 사람과 담배를 피지 않는 70세의 암 사망률은 동일하다고 통계가 나왔다. 즉 어릴때부터 담배를 피우고 있는 사람은 노화가 빨라서 비흡연자보다도 15년이나 빨리 암 연령을 맞이한다. 인간의 신체가 성숙하는 때는 20～22세라고 하는데, 그 이하의 젊은이는 세포도 미숙하여 성인이라고 하기에는 부족하다. 꽃에 비유한다면 꽃봉오리로 연약해서 외부로부터 영향을 받기가 쉽다. 담배를 피우면 그만큼 노화하기 쉽다는 얘기다.

하지만, 담배를 어릴때부터 피우기 시작한 사람은 비관적이라고 해서는 곤란하다. 일찍부터 담배를 피우기 시작한 사람이라 하더라도 더 이상 체내에 독을 들여 보내지 않으면 괜찮기 때문이다. 금연과 동시에 녹황색야채를 가능한 적극적으로 섭취하도록 유의하면, 늦어도 5년이내는 폐암의 발병 위험은 비흡연자와 같은 수준으로 내려갈 것이다. 젊은이의 흡연과 함께 또 한 가지 걱정되고 염려스러워 지는 것은 여성 흡연자의 상당한 증가라고 할 수가 있다.

특히 술집이나 커피숍 같은 곳에 가보면 여성 흡연자가 눈에 띄게 볼 수 있다는 것이다.

옛날에는 볼 수 없었던 모습이라고 할 수가 있다. 옛날에도 전혀 여성들이 담배를 피우지 않았던 것은 아니나 이렇게 들어내놓고 당당히 담배를 피우고 있는 여성이 늘어난다고 하는 것은 놀라운 일이 아닐 수가 없다. 아무리 얼굴 화장에 공을 들여도 담배를 피우면 점점 노화가 진행되는데도 피우고 있다는 것은 참으로 모를 일이다. 그래서 여성들에게 강조하고 싶은 말은 「담배는 노화를 향해 엑셀을 밟고 있는 것과 같다」라고 하는 말로 다시 한 번 위험을 일깨워 주고 싶다.

모처럼 몸에 영양을 섭취시켜 놓아도 담배가 낭비를 시켜버린다. 담배 몇 개피를 피우면 비타민 C 등은 순식간에 날아가 버린다고 생각하면 좋을 것이다. 니코틴 중독, 즉 헤비 스모커가 되면 약 40분 간격으로 아니 좀 더 짧은 간격으로 담배를 피우고 싶어한다. 그러나 업무중이라든가 데이트중, 혹은 금연 지정장소의 이유 등으로 피울 수 없을 경우에는 스트레스를 받게 된다. 그것은 참기 위한 스트레스가 쌓였기 때문이다. 이렇게 되기 때문에 스트레스 해소를 위해 또 다시 담배를 피우게 되는 악순환 때문에 담배를 끊을래야 끊을 수가 없게 되고 피우지 않으면 안 된다.

결국 악순환을 이루는 것과 같은 이치다. 이렇게 되면 담배로 인해서 림프구에 이변이 생기기 마련이다.

다시 말하면, 요즘 사회문제로 크게 대두되어 있는 "에이즈"도 아주 걸리기 쉬워진다. 흡연자, 즉 담배를 많이 피우는 사람은 비흡연자에 비해서 발증 위험이 3~4배나 더 높다는 사실은 아마도 저항력이 약해지기 때문이 아닐가 싶다. 여하튼 여성 흡연자는 아름다움을 오래 유지시키기 위해서도 이와 같은 의학적 보고를 귀담아야 할 것이다.

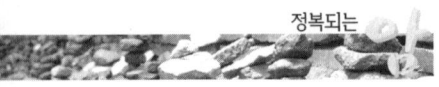

(9) 암 예방의 새로운 여명

노벨의학상을 수상한 포링구 박사가 비타민 C의 적극적인 섭취를 강조하고 있다. 그리고 당신 스스로가 피험자가 되어서 1일 10g의 비타민 C를 섭취했다고 한다. 이는 실험을 통해서 건강상의 효능을 보여주기 위한 수단이었다고 한다. 이로 인해 각종의 반론도 없지 않아 매스컴을 떠들썩하게 하기도 하였으나, 어쨌든 세계적인 비타민 C 의 계기를 만들어 낸 것은 이 분의 공노로 평가받아도 마땅하다고 하겠다. 또 하나 바키트 림프종 발견으로 유명하다고 할 수 있는 바키트 박사는 연구 중 직감을 얻은 것이 있다. 즉, 「식이섬유가 대장암을 예방할 수 있을 것이다」라고 하는 결단을 얻어 공표한바가 있었다. 그리고 서구사회에 만연하는 이 성인병의 부분도 식이섬유의 섭취로 줄어들 것이라고 공표하였다.

즉, 이것은 식이섬유가 제2발견을 이룬 것과 같은 이치었다. 이전의 영양학에서는 식품 속에 함유되어 있는 섬유와 불소화 성분은 에너지원이 되지 못할 뿐만 아니라, 영양 성분의 이용률을 저하시키는 물질로서 경시되고 있었다. 그러나 그 이후 식이섬유는 세계의 주목을 받아 수많은 연구 결과를 얻어, 지금은 단백질, 지질, 비타민, 미네랄의 5대 영양소에서 이어 6대 영양소 중 하나로 손꼽히게 되었다.

물론 대장암의 발생을 저하시킨다라고 하는 것도 또한 그외 서구사회에 만연되고 있는 대부분의 성인병의 위험이 감소되고 있다라는 것은 사실이다. 몇 해 전부터 우리 나라에서도 식이섬유 붐이 일어나서 시중에 이것이 함유된 건강 드링크제가 판매되고 있다. 비타민 C든 식이섬유든, 붐이 일어나서 그 중요성에 관한 지식이 일반인들 사이에 확산되고 있다는 사실은 바람직한 일이라고 할 수가 있다. 하지만 이 열기가 사라짐과 함께 그 중요성도 잊혀져 버린다고 한다면 곤란한 일이 될 것이다.

이와 같은 일을 진실로 이해했다라고 한다면 머릿속에 오랫동안 간직해 두는 것도 중요한 일이 될 것이다. 양질의 정보, 이것을 간직하고 실천해 가면서 산다고 하는 일은 확실히 자기 전이라고 할 수가 있겠다. 그리고 동시에 일단 캐치했다고 한다면 그것을 정확히 알고 자신의 것으로 만든다고 하는 자세가 필요하다고 할 수가 있다.

세기는 비타민 C, 식이섬유, 다음은 카로틴 에이스의 등장 순으로 흐르고 있다. 사람의 신체적 노화방지 및 암예방에 있어서는 비타민 C와 식이섬유는 빼놓을 수 없는 존재가 되었다. 그러나 뭐라고 해도 이 중심점에서 빼놓을 수 없는 것은 베타 카로틴인 것이다.

아무튼 세계에서 뒤늦은 등장이라고 할 수가 있겠으나 이 베타 카로틴은 바야흐로 뜨거운 주목을 받고 있는 것도 사실이라고 할 수 있다. 하지만 이와 같이 카로틴이 우리의 건강상의 실증 예나 아니면 정보량에 비하면 일반인의 인식 수준은

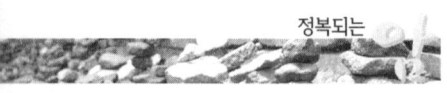

아직 대단히 낮다고 할 수가 있다.

심지어 전문의료인 중에서도 카로틴은 프로비타민 A라고 하는 사실은 알고 있어도 그 이상은 알지 못하고 있다는 사실은 안타까운 일이라고 하겠다. 카로틴의 독자적 놀라운 효과에 대하여 다시 한 번 눈을 돌릴 필요가 있다고 할 것이다.

아직도 금연을 단행하지 못해 매일 흡연을 하고 있거나 수동적으로 그 곁에서 담배연기를 마시고 있거나, 혹은 알코올을 마시는 사람들은 노화의 가속이 이루어져 있으며 또함 암 염려에 이미 진입해 있다고 할 수가 있다.

이와 같은 이들에게는 카로틴은 반가운 희소식이요, 또한 원군이 될 수가 있을 것이다. 다시 요약해 말하면, 노화는 막고 암은 예방한다면 건강하다는 뜻이므로 이상 더 바랄 일이 없을 것이다. 오래오래 젊고 싱싱한 세포를 유지할 수가 있기 때문이다. 그러나 이런 사실을 알고 있다고 해도 대부분의 사람들은 일상 생활에 쫓기고 번거롭다는 이유 하나만으로 먹기를 주저하거나 게을리한다고 한다.

그러나 암에 걸렸다라는 선고를 받았을 때는 이미 때가 늦은 것이다. 그때는 왜 진작 예방하지 못했던가라는 후회를 하게 된다. 모든 세상사 일은 노력없이 이루어지는 일은 하나 없다. 내 자신의 건강을 위해 가정과 가족을 지키기 위해서는 이 정도의 노력없이는 책임을 다했다고 할 수 없다.

일반적으로 먹기가 번거롭고 까다롭다고 하는 생각을 하는 사람들이 적지 않다. 그러나 의외로 섭취 방법은 간단하다. 하루에 당근 1개는 꼭 먹는다. 주부라면 하루 세끼 중 1끼라도 시금치, 쑥갓, 부추, 샐러리, 크레송과 같은 야채를 식탁위에 올리는 것을 잊어서는 안 되고 식사 후 디저트로 토마토, 피망, 꼬투리, 강낭콩을 잊지 말고 내놓도록 해야만 하며 1주일에 한 번쯤은 호박죽 같은 별식을 만들어 먹도록 관심을 가지면 된다.

이것도 할 수가 없다고 하면 그것은 삶의 의의를 상실했다고 해도 과언이 아닐 것이다 주부들께서는 이 점을 깊히 명심하여 꼭 실천하도록 노력해야만 할 것이다.

끝으로 암에 걸리지 않는 신체가 된다라고 하는 것은 결코 단순히 예방차원만이 아니다.

암의 불씨를 제거한다고 하는 종래의 사고 방식에서 "최신 방화설비"가 갖추어진 적극적 셔트아웃트 히든 카드라고 할 수 있다.

암은 결코 만만한 존재는 아니고 인간에게 현재로서는 공포의 대상이고 절망의 대상이다. 이러한 암과 싸워 이기는 것은 사전에 방화시설을 해서 만전을 기하는 도리뿐이다.

만전을 기한다고 하는 것은 녹황색야채 섭취, 카로틴 섭취뿐일 것이다. 현재 시중에는 "$\beta$ - hi", "베타 - hi" 등이 팔리고 있다.

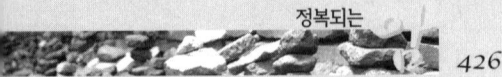

# 4. 21세기 암 예방 셀레늄(Selenium)

    대한 암예방학회는 2003년 2월 가톨릭의대 의학연구소 2층 강당에서 한국과학기술(KIAST) 생물과학과 J교수, 고려대 생명과학대학 K교수, 미국 국립보건원 신디 데이비스사, 텍사스 공대 줄리안 스팔홀츠 교수 등 국내외 셀레늄 전문가들이 참석하여 암예방 연구발표를 갖는다고 전 세계에 타전하였다.

    오래전부터 이 셀레늄은 항암은 물론 에이즈 발병지연, 성장촉진 고혈압 치료약으로도 이미 알려진지 오래다. 사람에게게는 필수적이라고 할 이 셀레늄은 적혈구 글루타티온 페로옥시다아제(Gluta-thione peroxidase: 체내에 생성된 과산화수소를 분해해서 세포의 상을 방지하는 효소)의 구성 성분으로 대단히 중요하다.

    그 뿐만 아니라 비타민 E와 같이 산화제 역할도 한다. 셀레노메티오닌, 셀레노시스테인 등의 화합물로서 황산작용, 방사

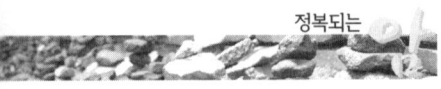
선 방어작용, 항암작용을 하는 것으로 알려져 있다. 이 셀레늄의 흡수율은 대체로 50∼100% 정도로 알려져 있다. 우리 몸안에 존재하는 이 셀레늄의 함량은 수시 배설하는 요로로 통해 주로 배설이 되거나 많은 섭취는 디메틸니트로사민(Dimethyl-nitrosamine) 호흡을 통해서 배설하기도 한다. 식이로서는 메치오닌, 비타민 E, 비소 등의 함유로 이 셀레늄의 배설이 촉진되고 있다는 것으로 알려져 있다.

주로 간장과 신장에 많이 잔유하게 되는데 나이 먹을수록 그 함량이 높아진다. 머리카락, 발톱의 함량측정, 혈장 혹은 적혈구의 셀레늄 수준, 같은 것을 글루타티온 페르옥시다제 활성도로서 우리 몸안에 있는 셀레늄 영양상태를 알게 되는 것이다.

이같은 셀레늄이 체내 과잉시에는 탈모증과 피로감이 있으며 설사, 손톱의 약화나 소실이 나타나며 소화기능의 장애, 황달 등이 일어나고 셀레늄 결핍이 임상적으로 그리 쉽게 나타나지는 않으나 몸에 이상이 온다. 즉 구미가 없어 식욕이 감퇴되며, 아이 같으면 성장속도가 감소된다. 그리하여 성장속도의 감소, 조직의 합성 및 성장호르몬의 합성에 제재가 된다.

이웃나라 중국의 케산지역에 주로 많이 나타난다고 알려져 있는 심근장애(心筋障碍)증이 많은 것은 셀레늄이 부족하는 데에서 오는 증상이라고 한다. 그래서 이 심근병명을 케산서 시작되었다고 하여 케산병(Keshan disease)이라고 명명되고 있다. 주로 우리는 이 셀레늄을 식이에서 조달된다.

그 중에서도 곡류가 섭취량의 절반을 공급해 주고 있다. 그러니 한창 왕성하게 성장하는 젊은이들에게는 별로 이 셀레늄 결핍상태가 나타나지 않는다고 알고 있으나 40대 이후 나이가 먹으면서 발생되는 성인병 환자들의 10중 8~9는 바로 이 셀레늄 부족에서 각종 질병을 불러온다고 해도 틀린 말은 아니다. 그러므로 외부로부터 공급해야만 건강할 수가 있다.

한 마디로 셀레늄의 미세원소들이 부족하면 암은 두말할 것 없고 심장병, 관절염, AIDS에 걸린다고 하는 사실이 판명되었다. 그러므로 현대 많은 의사들은 셀레늄의 생화학적 효능에 많은 관심을 쏟고 있을 뿐만 아니라 녹황색야채, 카로틴과 더불어 암 예방은 물론 노화 현상을 막는다고 과학자들은 말하고 있다. 오늘날 우리 인류의 태반은 이 암이라는 무서운 질병에 고목처럼 쓰러져 가고 있다는 것은 현대의 재반 환경이 만들어낸 숙명이라고 할 도리밖에 없다.

그런데 이 셀레늄의 발명은 카로틴과 더불어 암에 대한 공포에서 해방되게 되었다라고도 할 수가 있겠다. 그러나 위에서도 언급한 바와 같이 중년기 이후 이 셀레늄의 결핍이 원인으로 중요한 질병에 고통을 느낀다고 한다. 그러므로 독자들께서는 이 셀레늄에 관심을 깊이 하고 의사와 상의하여 지속적으로 셀레늄 보충에 힘을 쏟아야만 할 것이다. 한 마디로 이 셀레늄은 많은 중요한 효소반응에 관여하고 있는 항산화제인 것이다.

암 예방에 효과가 있다라고 하는 사실이 알려지기 전까지는

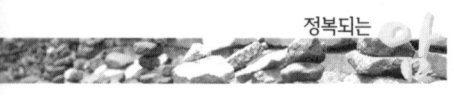

단순히 이 셀레늄 약물은 고혈압 치료에 효과가 있다는 정도로만 알려져 있었다. 즉 혈압과 혈류 속도를 낮추어서 뇌졸중증에 효과가 있는 것으로 학자들은 인식하였다. 그것은 셀레늄 양과 어떻게 대사되는지를 알기를 위해서 플라스마/진량분광기 기술을 사용한 결과 수산화 셀레늄의 양은 다른 조직에 비해 뇌조직에 있어서는 낮았다는 사실이 알려졌다. 이 때문에 혈압, 또는 연관이 있는 뇌졸중증이 이 셀레늄의 원인에 있다는 것이 알려졌다.

이와 같은 연구는 계속되어 현재에 이르러 이 셀레늄 결핍은 HIV에 감염된 사람은 물론 암에 걸린 사람들의 생존율을 결정하는 데에 큰 기여를 한다고 하는 사실이 알려져 있다. 이 발표는 1996년 12월 25일, 즉 크리마스 성탄절이었다. 인류를 구원하기 위해 세상에 나타나셨다는 예수탄일을 기념하면서 여기에 버금간다는 인류의 적 암 발생 저지를 한다는 의미에서 journal of the american medical association에 발표가 되었는데 셀레늄이 암 발생의 비율을 떨어트린다고 함으로 가일층 세계 의학자들은 관심을 갖게 되었다. 우리 나라 암 학회에서도 여기에 고무된 것은 틀림없는 사실이다.

한 예로 셀레늄이 대장암 억제에 효과가 컸던 것을 발표한 일이 있었다. 미국의 농무부 식업청 과학자들은 셀레늄 성분이 높다라고 알려져 있는 브로콜리를 쥐에게 먹여 실험해 본 결과 대장암의 초기 단계에서 놀라울만큼 감소하였다고 하였다. 과학자들은 셀레늄염과는 달리 브로콜리에 들어 있다고

하는 셀레늄의 형태가 암에 대해서 보다 강했다라는 사실에
더욱 주목을 하였던 것이다.

그 브로콜리 형태는 이른바「셀레늄 셀레노시스테인」또는
SeMsc이다. 우리 몸은 다시 말해서 아미노산 끝을 잘라내어서
메칠 셀레놀(methyl selenol)이라고 하는 항암인자를 만들어내
게 된다. 곡물과 몇몇 육류에 주로 많다라고 하는 이 셀레늄의
형태는 여러 번 화학적인 전환을 거쳐야만 비로소 메칠 셀레
놀이 될 수 있다고 한다. 어떤 보조식품에서 사용되는 셀레늄
염의 형태는 더 쉽게 전환이 된다. 그러나 브로콜리에 들어 있
는 형태는 단 한 번에 되는 것은 셀레늄이 효과가 있다는 증
거이다.

대장암에 걸린 쥐에게 브로콜리가 효과가 있었던 것은 바로
이 때문인 것이다. 한 마디로 말하면 브로콜리는 양배추다. 이
양배추 아닌 브로콜리 속에는 셀레늄이 많이 들어 있다는 것
이다. 이는 녹황색야채라고 할 야채와 같다고 할 수가 있다.
이 효율을 시인하기 위해서 연구자들은 채소에서 정상적으로
발견되는 셀레늄보다 수백 수천 배 강한 브로콜린을 길러 약
용으로 쥐에게 실험해 보았다고 한다.

그 결과 확실히 셀레늄 효과가 있다라는 사실이다. 즉 수주
간 쥐의 셀레늄 수준을 보강한 다음으로 이 연구 쥐에게 강력
한 발암물질을 주사했다. 그리고는 고-셀레늄 브로콜리는 셀레
네이트보다 항상 전암 반전 수를 적게 만들었다. 그 결과 용량
을 올릴수록 전암 반전 수가 줄어들었다는 사실이다. 그리고

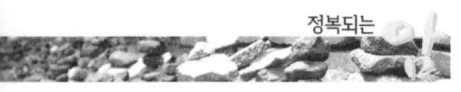

쥐에게 훨씬 더 많은 양의 발암물질을 투여했다.

전암 반점이 더 많이 생겨 고-셀레늄 브로콜린을 먹은 쥐는 셀레나이트를 먹은 쥐보다는 절반 밖에 되질 않았다는 것이다. 이를 미루어 보건데 셀레늄은 확실히 카로틴과 함께 암 예방은 물론 노화를 막아주고 성인병 발병을 방어해 줄 것이다. 미국에서는 현재 이 셀레늄이 시판되고 있다. 카로틴과 함께 셀레늄을 대량 섭취한다면 암예방은 이루질 수가 있을 것이다. 우리 나라도 이 셀레늄의 효력을 인식하여 각종 셀레늄 식품에 개발 노력하고 있다.

근래 농촌의 암 예방에서는 다른 식품 보다도 그 효력이 탁월한 기능성 버섯이 개발되었다는 소식이다. 여하거나 이같은 식품들이 많다 하더라도 섭취하지 않으면 아무런 소용이 없다. 그것은 까다롭고 호사스러운 구미가 문제라고 할 수가 있다. 이런 점에 있어서는 앞으로 영양사들의 활력이 더 기대된다고 할 수가 있겠다.

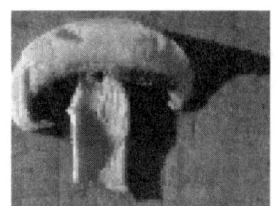

영양사들은 우리 땅에서 자라나는 식품으로 여러 사람들이 좋아하는 기능성식탁 개발을 꾸준히 연구하여 부담없이 누구나 식탁에서 젖가락이 가도록 노력 해야만 하기 때문일 것이다. 현재에 있어서는 암예방의 지속적 노력과 체질개선이라고 할 수가 있다. 암은 무서운 병이다. 한 마디로 사형 선고와 같은 질병이다. 하지만 꾸준한 식탁의 개선과 효력에 좋다고 알려져 있는 식품을 많이 섭취함으로서 개인은 물론 온 국민의 획기적 건강이 이루어 진다고 기대할 수가 있다.

# 5. 암, 어떤 약들이 현재 나와 있을까?

**글리벡** — 만성 골수성 백혈병(CML)하면 이름만은 낯설지 않
는 병이다. 여기에 혜성처럼 나타난 "글리벡"은 누
구나 한 번은 귀에 익숙하게 들어본 이름일 것이다.
미육군사관학교생이었던 "성덕 바우만"군이 이 병
에 걸려 투병기를 남겼던 백혈병이다.

이 골수성 암에는 글리벡이 기적의 약으로 세상을 떠들썩
하게 하고 있다. 스위스의 노바르티스사가 개발한 약이다. 하
루 1알 복용으로 부작용은 최소한 줄이면서 치료할 수 있는
약이 바로 이 약이다.

하지만 이 약의 값은 굉장히 높다. 그래서 환자나 그 가족
들은 하나같이 약이 있은들 무슨 소용인가라고 하면서 환자나
가족들에게는 그림의 떡인 격이 되고 말았다. 글리벡이 아무
리 현실적인 약이라고 한다고 하더라도 환자가 복용할 수가

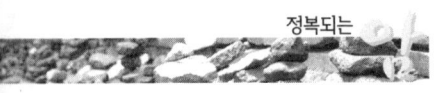

없으면 존재할 이유가 없다고 국내 환자 가족들은 입을 모우고 있다. 정말이지 귀한 생명이 살기 위해 필요로한 약인데 엄청난 약값이 든다. 노바르티스사는 특허를 이유로 환자의 생명을 담보로 약값을 폭리하여 받아내려고 하고 있는 것이라고 하고 있다. 이런 사실로 보건복지부가 현지에 출장하여 약값 인하 조정에 노력을 다하고 있는 모양이나 그렇다고 많은 액수 조정은 불가할 것이니 이래저래 병든 환자나 그 가족들만 억울하다고 할 수가 있을 것이다.

이 약은 유도탄 미사일과 같아서 신체에 들어 있는 암세포만을 골라서 파괴시키는 약으로 기존의 항암제와는 다르다고 할 수가 있다. 즉, 암세포 이외의 정상세포는 파괴하지 않는다. 그래서 환자들이 고통 없이 치료받을 수가 있어서 비싸긴 해도 다행스럽다.

좀 더 이 백혈병에 대한 이야기를 하자면 조혈기(조혈조직)의 암이라고 할 수가 있다. 발병 빈도는 낮다라고 할 수가 있겠으나 한 번 발병되면 생명이 위험하다. 백혈이란 흰피를 뜻하는 말인데 이 질환의 발견자는 R. 피르호가 1846년 환자를 부검했을 때 피가 희게 보인데서 이같은 이름을 붙이게 되었다. 그 후부터 조직변화는 같으면서 혈액안에 있는 백혈구는 거의 증가하지 않는다는 것이 알려졌다. 이런 것을 가지고 비백혈성 백혈병이라고 한다.

다시 말하면 유혈속에 나타나는 세포의 종류에 따라 임파성, 골수성, 단구성으로 분류하고 임상경과에서 급성과 만성으로 분류하게 된다. 원인은 아직 확실하게 알려지지 않지만, 원폭 피해자나 아니면 방사성 업무에 종사하는 사람에게 주로 많은 것을 보면 방사선이 원인이라고도 추정된다. 위에서도 설명한바와 같이 임파성, 골수성, 모두가 급격하여 고열, 구내염, 치은병, 괴사성 앙키나 등을 보이고 출혈 경위가 있어서 위험할 때가 있다.

액중에는 임파아구(淋巴芽球) 또는 골수아구가 증가하고 적혈구가 심소해져서 빈혈이 되기 일쑤다. 일반적으로 치료는 부신피질 호르몬과 풀산 길항제를 사용하며 수혈이 꼭 필요로 하다. 그러니 만성 골수성 백혈병은 가장 일반적으로 빈도가 높다. 증세는 전신권태, 식욕부진 등으로 차차 발증을 보이고 피부가 하얗게 창백해지며 빈혈증세로 옮겨가는 것이 보편적이다. 간장과 비장이 커지며 뼈의 동통, 구타통, 안저변화 시력 감퇴가 있기 마련이다. 또한 혈소판이 감소되어 비출혈, 치은출혈, 피하출혈 뇌출혈을 초래하여 말기에는 발작이 계속되는 것이 일반적이다. 백혈수는 엄청나게 늘어 나는데 10만~30만으로 증가된다.

이런 것을 가지고 골수성의 유약성 백혈구라고 할 수가 있다. 이 만성 임파성 백혈병은 경부, 서혜부에 주로 나타나는데 크기는 계란에서 주먹만한 것까지 생긴다. 이때도 역시 항백혈병 치료제와 수혈을 주로 한다. 그러나 글리벡이 나옴으로써 많은 효과를 얻고 있다.

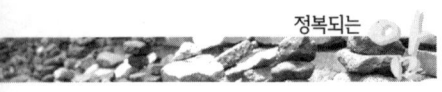

이레사 — 영국의 폐암 치료약 이레사라고 선전해온 이 약의
효능은 그렇게 기대에 부응하지 못하고 있는 것 같
다. 임상실험 단계에서 국내 폐암환자에게 전격 투
여를 하고 있으나 기대만큼 기적적인 치료 효과를
보이지 못하고 있다. 식품의약품안정청에 따르면 기
존 치료법으로 불가능한 폐암 환자에게 인도적 차원
에서 마지막 치료 기회를 주기 위해서 2002년 12월
70명에게 이 약을 무료로 투여해 주었다고 한다. 그
러나 식품의약품안정청은 1~5개월 투약받은 말기
폐암환자 가운데 19명이 사망하고 18명이 중단했다
고 한다. 그리고 3명은 치료 여부가 확인되지 않고
있으며, 지금까지 이레사를 계속해서 무료 공급을
받고 있는 환자는 33명으로 밝혀져 있다. 또 이레사
가 간질성 폐질환, 또는 간질성 폐렴을 유발한 직접
적 원인이 있다라고 하는 증거는 없어서 의심스럽다
는 견해가 대두되고 있다. 이 때문에 항간에서는 자
문위원회를 열어 이레사의 간질성 폐질환 및 간질성
폐렴 유발 여부에 대한 심도깊은 논의가 되어야만
할 것이라고 알려져 있다.

　그러나 이 약을 생산하고 있는 아스트라제네카측은 그 같은
루머는 사실 무건이라고 강조하고 있다. 항암제 자문위원회가
열린다고 하는 사실은 확실하지만 이레사 약효에 관해 논의

되고 있는 것은 아니라고 해명하고 있다. 일본에서는 이 이레 사 부작용 사례가 적지 않아 후생성은 아스트라제네카 측에 관련 자료을 요청한 것으로 알려져 있다. 그러나 여기에 대해 회사측 답변은 부작용으로 1000명 당 2~4명꼴로 체질 관계 에 따라 극히 소수의 환자가 경민한 증세를 드러냈다고 하고 있다.

여기에 의사들도 한몫 회사를 거들고 있는데 이레사와 직접 적으로 관련이 있다는 사실의 증거를 찾지 못했다라고 말하고 있어서 좀 더 두고 보아야할 일이 아닐까 싶다. 그뿐만 아니라 이레사를 투약받은 대부분 환자들이 말기 단계였던 관계로 이 미 기존의 화학요법이나 방사선요법을 거쳤던 관계도 있었으 므로 아직 부작용이라고 내세울수는 없다고 주장하고 있다.

실제로 지금까지 이레사는 세계적으로 4,200명이 복용한 것 으로 알려져 있다. 그렇다면 이 약물을 복용한 환자들 중 간질 성 폐질환 증상이 나타난 케이스는 불과 0.48%에 불과한 셈이 된다. 정밀하게 계산을 하면 0.1~1%에 해당하는 비율로써 부 작용은 거의 없다고 할 수 있다.

한편 이레사는 기존의 화학치료법 등으로 효과를 보지 못했 던 비소세포 폐암환자들에게 사용하는 항암제로 효과는 좋다 고 알려져 있다. 즉, 기존의 화학치료법 등으로 효과를 보지 못한 비소세포 폐암환자들에게 이용하면 효과가 있는 것으로 알려져 있다. 까다로운  미국의 시장에 아스트라제네카 측은 항암제 이레사가 FDA의 허가를 취득할 경우 판매하겠다고 하

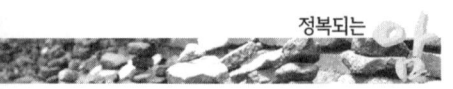

고 있다.


**젤로다** — 스위스계 다국적 제약회사 "로슈"가 개발한 먹는
유방암, 대장암 위암 치료제인 젤로다를 식품의약품
안전청은 승인을 했다. 이 젤로다는 지난 98년과
2001년 미 식품의약국(FDA)을 두 차례 통과하여 승
인을 받은 바 있다. 위암은 국내에서는 가장 발병률
이 높은 암으로써, 전체 암환자 중 20%에 해당한다
고 한다.

한국로슈는 여의도 성모병원, 신촌 세브란스병원 등 유수종
합병원에서 위암환자 44명에게 임상실험을 해본 결과 15명(반
응 34%) 증상이 개선되었다고 한다. 기존의 항암 주사보다는
20% 이상으로 효과가 있다는 것이 입증되었다. 현재까지는 주
사 항암제를 주로 사용하여 왔으나 임상적으로 백혈구 수가
감소하는 혈액학적 부작용이 많이 나타나기 일쑤였다.

하지만 먹는 항암제 젤로다가 나타나므로서 탈모, 구토 등
이 많이 완화되었다. 현재까지 항암제 주사를 투여하기 위해
서 3~4주 간격으로 한 번씩 입원해야만 하는 불편으로 경비
적부담을 훨씬 덜 수 있게 되었다.

**어비툭스** — 제약회사 임클론 시스템스(ImClone Systems inc.)은 "어비툭스"를 미국 식품의약국(FDA)에 승인 신청 중에 있다. 앞서 임클론은 한 차례 신청한바 있으나 기각되어 재신청 중에 있는 것이다. 현재까지 알려져 있는 바로는 그 승인이 무난하리라는 평을 받고 있어서 임상실험을 재촉받고 있다.

**탁솔** — 한국화학연구소와 한미약품이 공동으로 개발 추진 중인 탁솔(Taxol)은 경구투약 항암제를 개발하였다. 지금까지 사용된 주사 항암제는 장기 투약하면 약효가 떨어지므로 1일 1〜3회 경구용 캡샐 투약으로 암 치료를 할 수 있다는 특징이 있다.

현재 미국 브리스톨마이어사가 1922년에 개발이 된 차세대 주사용 항암제였다. 그러나 이 주사제가 체액내에서 용해가 극히 어려워 부형제(Cremophore)와 함께 투여하는 불편이 없지 않았다. 이러한 점을 고려하여 환자에게 편리하도록 먹는 약을 개발한 것이다.

주사약은 교차내성에 문제점으로 어려움이 많았다고 할 수가 있었다. 그러나 장기투여가 필요한 항암제에 있어서 안전할지가 의문이라 하겠다. 다만 지금까지 알려져 있는 바로는 여자들의 자궁암과 유방암에 대해 효과가 있을 뿐만 아니라 알츠하이머병에도 효과가 있는 것으로 알려져 있다.

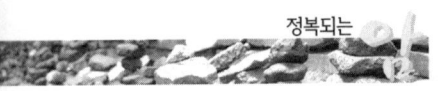

이는 뇌세포에 Alzheimer를 일으키는 독성 단백 섬유질에 의한 뇌세포 손상을 지연시킬 수 있기 때문이라고 한다. 그러 나 아직 연구 단계에 있으며 단지 병의 전과정을 늦추어주는 것뿐이지 정지하지는 못한다. 그것은 단백 섬유질이 뇌에 왜 생기는지 알 때까지는 탁솔에 대한 경계심을 늦추어서는 안 된다고 할 수가 있을 것이다.

# 6.  한방에서는 암을 어떻게 치료하고 있을까?

  동양의학에서는 암을 영, 류, 암, 옹 등 여러 가지 이름으로
불리워 지고 있는데 이중 암을 지칭할 때 가장 많이 부르는
것은 옹(癰)이다. 옹은 화농균이 옮아서 생기는 나쁜 혹을 두
고 이르는 말이다. 그래서 일반적으로 지칭할 때 외옹(外癰)이
니 내옹(內癰)하고 부위에 따라 다시 명명된다. 이 옹의 증세
를 보면 영추경(靈樞經)이란 책에 보면 「장의 모혈에 은근한
동통이 있으며 부위가 약간 종창된 것을 옹이라 한다」라고 기
록 되어 있어서 암의 증세라고 표현되고 있다. 내옹에는 부위
에 따라, 폐옹, 심옹, 간옹, 위옹, 장옹 등으로 분류되어 있으
며, 외옹에 있어서는 경옹(頸癰), 쇄후옹(鎖喉癰), 비옹(臂癰),
둔옹(臀癰), 낭옹(囊癰), 자옹(子癰), 위중옹(委中癰)과 같은 종
류로 분류된다. 그러므로 부위에 따라 증세도 다르며 치료도
다르다.

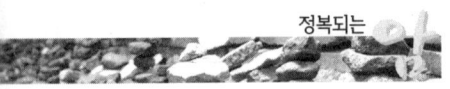

예를 든다면,

간옹(간암) — 동의보감을 보면 "기문혈이 은은히 아픈 것은 간
적이고, 그 위에 약간 부운 것은 간옹이다."라고
기록되어 있고, 간장과 심장에 화가 성하여 발생
함으로 '시호청강탕'을 사용한다라고 기록 되어
있다. 이 간옹의 발생 초기에는 「기문혈 있는 부
위에 반이 은은한 통증이 있으며 약간의 종창이
있다. 그리고 흉협부의 창만감과 협통이 있으며
잠자는 도중에 잘 놀라며 오줌을 잘 보지를 못한
다 라고 되어 있다.

초기에는 간화가 상승하여 맥이 현삭하며 시호청간탕, 혹은
선울화독탕을 사용하며, 기가 울결되었을 때는 시호청간탕에
향부자, 진피, 지각을 가하여 사용한다. 담과 기혈이 뭉쳐져 있
으면 시호청간탕에 이진탕을 배합하여 투여를 한다. 대신에
간신의 음이 고갈되어 있으면 기혈이 허해져 있다. 이때는 보
기 보혈하는 팔진탕 혹은 십전대보탕을 사용한다.


자옹 — 장옹이라고 하면 일반적으로 대장과 소장에 생긴 옹
저증을 말하게 되지만 일반적으로는 대장암이나 소장
암을 이야기 하게 된다. 또 충수염이라 할 맹장염도
여기에 해당된다. 동의보감에 보면, 「관원(혈명)은 소

장에 속하고 천추(혈명)는 대장에 속한다. 이 부위에 딴딴한 것이 잡히면 장옹으로 의심해 볼 수가 있다.」 또 다른 기록을 보면 「장옹은 아랫배가 부어서 세게 누루면 아프고 오줌이 자주 나와서 임질증세와 흡사 하고 때때로 열이 있다 없다 하며 복벽이 부운 것 같 고 딴딴한 것이 만져지는 것 같다」라고 적혀 있다.

기본 처방은 행어이기(行於理氣) 처방이라고 할 대황목단 탕, 가미대황목단탕을 사용한다. 부인에게는 해산후 요로가 나 와야 하는데 잘 나오지 않고 잔주해 있으면 흡사 이상과 같은 증상이 보일수도 있다. 물론 대장과 장 주위가 딴딴하여 개란 같은 것이 느켜지면 이도 장옹으로 느낄수가 있다. 이럴 때는 의이인탕에 당귀미, 택란, 도인 등을 가하여 사용하게 된다.

민간요법으로는 패장초 20g을 물 300g에 달여서 1일 세 번 분복을 한다.


위완옹 — 반드시 위맥에 나타나야만 한다. 중완은 위에 속한 다라고 할 수가 있으므로 중완이 은은히 아픈 것을 위완옹이라고 한다. 위부 위에 개란 같은 것이 딴 딴한 것이 마치고,혹 한열왕래가 있으며 마치 학질 모양처럼 앓는 경우가 있다. 피부는 하얗고 거칠다. 혹 침, 구역, 피고름을 간혹 뱉을 수도 있다. 이런

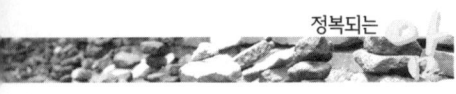

증세는 없으면서 소화가 잘 되지 않고 가슴 아래가 딴딴한 것이 만져지면 위옹을 의심해 볼 필요가 있다. 이 때 한열왕래가 있으면 사간탕(射干湯)을 다려서 생지황즙과 함께 먹는다. 일반적으로는 인동탕을 사용한다. 어혈증상이 있으면 대황목단탕과 내소옥설탕과 동원 탁리산도 사용할 수가 있다.

민간요법으로는 느릅나무 껍질을 가루내서 밥 한 그릇에 두 숟가락을 사용하여 계속 먹거나 회집과 꿀을 합해서 하루 10g ~15g를 복용한다.


심옹(心癰) — 거궐(혈자리)이 은근히 아픈 것은 심저이며 그 위에 살이 약간 부어 올라 있으면 심옹이다. 여기서는 암과는 약간 다르다할 수가 있다. 초기에는 청영해독(淸營解毒)을 기본 처방으로 하면서 황련해독탕을 배합하고, 여기에 인삼 또는 인삼 황기를 가하는 수도 있다.

외옹은 동의보감에 보면 「옹은 막힌다라는 뜻이고, 저는 걸린다 라고 하는 뜻이다」 즉, 다시 말하면 기가 막히고 걸려서 찬 기운과 열이 흩어지지 못하고 음이 양에 막히면 옹이 생기게 된다 한 마디로 옹저는 음양이 서로 통하지 못하고 막혀 있기 때문에 이렇게 나타난다.

**경옹** ─ 초기에는 두통, 전신발열, 오한이 있으며 목이 뻣뻣 하면서 굽부의 동통이 나타나고 열, 화담, 소종의 방법을 통이 있으며 달걀만한 종괴가 생겨난다. 초기 치료로는 산풍, 종창이 심해진다. 초기에는 산풍, 청열, 화담, 소종의 방법을 위주로 하는 바 그의 대표적인 처방은 우방해기탕이다.

**쇄후옹** ─ 결후의 좌우측 중심부에 생기는 옹을 말하게 되는데 이를 일명 결후옹(結喉癰)이라고 부르기도 한다. 혹은 맹저(猛疽)라고 하기도 한다. 이럴 때는 보제소독음에 황을 가하여 사용을 한다.

**비옹(臂癰)** ─ 팔의 수양명경(手陽明經)이 지나간 부위에 생긴 옹을 말하는데 8풍(八風)의 변화로 생긴 것이다. 왜냐하면 몸의 웃도리가 먼저 풍에 상한 것이기 때문이다. 이런 데는 백지승마탕(白芷升麻湯)을 쓴다.

**둔옹(臀癰)** ─ 엉덩이는 아랫배의 뒤에 있고 또 아래에 있으므로 음 가운데 음이 된다. 그 거리가 멀고 한쪽으

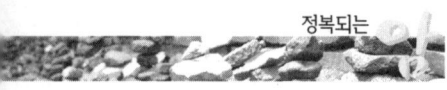

로 치우쳐 위치하고 있어서 비록 혈(血)은 많으
나 여기로 기(氣)가 잘 돌지 못하고 피도 덜 돌
게 된다. 그러므로 중년이 지나서는 여기에 옹이
생기지 않게 해야 한다. 그리고 여기가 약간 붓
고 아픈 것 같으면 맥과 증상을 참작해 보아서
허약하면 곧 기혈(氣血)을 보해야 한다. 그래야
마지막까지 괜찮다. 그러나 보통 열사를 몰아내
고 기를 퍼지게 하는 약만 쓰는 것은 허한 것을
더 허하게 하는 것이므로 쉽게 해를 입는다.


낭옹(囊癰) — 낭옹이란 아래로 습열이 몰려서 생긴 것인데 곪
는 것도 있다. 이것은 탁기(濁氣)가 스며나가다
가 정액이 통하는 길로 흘러 들어갔거나 오줌길
이 잘 통하지 못하게 되어 생긴 것이다. 그러나
고름만 다 빠지면 저절로 낫는다. 그러므로 약을
쓰지 않는 것이 좋다. 혹은 배가 부었다가 그것
이 점차 음낭으로 퍼지면 음낭이 몹시 붓거나
터져서 고환이 겉으로 나오고 물이 나오는 때도
있다. 이런 데는 밀기울을 태워 가루내서 붙이고
그 겉을 차조기잎(자소엽)으로 싸맨 다음 반듯
하게 누워서 조리해야 한다.

**자옹 —** 고환에 생긴 옹을 의미한다. 간, 신의 음이 부족한데다 가 습열이 아래로 밀리면서 발생하게 된다. 치료는 구 귤탕에 상지핵, 귤해를 가해준다. 기혈이 허하면 육미 지황탕이나, 십전대보탕을 가한다.

**위중옹 —** 위중 부위에 옹이 발생한 것이다. 주로 족태양 방광 경의 순행 부위에 있다. 만약 부의 발적, 종창, 동통 이 심하면 화영, 소종, 청열, 이습의 방법을 적용하 는 데 대표적인 처방으로는 오신탕과 해독탕을 배합 하는 것이 좋다고 할 수가 있다.

현대 의학으로서는 암에 대한 치료는 첫째, 항암치료, 둘째 방사선 조사요법, 셋째 수술법 등 어느 한 가지를 택해야만 한 다. 하지만 어느 것이나 안전하다라고 할 수가 없다. 그러므로 담당의와 상의하여 신체에 가장 안전하다고 할 수 있는 적절 한 치료가 현명하다고 할 수가 있겠다. 그러나 재차 강조했듯 이 완전한 치료는 없다. 그러므로 암에 걸리지 않도록 사전에 만전을 기하는 것이 현명하다고 할 수가 있겠다. 하루 빨리 암 을 이기는 기적의 신약이 개발되기를 바라는 바이다.

판 권
본 사
소 유

# 암, 알고 이기자!

2016년 8월 20일 인쇄
2016년 8월 30일 발행

지은이 | 황　종　찬
기　획 | 신　성　열
펴낸이 | 최　상　일

펴낸곳 | 태 을 출 판 사
서울특별시 중구 동화동 52-107(동아빌딩내)
등　록 | 1973 1.10(제4-10호)

ⓒ2009. TAE-EUL publishing Co.,printed in Korea

■ 주문 및 연락처
우편번호 100-456
서울 특별시 중구 동화동 제52-107호(동아빌딩내)
전화: 2237-5577 팩스: 2233-6166

ISBN 978-89-493-0495-3　　　　13510